プチナース

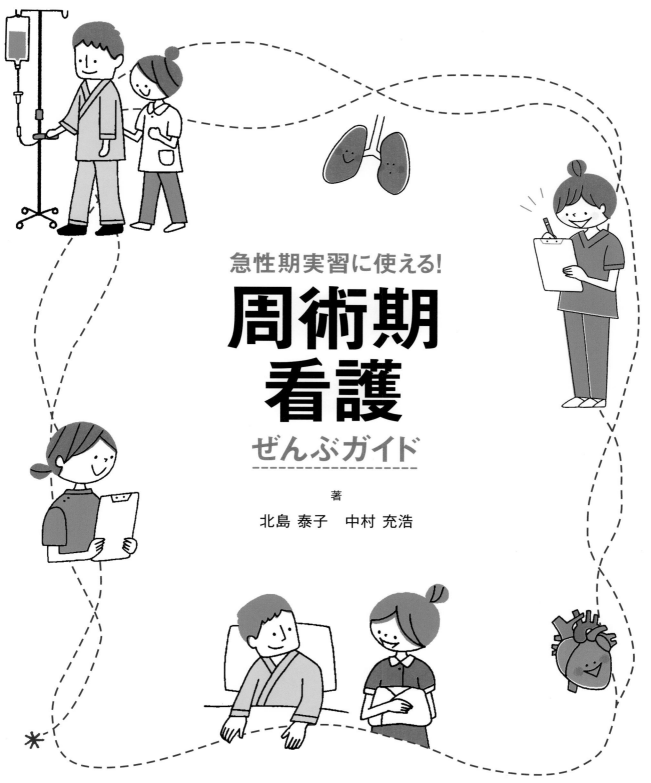

急性期実習に使える!

周術期看護

ぜんぶガイド

著

北島 泰子　中村 充浩

照林社

はじめに

周術期の実習は「大変」「ついていけない」「眠れない」などという学生さんの声をよく耳にします。確かに周術期の実習は学生さんにとっても、患者さんにとっても"忙しい"のだと思います。入院して自分の荷物の整理も終わらないうちに患者さんは多くのイベントをこなさなくてはならず、そして翌日にはもう手術です。それについていく学生さんも「大変」「ついていけない」となるのも頷けます。しかし一方で周術期の看護は単純明快である、と言うこともできると思います。例えば全身麻酔で開腹手術をするという情報しかなかったとしても一般的にたどる回復過程はわかっていますから、そのときどきで計画すべき援助がある程度みえてきます。一度しっかりと周術期の看護を頭に入れてしまえば何も恐れることはないのです。ただそれが学生さんにとっては難しい……。

本書はそんな学生さんの周術期実習をガイドする1冊です。学生さんの「大変」の元となっている回復過程の早さに対応できるよう、そのときどきで何を目的に、どのような看護計画を立てる必要があるのか、ページを順にめくっていけば学生さんが患者さんの回復過程に併走できるようになっています。実習期間中、学生さんが夜にぐっすり眠れるための1冊となることを願っています。

最後に本書はおもに看護学生を対象として書かれていますが、新人看護師さんや臨床実習指導者さんもお手にとってくだされば、このうえない幸せです。

2020年9月

北島泰子

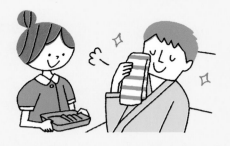

著者紹介

執筆
北島 泰子
東京有明医療大学看護学部看護学科・准教授
国保松戸市立病院附属看護専門学校卒業後、臨床経験を経て大学教育に携わる。おもな担当科目は、成人看護学、フィジカルアセスメント。

執筆
中村 充浩
東京有明医療大学看護学部看護学科・講師
長野県看護大学看護学部卒業後、諏訪中央病院訪問看護ステーション、内科病棟、ICU病棟に勤務。2009年長野県看護大学を経て、2010年より東京有明医療大学看護学部。2006年長野県看護大学大学院博士課程前期課程修了。修士（看護学）。

CONTENTS

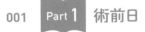
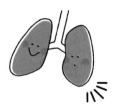

［表紙イラスト］Igloo* dining*　［表紙・本文デザイン］ビーワークス　［本文DTP］すずきひろし
［本文イラスト］Igloo* dining*、松村暁宏、日の友太、村上寛人、今崎和広、CHINATSU、Chiharu Utsumi、
さかたしげゆき　［写真］中込浩一郎

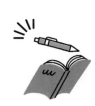
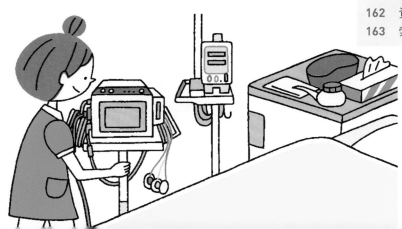

本書の使いかた

　この本では、急性期実習で受け持つことが多い、周術期の患者さんの看護について経過を中心にまとめています。Part1〜5では、術前日、術直前(術当日)、手術中、術直後(術当日)、術後1日目以降の5つの経過に分けて、患者さんの状態、観察項目、必要な看護の知識、看護技術について解説しています。

　また、視点を変えて、Part6では術後患者さんに装着されている機器・ルート別の観察・ケアのポイント、Part7では患者さんによくみられる基礎疾患(既往歴)別の観察・ケアのポイントをまとめました。

　さらに、Part8では看護学生が実習で受け持つことの多い手術について、疾患別に注意したい合併症や看護のポイントを解説しています。

　周術期看護を行う際に必要な、基礎知識、アセスメント、技術など、すべてが詰まった急性期実習必携の1冊となっています。

本書の特徴

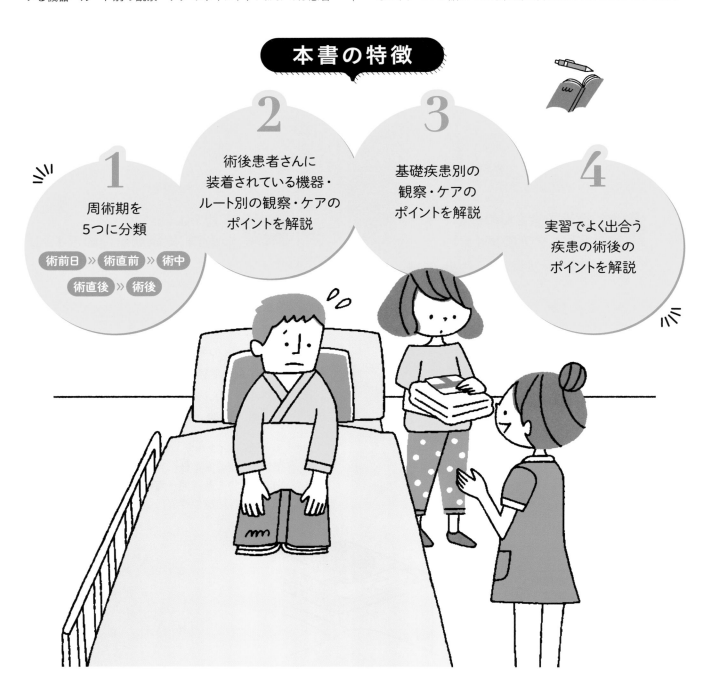

1 周術期を
5つに分類

術前日 》 術直前 》 術中
術直後 》 術後

2 術後患者さんに
装着されている機器・
ルート別の観察・ケアの
ポイントを解説

3 基礎疾患別の
観察・ケアの
ポイントを解説

4 実習でよく出合う
疾患の術後の
ポイントを解説

本書の構成

[Part 1~5] 術前~術後までを経過ごとに解説！

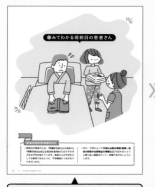

みてわかる患者さんの状態

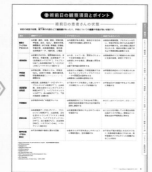

観察項目とポイント

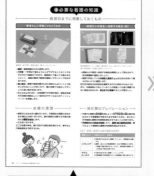

必要な看護の知識

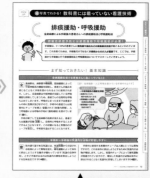

写真でわかる看護技術

[Part 6~7] 機器・ルート別、基礎疾患別に解説！

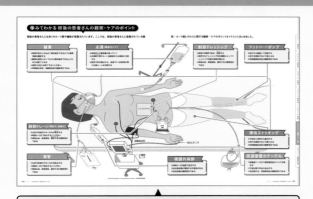

術後患者さんに装着されている機器・ルート別に

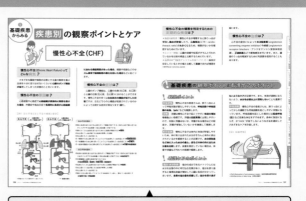

患者さんによくみられる基礎疾患やその治療別に

[Part 8] 実習でよく出合う手術を疾患別に解説！

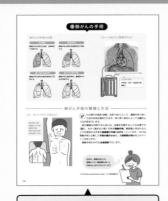

疾患と手術の方法

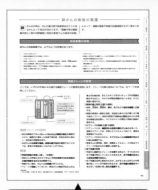

合併症と術後の看護

手術を行う患者さんの経過と必要な観察・ケアがひとめでわかるMAP

状態がめまぐるしく変わる**手術前日から術後3日目**までの、患者さんの観察ポイントや状況、気をつけなければならない術後合併症の時期を表にまとめました。**全身麻酔下で開腹手術を受けた患者さんの一般的な経過**を基準に、患者さんの状況を──●で、観察・ケアの重要性を 高 中 低 で表しています。

ただし、基礎疾患（既往）に糖尿病、高血圧、抗凝固薬の内服などがあると、経過や観察・ケアの優先順位は変わります（**Part 7**参照）。また、患者さんが受けた手術特有の合併症がある場合もあるので、患者さん全体をアセスメントしたうえで観察・ケアの優先順位を考え、看護計画を立てましょう（**Part 8**参照）。

経過		手術前日	手術当日（術前）	手術当日（術後）	術後1日目	術後2日目	術後3日目
手術侵襲による生体反応（ムーアの分類） Part 4 P.61参照		—		第1相（傷害期）			第2相（転換期）
術後合併症の予防・早期発見、回復を促進するケア Part 1〜5 参照	意識レベル			高			
	術後出血		高	高	高	低	
	急性循環不全			高	中		
	呼吸器合併症	高		高	高	高	中
	深部静脈血栓症	中	中	高	高	中	低
	術後感染	高	高	中	中	中	高
	急性疼痛			高	高	中	低
	急性腎不全			高	高		
	イレウス						高
	早期離床	高			高	中	低
	精神状態	高	高	高	高	高	
患者さんの状況（患者さんについているもの） Part 6 参照	点滴（輸液ポンプ）			●───	───	───	───●
	酸素			●───	───●		
	心電図モニタ			●───	───●		
	自動血圧計			●───	───●		
	SpO₂*モニタ			●───	───●		
	胃管			●───	───	───	───●
	創部ドレーン（開放式、閉鎖式）			●───	───	───	───●
	創部ドレッシング			●───	───	───	───●
	硬膜外麻酔			●───	───	───	───●
	尿道留置カテーテル			●───	───●		
	弾性ストッキング	●───	───	───	───	───●	
	フット（カーフ）ポンプ			●───	───	───●	

術前の各項目の 高 中 低 は合併症発症のリスクではなく、予防のためのケアの重要性を示しています。

＊【SpO₂】saturation of percutaneous oxygen：経皮的動脈血酸素飽和度

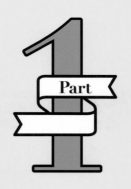

Part

術前日

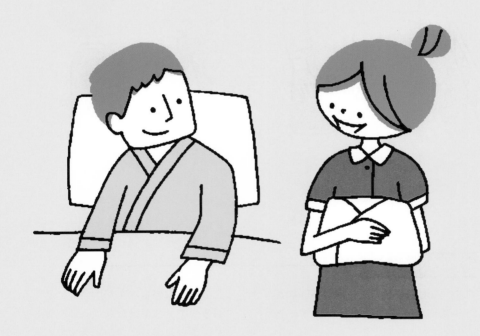

CONTENTS

① みてわかる 術前日の患者さん

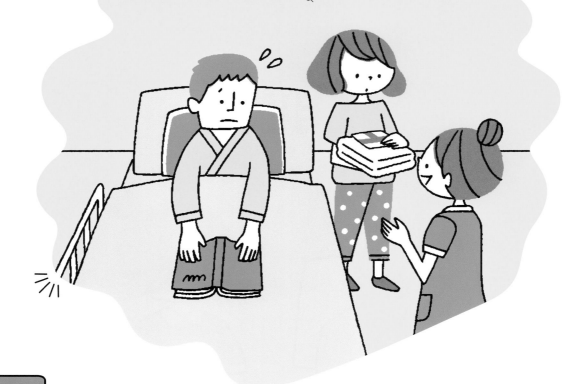

- 手術前日までに、主治医や執刀医、麻酔科医などが患者さんに手術に関する説明を行います。また、手術当日に担当する手術室看護師も患者さんを訪問します。さまざまな情報を**正しく理解できているか、疑問はないかを確認**して、問題がある場合には補足説明等を行い、理解不足や疑問を解消します。
- 手術を安全に受けるための準備を確実に進めていきます。手術前日の患者さんは、「**手術以外によい治療法があるのではないか？**」、「**手術がうまくいかなかったらどうしよう？**」など、さまざまな不安を抱えています。不安を表出してもらうためには、個室など患者さんが話しやすい環境を整え、患者さんの話を傾聴する時間をつくることも

必要です。患者さんが抱いている不安について情報収集できるだけでなく、話を聞くことで患者さんの不安の軽減につながります。
- また、不安によって手術に**必要な準備（服薬・飲食の制限や必要物品の準備など）**を忘れないように繰り返し確認を行って、準備不足がないようにします。
- 患者さんだけでなく**家族に対するケアも忘れずに**行います。**家族が抱いている不安に対処するの**はもちろんですが、手術当日に病院内で待機してもらう必要がある場合には、いつ、どこで待機していただくのかなどを確認し、家族に伝えておく必要があります。

❷ 術前日の観察項目とポイント

──── 術前日の患者さんの状態 ────

手術前の検査や処置、緩下薬の内服などで**疲労感**があったり、手術についての**緊張**や**不安**が強い状態です。

項目	観察ポイント	ケアのポイント	経過でみるポイント
術前の フィジカル アセスメント	●皮膚、顔色、体温、脈拍、呼吸回数、呼吸音、血圧、SpO$_2$*、腹部の状態、腸蠕動音、歩行状態、腎機能、肝機能、栄養状態、血液凝固機能、既往歴、血液検査データ、X線写真、心電図	●内服薬がある場合、術前日や当日の内服可否を確認し説明する	●術前の情報収集、アセスメントを行い、手術が安全に受けられる状態であるか判断する。また術後に異変が生じたとき、術前の状態と比較できるよう情報収集は重要となる
術後感染	●皮膚や爪の汚れ、術野周囲の体毛、排便状況、栄養状態、血液検査データ（血清総タンパク[TP*]、アルブミン[Alb*]、赤血球数[RBC*]、ヘモグロビン[Hb*]、ヘマトクリット値[Ht*]）	●入浴、シャワー浴、清拭などによって全身を清潔に保つ ●創部にかかる場合、臍処置と剃毛を行う ●緩下薬内服の説明をする	●術後感染のリスク軽減のために術前に全身の保清、排泄ケアを行う
呼吸器 合併症	●呼吸回数、呼吸のリズム、呼吸音、SpO$_2$、血液ガス検査、胸部X線写真、呼吸機能検査（スパイロメトリー）、喫煙状況	●患者さんが継続して呼吸訓練ができるようにインセンティブスパイロメトリーや排痰法の説明をする ●喫煙者には禁煙の説明をする	●呼吸器合併症のリスクを減らすために術前から呼吸訓練や排痰法を行う
深部静脈 血栓症	●既往歴、血液検査データ（D-ダイマー、プロトロンビン時間[PT*]、出血時間、活性化部分トロンボプラスチン時間[APTT*]、ヘパプラスチンテスト[HPT*]、血小板数[PLT*]）、下肢の周囲径・皮膚の色	●下肢のサイズを測定して適したサイズの弾性ストッキングを準備する ●ベッド上でできる下肢の自動運動の方法を説明し練習する	●手術当日から装着できるように事前に準備する ●下肢の自動運動を練習しておく
早期離床	●手術前のADL*の程度やレベル	●術後創部がどこにできるかを予測し、創部の負担を軽減できる方法や動作を説明し練習する	●術前に離床方法を説明し練習しておく
術後出血	●血液検査データ（D-ダイマー、プロトロンビン時間[PT]、出血時間、活性化部分トロンボプラスチン時間[APTT]、ヘパプラスチンテスト[HPT]、血小板数[PLT]、赤血球数[RBC]、ヘモグロビン[Hb]、ヘマトクリット値[Ht]）	●抗凝固薬が術前に中止されているかを確認する	●抗凝固薬を内服していた場合は術後出血のリスクが高い。術後はとくに術後出血の早期発見に努める
精神状態 （不安の 除去）	●不安の徴候や普段と異なる言動	●患者さんが不安を表出しやすいように環境を整え、話を傾聴する	●不安は不眠の原因となるだけでなく、交感神経を優位にするため、周術期のバイタルサインに影響が出ることがある

＊【SpO$_2$】saturation of percutaneous oxygen：経皮的動脈血酸素飽和度
＊【TP】total protein
＊【Alb】albumin
＊【RBC】red blood cell
＊【Hb】hemoglobin
＊【Ht】hematocrit
＊【PT】prothrombin time
＊【APTT】activated partial thromboplastin time
＊【HPT】hepaplastin test
＊【PLT】platelet
＊【ADL】activities of daily living：日常生活動作

Part1 術前日
Part2 術直前
Part3 手術中
Part4 術直後
Part5 術後
Part6 機器・ルート別
Part7 基礎疾患別
Part8 疾患別

── 術前日までに用意しておくもの ──

患者さんに準備してもらうもの

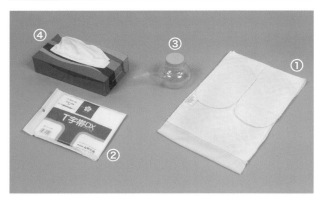

❶腹帯　❷T字帯　❸吸い飲み　❹ティッシュペーパー

- **腹帯**：創部保護のために使用します。
- **T字帯**：T字帯は下着のように上げ下げすることなくヒモを外すだけで着脱ができます。着脱時に下着よりも痛みを生じにくく、着脱が簡単で創部を確認しやすいという利点があります。
- **吸い飲み**：創痛や術後安静のために患者さんはベッド上で起き上がれないことが多いので、寝た状態でも飲水しやすいように吸い飲みを用います。
- **ティッシュペーパー**：全身麻酔での手術の場合、術後は気道内分泌物の増加によって痰が出やすくなるためティッシュペーパーを準備します。

病棟から手術室へ持参する物品（例）

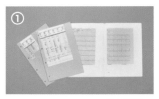 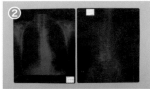
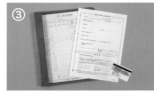 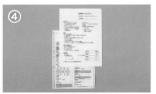

❶各種検査データ、心電図　❷X線フィルム　❸カルテ、IDカードなど
❹手術承諾書、手術室入室前チェックリスト

- 病棟から手術室へ持参する物品は病院によって異なるので、担当看護師に確認しましょう。
- 病院で作成している**手術室入室前チェックリスト**を用いて漏れがないように確認します。
- 　注意　手術当日は持参品を確認するだけに留められるように、また、手術直前に不足していることが発覚しても急に準備できない物品もあるため、**前日までに準備する**ことが望ましい。

── 皮膚の清潔 ──

- 術前日には**シャワー浴**を行います。手術部位の周囲に体毛がある場合には短く切ります。臍の周囲を切開する手術の場合には**臍垢を除去**します。
- 爪を短く切ります。
- 　根拠　皮膚や体毛、臍に存在する微生物を減少させ、術中および術後感染を予防するため。

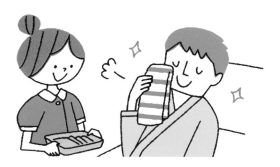

── 消化管のプレパレーション ──

- 手術中に麻酔の筋弛緩作用によって肛門括約筋が緩み便が排出されて手術環境が汚染されるのを防ぐために、あらかじめ手術前に腸管の内容物を排出させておきます。
- **手術前日から飲食を制限**したり、**薬剤（経口腸管洗浄剤、表1）によって強制的に腸管の内容物を排出させます。

【表1　術前に使用する経口腸管洗浄剤】

種類（商品名）	内服のしかた・注意点
ニフレック®	●1袋（約137g）を水に溶解して2Lとし、溶解液を内服する ●通常、成人には1回溶解液2〜4Lを1時間あたり約1Lの速度で経口投与する。ただし、排泄液が透明になった時点で投与を終了する
マグコロール®P	●1袋（50g）を水に溶解し180mLとする ●手術開始予定時間の10〜15時間前に経口投与する

弾性ストッキングの計測

- 術中から術後にかけて、長時間の同一体位や安静などによって、下肢に**深部静脈血栓症**が発生しやすくなります。血栓が血流に乗って移動し**肺血栓塞栓症**を起こすと命にかかわることもあります。そこで、深部静脈血栓症を予防するために、弾性ストッキングを装着します。

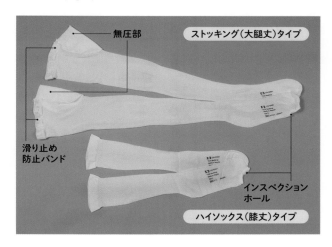

弾性ストッキングの種類*

*日本コヴィディエン株式会社 T.E.D.™サージカル ストッキングの場合

- **ハイソックス(膝丈)**タイプと**ストッキング(大腿丈)**タイプがあります。つま先には検査穴(インスペクションホール)があります。
- 現在、日本ではハイソックス(膝丈)タイプを着用することが推奨されています。

採寸・弾性ストッキングの選択

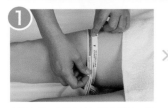

① 大腿上部の周囲径(太さ)を測る。周囲径が63.5cm以上の場合は、大腿部への食い込みが強くなるため、ハイソックス(膝丈)タイプを選択する。

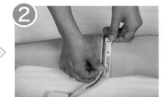

② 次に腓腹部(ふくらはぎ)の周囲径を測る。

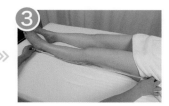

③ 次にかかとから足の付け根までを測定し、弾性ストッキングの長さを選択する。

④ 採寸した数字をもとに適切なサイズのストッキングを準備する(採寸方法は、製品によって異なる場合がある。必ず添付文書などで確認する)。

(根拠) ストッキングのサイズが合っていないと適切な圧がかからなくなるため。

呼吸訓練 PICK UP P.9参照

- 術後は、創痛により呼吸運動や咳嗽運動が抑制され、健康であれば簡単に体外に排出できる痰などの**気道内分泌物を排出しにくい状態**となります。
- また、創痛により体動が少なくなり、仰臥位などの同一体位をとり続けることが多くなります。仰臥位では腹腔内臓器に押されて横隔膜運動が抑制されるため、**1回換気量の減少**が生じます。

- これらの要因により起こりやすくなっている術後肺合併症(おもに無気肺)を予防するために、**手術前からインセンティブスパイロメトリーによる呼吸訓練**を実施したり、**口すぼめ呼吸や深呼吸**の練習を行います。

(根拠) 痛みのない術前から始めることで訓練に慣れることができる。

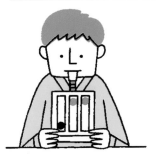

インセンティブスパイロメトリー

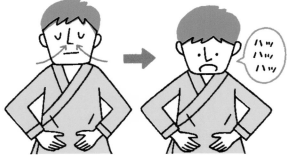

ハフィング

ハッハッハッ

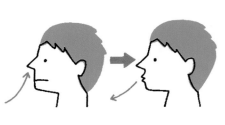

口すぼめ呼吸

Part1 術前日
Part2 術直前
Part3 手術中
Part4 術直後
Part5 術後
Part6 機器・ルート別
Part7 基礎疾患別
Part8 疾患別

クリニカルパス

クリニカルパスとは

- クリニカルパスは、ある疾患の治療や検査に対して**標準化された患者さんのスケジュールを表にまとめたもの**です。入院から退院までの食事や処置、治療、検査などのスケジュールが日ごとに詳しく書かれています。

- クリニカルパスには患者さん用と医療者用の2種類あり、患者さん用のクリニカルパスは、患者さんがわかりやすいように平易な言葉で表現されています。

【表2 クリニカルパスのメリットとデメリット】

メリット	デメリット
●患者さん用のクリニカルパスでは、検査や治療などの情報がわかりやすく記載されているため、患者さんが自分の治療や治療過程を理解しやすい ●いつ、誰が、何をするかが決められているので、医療の質が標準化される ●医師や看護師だけでなく他の医療職者の情報が一目でわかるため、チーム医療だけでなく、医療安全や医療の質の向上に役立つ	●標準化によって患者さんの個別性が見えにくくなってしまうリスクがある

【図1 クリニカルパスの例—胃全摘】

		1病日 手術2日前	2病日 手術1日前	3病日 術前	3病日 術後	4病日 手術後1日目
アウトカム	患者所見、治療・検査・栄養、生活、理解・自己管理	◆手術、麻酔に対する不安が表出できる ----→			◆循環動態が安定している --------→ （収縮期血圧が80〜180mmHg、脈拍50〜120/分） ◆痛みが自制可能である ---- ◆呼吸状態が安定している ---- （SpO₂ 95％以上） ◆創部に異常がない ---- ◆腹部膨満がない ----	◆腸蠕動が回復する ◆スムーズに離床できる ◆歩行ができる ----
		◆手術前の検査が終了している ----→			◆ベッド上安静	
		◆手術の必要性を、患者・家族が理解し同意する ----→	◆手術の準備が整っている ----→			
治療※	処方		●下剤			
検査	検体・細菌・病理		●交差適合試験抗体スクリーニング			●血算／血液像　他
手術・輸血	輸血			●血液製剤依頼オーダー		
看護	看護指示　看護：教育・指導	●パス評価 --------→ ●栄養評価				●パス評価 ---- ●入院3日目評価 ●フットポンプ管理 ---- ●転倒転落アセスメントスコア評価
	看護：測定	●排便回数 --------→				●排便回数 ----
文書	文書					

※その他に輸液等の指示もあるが、今回は割愛する　注：誌幅の都合で10〜12病日を割愛している

クリニカルパスでの重要な言葉

- **アウトカム**：クリニカルパスに記載されている介入に対して期待される成果をアウトカムといいます。クリニカルパスは、このアウトカムをひとつひとつ達成していくことで進行していきます。
- **バリアンス**：クリニカルパスのとおりに患者さんの治療や検査が進まず、決められたアウトカムが達成されない要因をバリアンスといいます。バリアンスには正のバリアンスと負のバリアンスがあり、正のバリアンスは**回復が早く予定されたケアが不必要になるような要因**、負のバリアンスは**クリニカルパスが中断したり遅れたりするような要因**のことをいいます。このバリアンスを詳細に分析することで患者さんの個別性に合わせた看護を提供することができます。

実習でのクリニカルパスの活用方法

- クリニカルパスは受け持ち患者さんのスケジュール表です。数日先の予定について情報収集し、観察ポイントや提供すべきケアの立案に役立てましょう。

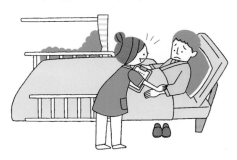

5病日	6病日	7病日	8病日	9病日	13病日
手術後2日目	手術後3日目	手術後4日目	手術後5日目	手術後6日目	手術後10日目

◆体温38.0℃以上の発熱がない

◆ダンピング症状がない
（10病日まで）
（10病日まで）

◆腸蠕動が回復し排ガスがある ／ ◆排ガスがある ／ ◆排便のコントロールができる

◆胸やけ、逆流、悪心・嘔吐がない

◆飲水が開始できる ／ ◆術後の食事が可能になる

◆病棟内歩行ができる
◆転倒・転落がない

◆食事療法について理解できる ／ ◆退院後の治療や注意事項が理解できる

●消化酵素製剤

●血算／血液像　他

●栄養評価
●回診時に主治医に飲水可か確認

●栄養指導依頼　／　●栄養指導依頼

塩澤実香：実習でのケアや看護過程に使える！クリニカルパス活用法，プチナース，28巻9号，2019：38-39. を一部改変して転載

Part1 術前日
Part2 術直前
Part3 手術中
Part4 術直後
Part5 術後
Part6 機器・ルート別
Part7 基礎疾患別
Part8 疾患別

── 心身の安定と休息 ──

● 照明や空調などを休息の取りやすい環境に整えます。
● 不眠時には**睡眠薬**の使用も検討します。
● **不安や緊張**がないか観察し、患者さんの話を傾聴します。
根拠 患者さんの不安や不眠は交感神経を優位にし、これによって手術に影響が出ることがあるため。

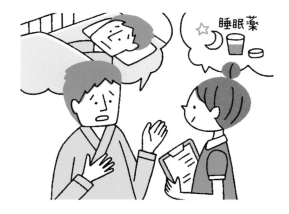

── 禁飲食の説明 ──

● 禁飲食の目的と開始時間を説明します。
● 説明は口頭だけでなく、**書面も活用して**患者さんが忘れないようにします。
● 手術直前まで禁飲食が守られているか観察や確認をします。
根拠 術中は全身麻酔や気管内挿管の刺激によって嘔吐しやすい状態となるため。

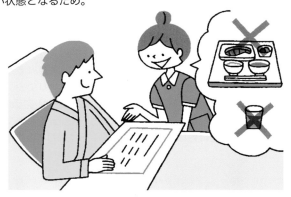

── 内服薬の確認 ──

● 術前の禁飲食中であっても医師の指示によって内服薬は服用する場合があるため、**服用する薬、服用を中止する薬を事前に確認**し患者さんに説明します（**表3**）。
● 血圧の上昇は、周術期の循環血行動態の変動に影響する危険があるため禁飲食中であっても降圧薬は内服する場合があります。また、手術中の出血量が増えてしまうため、抗凝固薬や抗血小板薬は内服中止になる場合があります。
● 手術当日に内服する必要がある場合には、必要最小限の水で薬を内服することを説明します。
根拠 嘔吐したときに吐物が多くならないようにするため。

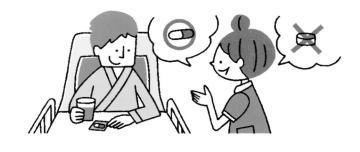

【表3 術中に影響を及ぼす可能性のある内服薬】

薬剤	注意点
抗凝固薬	● 抗凝固薬は、凝固作用を低下させ術中や術後に出血量が増加する可能性がある ● 内服の抗凝固薬は内服を中止しても数日間から数週間は薬効が残るため、手術の数日前から薬効の残りにくい点滴に変更する場合がある
ジギタリス製剤	● ジギタリス製剤は薬剤の効果が安全に出現する血中濃度の幅である安全域がほかの薬剤と比較して狭い。術中に輸液などで血液が希釈されることで、安全域から外れて不整脈が出現する可能性がある
β遮断薬[1]	● 術前にβ遮断薬の使用を中断すると、薬剤の効果が切れて手術中の心拍数増加や血圧上昇のリスクがある
ACE*阻害薬、ARB* （アンジオテンシンⅡ受容体拮抗薬）[1]	● 術前にACE阻害薬やARBを使用中の場合、術中や術後にも薬剤の効果が出現してしまい、血圧低下や腎機能低下を起こす可能性がある
副腎皮質ステロイド薬[2]	● 通常、手術侵襲があると副腎皮質から副腎皮質ホルモンが分泌されて、血圧を上昇させたり炎症を制御するはたらきをする。しかし、副腎皮質ステロイドを長期間使用していると手術侵襲があっても副腎皮質や副腎皮質ホルモンが十分分泌されずに、血圧低下やけいれんなどの症状を起こすことがある
降圧利尿薬[1]	● 術前に降圧利尿薬を使用していた場合、術中や術後にも薬剤の効果が出現して、術中の低血圧や術後の脱水、低カリウム血症などが出現する可能性がある

1．日本高血圧学会高血圧治療ガイドライン作成委員会 編：高血圧症治療ガイドライン2019．ライフサイエンス出版，東京，2019：173-174より引用
2．淺野間理仁，森田樹，栗田信浩，宇都宮徹，島田光生：ステロイド長期投与患者における周術期ステロイドカバー．四国医誌，66巻3・4号，2010：85-90．
＊【ACE】angiotensin-converting enzyme：アンジオテンシン変換酵素　＊【ARB】angiotensinⅡ receptor blocker

④写真でわかる！ 教科書には載っていない看護技術

排痰援助・呼吸援助

全身麻酔による手術後の患者さんへの排痰援助法と呼吸援助法

術後合併症予防には排痰援助や呼吸援助が必要！

手術後は、5〜10％の患者さんに無気肺や肺炎などの術後肺合併症が起こるといわれています。これを防ぐためは、手術後だけではなく**手術前からの介入が重要**です。ここでは、手術前から手術後に行う排痰援助法と呼吸援助法についてマスターしていきましょう。

まず知っておきたい！ 基本知識

全身麻酔を受ける患者さんに起こっていること

全身麻酔は、麻酔薬や鎮痛薬、筋弛緩薬によって中枢神経系の機能を抑制し、患者さんが痛みを感じることなく手術を受けられるように使用されます。しかし、全身麻酔は中枢神経が支配している呼吸機能も抑制してしまうため、患者さんの自発的な呼吸も止めてしまいます。呼吸が止まったままでは患者さんの命に危険が及びますので、手術中の患者さんは気管内にチューブを挿入・留置されて（気管内挿管）、人工呼吸器による呼吸の手助け（換気補助）を受けています。

手術が終了して全身麻酔の効果が消えると、患者さんは意識が回復（覚醒）し、自発的に呼吸をすることができるようになります。この状態になると気管内のチューブを抜去し、手術室を退出することになります。

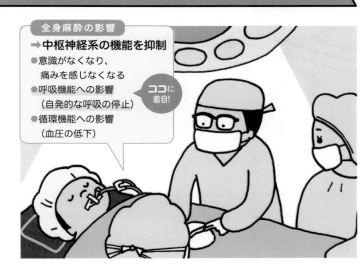

全身麻酔の影響
➡ 中枢神経系の機能を抑制
● 意識がなくなり、痛みを感じなくなる
● 呼吸機能への影響（自発的な呼吸の停止）　← ココに着目！
● 循環機能への影響（血圧の低下）

手術中〜手術後は気道内分泌物が貯留しやすい

空気の通り道である気道には、気道粘膜から分泌される粘液によって異物を捉え、線毛運動によって体外に排出しようとする働きが備わっています（気道の自浄作用）。ときどき痰が出るのは気道内の異物を除去しようとする生体反応です（**P.10図1**）。

手術中に使用する気管内チューブは人間にとっては異物ですので、これを体外に排出しようとするために気道内分泌物が増加します。しかし、気管内チューブによって線毛運動が阻害されていますので、増加した気道内分泌物は体外に排出されることなく気道内に貯留してしまいます（**P.10図2**）。

もともと気道内分泌物が多く線毛運動も弱っている喫煙者や慢性閉塞性肺疾患（COPD*）の患者さんでは、さらに気道内分泌物が増えることになります。

手術後は、手術による創部の痛みから呼吸運動や咳嗽運動が抑制され、健康であれば簡単に体外に排出できる痰など の気道内分泌物を排出しにくい状態となります。また、創部の痛みから体を動かすことが少なくなり、同一体位をとり続けることによる気道内分泌物の貯留も起こりやすくなります。

【図1　正常な気道内のようす】

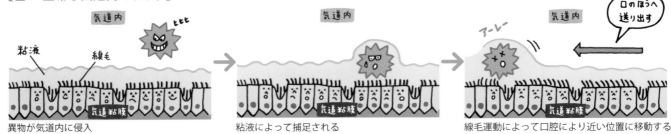

異物が気道内に侵入

粘液によって捕足される

線毛運動によって口腔により近い位置に移動する

【図2　気管内挿管中の気道内のようす】

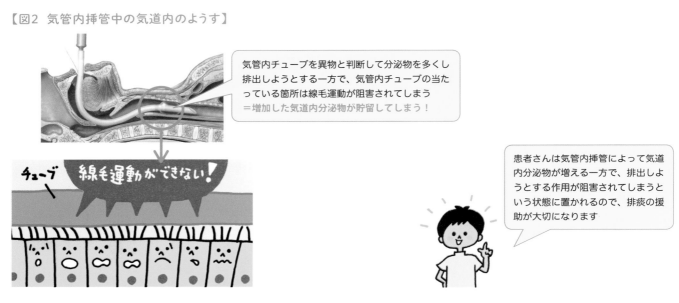

気管内チューブを異物と判断して分泌物を多くし排出しようとする一方で、気管内チューブの当たっている箇所は線毛運動が阻害されてしまう
＝増加した気道内分泌物が貯留してしまう！

患者さんは気管内挿管によって気道内分泌物が増える一方で、排出しようとする作用が阻害されてしまうという状態に置かれるので、排痰の援助が大切になります

手術後は呼吸が浅くなりがち

患者さんは手術後、創部痛により体位変換が困難になり、仰臥位などの同一体位をとり続けることがあります。仰臥位では、腹腔内臓器に押されて横隔膜運動が抑制されるため、1回換気量（TV*）の減少が起こります（図3）。また、創部痛や傷が開いてしまうのではという恐怖心が深呼吸の運動を阻害します。

手術直後で麻酔薬の影響が残っている場合には、呼吸筋の活動や呼吸中枢が抑制され、呼吸が浅くなり呼吸の回数自体も減少する場合があります。また、胸帯や腹帯に締めつけられることにより深呼吸が阻害されることもあります。

【図3　立位と仰臥位での横隔膜の動き】

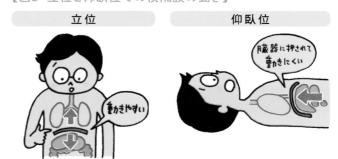

立位

仰臥位

横隔膜の上下運動が阻害されない

腹腔内臓器に押されることにより、横隔膜の上下運動が阻害される

＊【COPD】chronic obstructive pulmonary disease　＊【TV】tidal volume：安静時に1回の呼吸で出入りする空気の量

気道内分泌物の貯留や浅い呼吸は無気肺、肺炎を引き起こす

気 道内分泌物で末梢気管支が閉塞すると無気肺が起こります。さらに、貯留した気道内分泌物が体外に排出されないままになると、気道内分泌物内で細菌が繁殖して肺炎を引き起こします（**図4**）。また、1回換気量（TV）の減少や深呼吸の阻害により浅い呼吸が続くと機能的残気量（FRC*）が減少し、肺胞の虚脱が起こり、やがて無気肺に

なります（**図5**）。

このように手術後の患者さんは無気肺や肺炎の高いリスクにさらされているのです。これを予防するためには、患者さんが気道内分泌物を排出でき、さらに、機能的残気量の減少が防止できるように援助する必要があります。このケアが排痰援助法と呼吸援助法です。

【図4 気道内分泌物の貯留から無気肺、肺炎が起こるまでの機序】

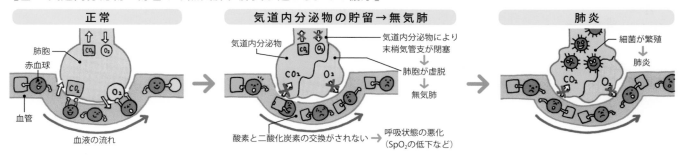

【図5 機能的残気量の低下から無気肺が起こるまでの機序】

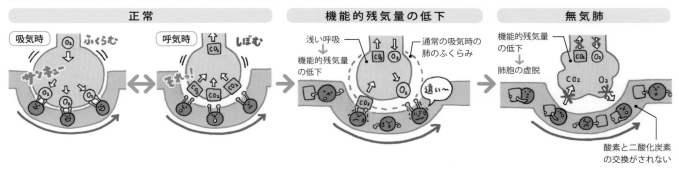

写真でわかる！ 手技と根拠

排 痰援助法や呼吸援助法にはさまざまな種類がありますが、それらの方法のどれか1つを選択して実施するよりも複数の方法を組み合わせることによって、より効果的に痰を排出させることができます。今回は、体位ドレナージとハフィングを組み合わせた方法を紹介します。

アセスメント

● 後述の「観察アセスメント、ケアと根拠」（**P.14**）も参考にして、聴診などで痰の有無や痰が貯留している部位をアセスメントします（**図6**）。

> **呼吸音の聴診のポイント**
> ● 前面、背面の両方で聴診を行う
> ● 痰が貯留しているときは、低音性連続音（グーグー）、粗い断続音（ブツブツ、バリバリ）が聴取される
> ● 無気肺をきたしている場合、呼吸音の減弱がみられる

【図6 呼吸音の聴取部位】

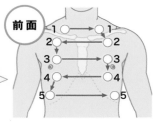

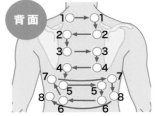

＊【FRC】functional residual capacity：安静時の呼気終了時に肺の中に残っている空気の量

体位ドレナージ

- 体位ドレナージは、痰などの気道内分泌物を自分で出すことが困難な患者さんに行う排痰援助法の1つで、体位排痰法ともよばれます。体位ドレナージを行うことで、肺にたまっている痰などの気道内分泌物を排出口となる口腔により近い位置まで移動させることができます。
- 聴診などで気道内分泌物の貯留部位がどの肺区域なのかをしっかり把握し、貯留部位に対応した体位をとります（**図7**）。
- 体位ドレナージでは安楽枕などを使用し、患者さんの苦痛が最小限になるように工夫して体位を維持することが重要です。**1回約15分程度、1日2〜6回程度**を目安に実施します。
- 食後は避け、食後2時間以上経過しているか確認して行いましょう。
- 心不全、肺水腫（はいすいしゅ）、肺出血、重症不整脈、重症高血圧、頭蓋内圧亢進（とうがいないあつこうしん）の患者さんでは、呼吸が循環に大きく影響することがあるため、援助を中止するか慎重に実施する必要があります。

【図7 体位ドレナージ】

肺区域

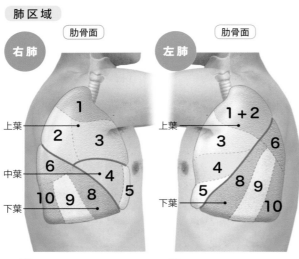

右肺　肋骨面
左肺　肋骨面

上葉
中葉
下葉

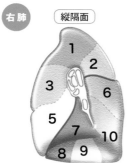

右肺　縦隔面
身体の中心から外側に向かって右肺を見た図

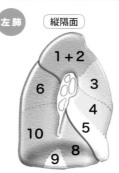

左肺　縦隔面
身体の中心から外側に向かって左肺を見た図

右肺

上葉
- S¹……肺尖区
- S²……後上葉区
- S³……前上葉区

中葉
- S⁴……外側中葉区
- S⁵……内側中葉区

下葉
- S⁶……上ー下葉区
- S⁷……内側肺底区
- S⁸……前肺底区
- S⁹……外側肺底区
- S¹⁰……後肺底区

左肺

上葉
- S¹⁺²……肺尖後区
- S³……前上葉区
- S⁴……上舌区
- S⁵……下舌区

下葉
- S⁶……上ー下葉区
- S*……上枝上ー下葉区
- S⁸……前肺底区
- S⁹……外側肺底区
- S¹⁰……後肺底区

＊左肺には区域7がない場合が多い。

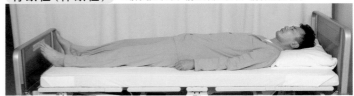

背臥位（仰臥位） ●肺尖区（S¹）、前上葉区（S³）、前肺底区（S⁸）

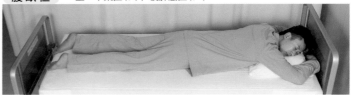

腹臥位 ●上ー下葉区（S⁶）、後肺底区（S¹⁰）

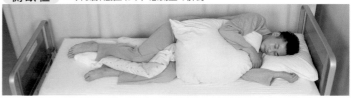

側臥位 ●外側肺底区（S⁹）、患側上の肺野

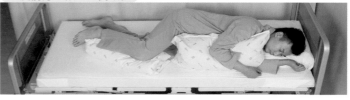

45度前方へ傾けた側臥位 ●後上葉区（S²）、［上ー下葉区（S⁶）、後肺底区（S¹⁰）］

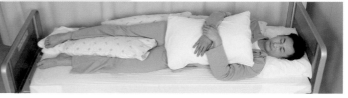

45度後方へ傾けた側臥位 ●中葉区・舌区（S⁴、S⁵）

〈参考〉宮川哲夫：体位排痰法の効果. 看護技術1999：8：30.

● ハフィングは、体位ドレナージによって中枢気道まで上がってきた痰などの気道内分泌物を**最終的に体外に吐き出す方法**で、排痰法の1つです（**図8**）。

● ハフィングの手技のなかには患者さんの深呼吸が含まれており、呼吸法の1つでもあります。

【図8　ハフィング】

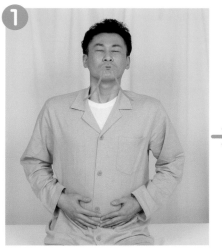

数回深呼吸をする。鼻からゆっくりと大きめに息を吸い込む

これを2～3回繰り返すことで、気道内分泌物を中枢気道に移動させる

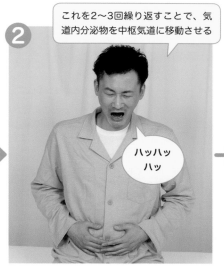

ハッハッハッ

一度息をとめてから、声を出さずに「ハッ、ハッ、ハッ」と強く、速く息を吐き出す

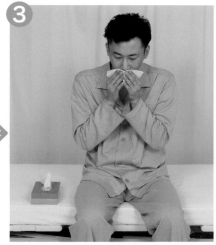

喉元に痰が移動してきたら咳をして、ティッシュペーパーなどに痰を吐き出す

ワンポイント

ハフィング時に気をつけたい！
創部の保護のしかた

体位ドレナージによって痰を中枢気道まで移動させても、きちんと体外に排出しなければ意味がありません。しかし術後の患者さんは、創部痛や傷が開いてしまうのではという恐怖心などによって痰を体外に排出する動作が困難となることがあります。ここでは、できるだけ痛みや恐怖心を取り去るための創部の保護法を紹介します（**図9**）。

【図9　創部の保護法】

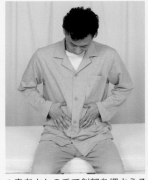

● 患者さんの手で創部を押さえる方法。正中創がある場合には両脇から挟み込むように押さえる。

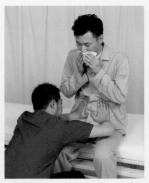

● 創部に手を当てることに不安を感じる患者さんに対しては、看護師が創部を挟み込むように押さえる。

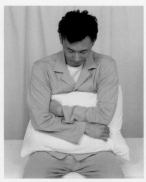

● クッションや枕を創部にあてる方法。クッションや枕を痛みの生じる箇所に押しあてる。

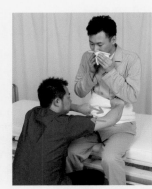

● バスタオルを使用する方法。バスタオルで患者さんの胸部や腹部を包み、排痰のために患者さんが腹圧をかけるタイミングに合わせ、そのバスタオルを引き締める。これによって創部が引っ張られるのを緩和する。

Part1 術前日
Part2 術直前
Part3 手術中
Part4 術直後
Part5 術後
Part6 機器・ルート別
Part7 基礎疾患別
Part8 疾患別

観察アセスメント、ケアと根拠

排 痰援助法と呼吸援助法の目的は、患者さんが手術前から手技を習得し呼吸機能を維持・向上できること、さらに、手術後の気道内分泌物貯留を防止すると、気道内分泌物の貯留があった場合に自力で排出できることです。これらを実施することで手術後に起こりやすい無気肺や肺炎を予防することができます。

　そのため、まず習得した排痰法と呼吸法が適切に実施できているかどうか、そして、気道内分泌物の貯留があるのかどうかを観察し、アセスメントする必要があります。

【表1　観察のポイント】

呼吸機能 （呼吸機能検査： スパイロメトリー）	●肺活量（VC*） ●%肺活量（%VC*）	●努力性肺活量（FVC*） ●1秒率（FEV₁/FVC*）
呼吸状態と 気道内分泌物 の有無	●呼吸回数・SpO₂などの バイタルサイン ●呼吸困難の有無	●咳嗽の有無 ●痰の有無や量・性状 ●呼吸音
呼吸運動を 阻害する要因	●創部痛の有無 ●体位 ●安静度	●ドレーンなどによる 体動制限の有無

このほかにも、手術によって生じる循環機能の変化なども観察しましょう

援助計画立案のポイントと根拠

【表2　全身麻酔による手術後の患者さんの排痰法と呼吸法の援助計画】

術前の援助計画のポイント	術後の援助計画のポイント
●排痰法と呼吸法の必要性について理解し実施できる （根拠）排痰法や呼吸法は一時的に実施するより、患者さんが自立して継続して行えることが理想であるため、まずはどうしてこの手技を習得することが必要なのかを患者さんに説明して理解してもらうことが大切である。 **●できるだけ早期から禁煙する** （根拠）喫煙は、手術後の呼吸状態や術後肺合併症の発生率に大きくかかわる要因とされているため、手術直前ではなく、できるだけ早い時期から禁煙する必要があるため。 **●排痰法と呼吸法を習得する** （根拠）術前から方法を習得し、患者さんが自立して呼吸機能の維持・向上に努める必要があるため。	**●呼吸困難がなく、気道内分泌物を自分で排出することができる** （根拠）気道内分泌物を排出することによって無気肺や肺炎を予防することができるため。 **●ファーラー位やセミファーラー位をとる** （根拠）ファーラー位やセミファーラー位をとることで、横隔膜が動きやすくなり呼吸が楽になるため。 **●痛みがなく過ごすことができる** （根拠）手術後の痛みは呼吸運動や咳嗽運動を阻害するため。 **●排痰法と呼吸法が実施できる** （根拠）手術前に習得した排痰法と呼吸法を実施することで、機能的残気量の減少や気道内分泌物の貯留を防ぐことにつながるため。

知りたいなぜ

スパイロメータ、スパイログラムってなに？

　全身麻酔を伴う手術の場合、必ずスパイロメータを用いた呼吸機能検査を行います。スパイロメータを用いた測定結果の図のことをスパイログラムとよびます（図10）。

　空気を吸う量（吸気量）や吐く量（呼気量）だけでなく、その速さも指標として、患者さんの呼吸機能が正常なのか異常なのかを測定することができます。さらに、患者さんの身長や年齢、性別をもとにして得られる呼吸機能の予測値を計算し、実際の値と比較することもできます。

　呼吸機能の中枢である肺は麻酔による影響を受けやすい臓器といわれています。さらに、全身麻酔の術後は最大換気量が術前の40〜60％減少し、酸素消費量は20％増大するといわれています。呼吸機能は手術中だけでなく手術後の経過にも大きく影響するために、手術前にこのような検査を行っているのです。

【図10　スパイログラム】

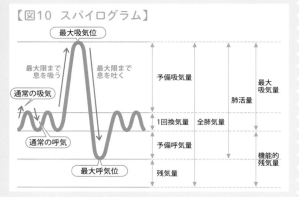

*【VC】vital capacity：最大限吸気した後、最大限呼気できる空気の量　*【%VC】年齢と身長、性別から予測される肺活量に対する、実際の肺活量の割合　*【FVC】forced vital capacity：最大限吸気した後、できるだけ速く最大限の呼気を行ったときの肺活量　*【FEV₁/FVC】forced expiratory volume in one second/forced vital capacity：肺活量を測定する際、最初の1秒間に吐き出した呼気の、全体の肺活量に対する割合
<参考文献>1．下間正隆：まんがで見る術前・術後ケアのポイント．照林社，東京，2000．
2．塩澤実香：実習でのケアや看護過程に使える！クリニカルパス活用法．プチナース，28巻9号，2019：28-46．

Part1 術前日

≫ Part2 術直前

≫ Part3 手術中

≫ Part4 術直後

≫ Part5 術後

≫ Part6 機器・ルート別

≫ Part7 基礎疾患別

≫ Part8 疾患別

インセンティブスパイロメトリーによる呼吸訓練法

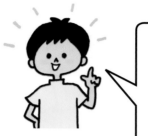

術後肺合併症を予防するために呼吸訓練が必要！

全身麻酔による手術後は無気肺や肺炎が起こりやすい状況となります（**P.11**でくわしく解説）。

手術後に発症する無気肺や肺炎などの呼吸器疾患を術後肺合併症といい、これは患者さんの手術からの回復を妨げる大きな要因となります。この術後肺合併症の予防のために、**手術前からインセンティブスパイロメトリーといわれる呼吸訓練器具を使用した呼吸訓練を実施し**ます。ここでは、呼吸訓練法でよく用いられるインセンティブスパイロメトリーによる呼吸訓練について学んでいきましょう。

─── まず知っておきたい！ 基本知識 ───

インセンティブスパイロメトリーってなに？

イ ンセンティブスパイロメトリー（Incentive Spirometry）は**呼吸筋訓練用補助器具**とよばれ、主として**外科手術後の肺合併症の予防**と**治療**を目的に、長い深呼吸を持続させるために「ため息」をさせる呼吸訓練器具の総称[1]です。

全身麻酔による手術後で特に手術の**創部が上腹部や胸部**となる場合には、創部痛により深呼吸ができないか、できても回数が少なくなり、肺胞が虚脱しやすくなります。さらに、咳嗽時の創部痛によって効果的な咳が行えないことにより、痰などの気道内分泌物が肺胞内に貯留し、無気肺や肺炎などの術後肺合併症を容易に発症しやすい状況となります（**図1**）。

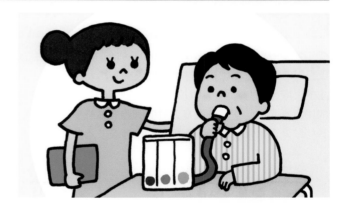

【図1 術後肺合併症の機序】

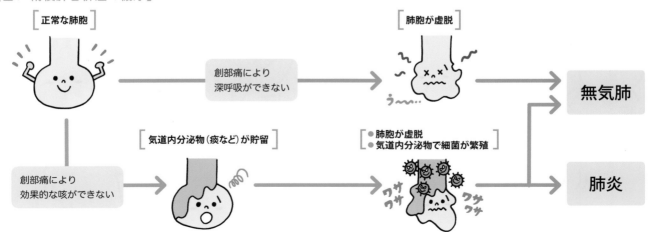

器 具を使用しない呼吸援助法や排痰援助法も（**P.11〜13**）無気肺や肺炎などの術後肺合併症の予防に効果があります。しかし、患者さんが自分にどれだけの呼吸の能力があるのか、呼吸訓練によってどれだけ呼吸の能力が向上したのかを知るには、特殊な検査機器を用いた**スパイロメトリー**（**P.14**）とよばれる**肺機能検査**を受けなければなりません。つまり、患者さんが自分の呼吸機能や呼吸訓練の効果を自分自身で知る術はないのです。そこで、インセンティブスパイロメトリーを使用することで呼吸訓練はもとより、特殊な検査に頼ることなく患者さん自身で**自分の呼吸機能や呼吸訓練の効果を視覚的に実感**することができます。これがインセンティブスパイロメトリーを使用した呼吸訓練法の最大の特徴です（**表1**）。

【表1　インセンティブスパイロメトリーによる呼吸訓練法の利点と欠点】

利点	欠点
●自分の呼吸機能やその変化を視覚的に理解できる ●1人で呼吸訓練ができる	●器具を購入しなければならない ●器具を使った訓練法や器具の管理法を習得しなければいけない ●訓練が単調で飽きやすい

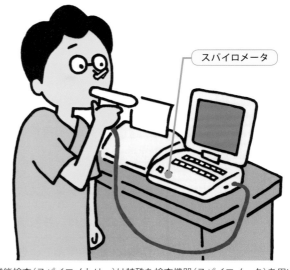

肺機能検査（スパイロメトリー）は特殊な検査機器（スパイロメータ）を用いて行う。さらに、医師の指示がなければ検査を受けることができない。

インセンティブスパイロメトリーの目的

イ ンセンティブスパイロメトリーは、術後肺合併症のうち、とくに**無気肺の予防と改善**のために用いられます。収縮した肺胞内にゆっくりと一定のスピードで持続的に息を吸い、空気を取り入れて肺胞を拡張する、**最大吸気持続法**とよばれる呼吸訓練法の練習をするための器具で

す。インセンティブスパイロメトリーでの呼吸訓練によって**吸気容量を増加**させ、**吸気筋力**（外肋間筋や横隔膜の筋力）を改善します。**手術前からこの訓練を行い、手術後も継続**することで手術後の無気肺を予防します。

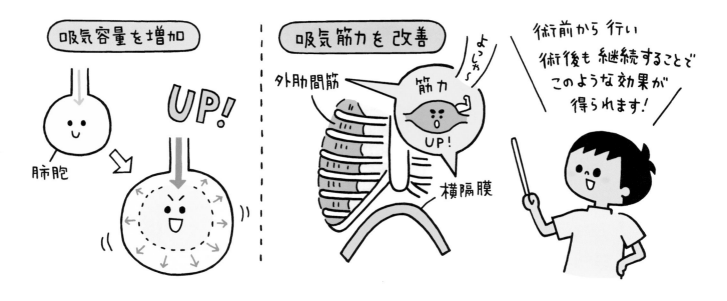

インセンティブスパイロメトリーの種類

インセンティブスパイロメトリーには、流速タイプと容量タイプの2種類があります（**表2**）。

【表2　インセンティブスパイロメトリーの種類】

流速タイプ	容量タイプ
トリフローⅡ（フィリップス・レスピロニクス合同会社）	コーチ2（スミスメディカル・ジャパン株式会社）

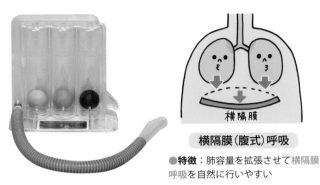

横隔膜（腹式）呼吸

●**特徴**：肺容量を拡張させて横隔膜呼吸を自然に行いやすい

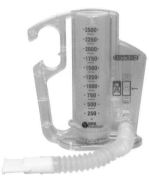
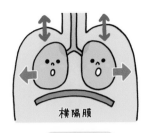

胸式呼吸

●**特徴**：呼吸様式が外肋間筋を中心に活用した胸式呼吸になりやすい

インセンティブスパイロメトリーの適応と禁忌[2]

【表3　インセンティブスパイロメトリーの適応・禁忌】

適応	禁忌
●上腹部手術後、胸部手術後、慢性閉塞性肺疾患（COPD）患者の術後の無気肺の予防 ●無気肺の治療 ●四肢麻痺や横隔膜機能不全などによる拘束性肺障害の患者	●医療者が正しい使用法の指導ができない ●患者の協力が得られない ●深い呼吸ができない患者（目安：肺活量が10mL/kg以下または最大吸気量が基準値の1/3以下） ●気管開窓状態（気管切開などで気管孔が開存している状態）にある患者

医療者が正しい使いかたの指導ができないのも禁忌です（責任重大！）

体重60kgの患者さんを例にすると、60kg×10mL＝600mLとなり、肺活量が600mL未満の場合は使用できません

── 写真でわかる！ 手技と根拠 ──

流速タイプのインセンティブスパイロメトリー（トリフローⅡ）を使用した呼吸訓練法

トリフローⅡの構造

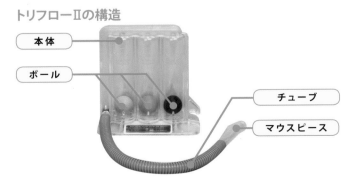

本体
ボール
チューブ
マウスピース

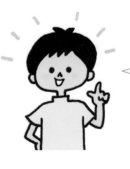
次ページから写真で呼吸訓練の実際を見ていきましょう！

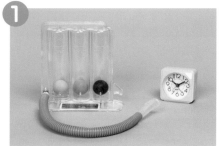

① マウスピースはあらかじめ洗浄しておく。マウスピース、蛇管（チューブ）、本体を接続し組み立てる。秒針が確認できる時計を準備し、時計は訓練中も見えるような位置に置く。

(根拠) ボールが上がっている時間を測るため。

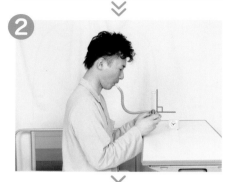

② 器具を垂直に立てておくか手で保持し、マウスピースを唇でしっかりとくわえてもらう。

(根拠) 器具を垂直に立てないと、正確な吸気流量がボールに反映されないため。

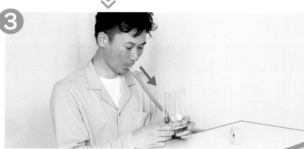

器具の中に息を普通に吐き出してもらう。

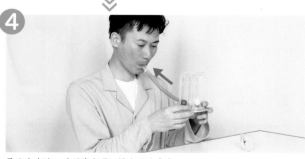

そのままゆっくり息を吸い込んでもらう。

⑤-1 患者さんに合った負荷で練習する。

少ない吸気量で練習する場合

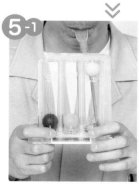

3個のボールのうち、チューブ差し込み口に一番近いボールのみが筒の最上部まで上がるように、なめらかに息を吸い込んでもらう。このとき、ほかのボールが上がらないように注意する。ボールが筒の上部に上がっている時間を時計で計測する。

(根拠) 最初は複数のボールを上げるより、1個のボールを長時間上げるほうが吸気力を高めることができるため。

⑤-2 吸気量を多くして練習する場合

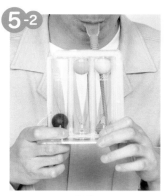

3個のボールのうち、2個のボールができるだけ長く筒の最上部まで上がり続けるようになめらかに息を吸い込んでもらう。このとき、3つめのボールが上がらないように注意する。ボールが筒の上部に上がっている時間を時計で計測する。

(根拠) 1個のボールから2個へと吸気量を多くしたことから、3個のボールを短時間上げるより2個を長時間上げるほうが吸気力を高めることができるため。

⑤-3 ボールが1個も上がらない場合

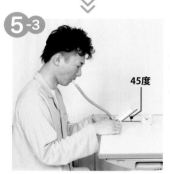

負荷を軽減するために、器具を約45度に傾けて使用する。

(根拠) 45度に傾けることで、吸気の流速が十分に得られない場合でも訓練を行うことができるため。

⑥

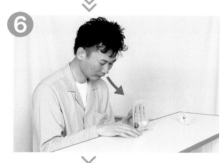

息を吸い込んだ後はマウスピースを唇から離し、普通に息を吐き出す。体の力を抜いてリラックスし、しばらく普通の呼吸を行う。

(根拠) 休憩をとるため。

⑦

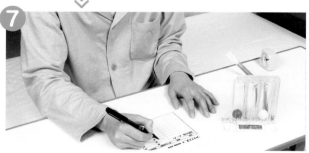

計測した時間を記録する。

(根拠) 吸気容量＝吸気流量×持続時間で算出するため。

 ⑧ 医師の指示による回数分、②〜⑦を繰り返す。

 ⑨ 浮き上がったボールの数や訓練を実施した回数などを記録する。

(根拠) 記録することで、呼吸機能やその変化を見ることができる。

 ⑩ 終了後はマウスピースを洗浄し、乾かしておく。

コーチ2の構造

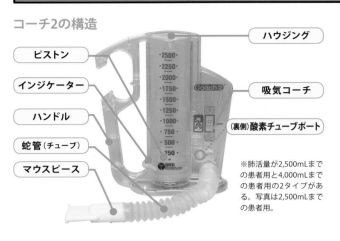

ピストン
インジケーター
ハンドル
蛇管（チューブ）
マウスピース
ハウジング
吸気コーチ
（裏側）酸素チューブポート

※肺活量が2,500mLまでの患者用と4,000mLまでの患者用の2タイプがある。写真は2,500mLまでの患者用。

①

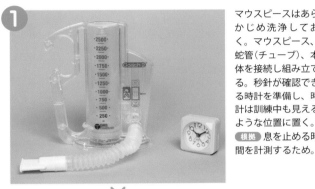

マウスピースはあらかじめ洗浄しておく。マウスピース、蛇管（チューブ）、本体を接続し組み立てる。秒針が確認できる時計を準備し、時計は訓練中も見えるような位置に置く。
（根拠）息を止める時間を計測するため。

②

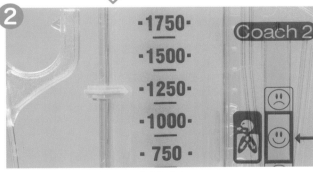

目標の吸気量にインジケーターを合わせる。

③

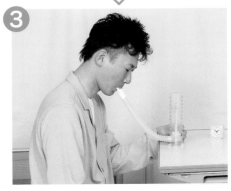

器具を垂直に立てておくか手で保持し、完全に息を吐き出し、マウスピースを唇でしっかりとくわえる。
（根拠）器具を垂直に立てないと、正確な吸気容量がピストンの動きに反映されないため。

④

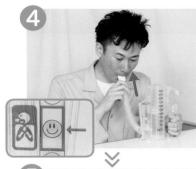

ゆっくりと息を吸い、ピストンを上昇させる。このとき、小さい黄色の「吸気コーチ」ができる限り太枠のスマイルマークに入るようにゆっくりと深く、息を吸う。
（根拠）吸気コーチは吸気流速が適切かどうかを簡易的に表示するマーカーであるため。

⑤

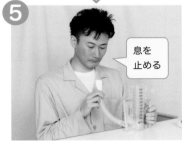

息を止める

ゆっくりと深く息を吸い込み、これ以上息を吸い込めない状態になったら、唇からマウスピースを外して医師の指示による時間または6秒息を止める。
（根拠）息を止めることで、肺胞を十分に拡張させ、機能的残気量の減少を防ぐため。

⑥

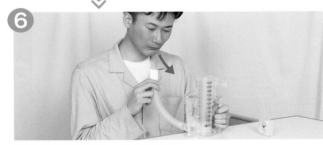

口または鼻から息をゆっくり吐き出す。

⑦ ピストンが一番高い位置になったときの数字（吸気量）を記録する。
（根拠）訓練の結果を確認できるようにするため。

⑧ 起きている時間は1時間に5回から10回程度、または医師の指示による回数分、❸〜❼を繰り返す（1回ごとにマウスピースを唇から外し、ピストンが一番下まで降りてきたことを確認してから❸に戻る）。

⑨

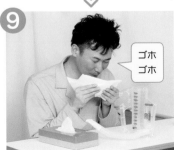

ゴホ
ゴホ

医師の指示に従い、2〜3回咳払い（ハフィング）をする（ハフィングについては**P.13**を参照）。必要に応じて咳をして分泌物を吐き出す。

⑩ 訓練を実施した回数を記録する。
（根拠）訓練の状況を確認することができるため。

⑪ 終了後はマウスピースを洗浄し、乾かしておく。

Part1 術前日
Part2 術直前
Part3 手術中
Part4 術直後
Part5 術後
Part6 機器・ルート別
Part7 基礎疾患別
Part8 疾患別

観察アセスメント、ケアと根拠

呼吸状態は呼吸訓練実施中も観察しよう

インセンティブスパイロメトリーを使用した呼吸訓練は、患者さんの吸気に負荷をかけて呼吸機能を維持向上させる訓練です。呼吸訓練前後で呼吸状態を観察することで、患者さんの呼吸状態が向上したのか、悪化したのかをアセスメントするための情報を得ることができます。さらに、訓練の回数や負荷が適切だったかどうかを評価することもできます。

呼吸状態の観察は訓練の前後だけでなく、訓練中も行います。はじめて訓練する場合や呼吸機能の低下がある患者さんでは、訓練中は常にSpO₂（経皮的動脈血酸素飽和度）モニタを装着して動脈血酸素飽和度を観察するだけでなく、患者さんの表情に変化がないか、息苦しさがないかも観察しながら訓練を進めましょう。

手術後は創部の痛みも大事な観察ポイント

手術後の創部痛は、正常な呼吸運動を阻害する要因となります。いつ、どこが、どのように、どのくらい痛むのか、鎮痛薬を使用している場合は効果が十分なのかも観察して、呼吸が阻害されていないかどうかをアセスメントしましょう（**表4**）。

【表4 観察のポイント】

呼吸訓練の内容	●訓練の時間、回数、訓練の程度（上げられたボールの個数やインジケーターの吸気量など）
呼吸状態	●呼吸回数などのバイタルサイン　●SpO₂　●チアノーゼの有無　●呼吸困難の有無　●痰などの気道内分泌物の有無や量、性状
創部痛	●痛みの有無（強さ、部位、どのように痛むのか、鎮痛薬の使用時間や効果など）

援助計画立案のポイントと根拠

【表5 インセンティブスパイロメトリーを使用した呼吸訓練法の援助計画立案のポイント】

●座位で実施する

根拠 重力によって横隔膜が下がりやすく深呼吸がしやすい体位が座位であり、効率よく肺容量を拡張させる（肺胞を広げる）ことができるため。座位の保持が困難な患者さんの場合はベッドをギャッチアップして実施してもよい。

●吸気時間を少なくとも3秒は維持する

根拠 ときに患者さんは一生懸命になりすぎて思いきり速く息を吸い込もうとするが、インセンティブスパイロメトリーの目的は横隔膜の動きを意識しながらゆっくりと深呼吸をすることにある。最低でも吸気時間を3秒は維持するようにして少しずつ時間を延ばしていくことで、呼吸訓練の効果を得ることができる。

●患者さんが継続して実施することが重要

根拠 呼吸訓練は手術前から実施することで呼吸機能を維持向上させ、手術後も継続することで無気肺を予防することができる。しかし、呼吸訓練は単調な訓練であるため、意欲が低下してしまうことがある。例えば、訓練したかどうかをチェックするためのチェックリストを作成したり、訓練への意欲を高めるために指導用のパンフレットを作成したりして、患者さんが訓練を継続できるような工夫が必要である。

知りたいなぜ　インセンティブスパイロメトリーは何回実施すればいいの？

インセンティブスパイロメトリーの効果を調査した研究はたくさん行われていますが、術後肺合併症の予防に効果があったと結論づけられているもの[1]もあれば、術後肺合併症にはそれほど影響しない[3]と結論づけられているものまでさまざまです。つまり、何回くらいやれば効果があるのかという明確な基準がないのが現状です。1回の練習回数や1日に何回行うかなどは基本的に医師の指示によりますが、患者さんの肺機能検査の結果をもとに目標回数を定め、負荷をかけすぎて患者さんに不利益とならない程度に練習回数を設定しましょう。

＜参考文献＞
1．玉田章 他：Incentive Spirometry を使用した呼吸訓練による換気機能回復への効果．日本看護研究学会雑誌2010；33（4）：13-19.
2．小松由佳：ワザとコツがひとめでわかる！人工呼吸ケア基本手技のDo&Do Not トレーニング 第5章 早期離床のために必要な手技のDo & Do Not インセンティブ・スパイロメトリー．呼吸器ケア2013冬季増刊：167-171.
3．上田伊佐子：周手術期の"器具を用いた呼吸訓練"は「術後合併症にそれほど影響しない」．エキスパートナース2014；30（1）：40-41.
4．Ruben D Restrepo et al.：AARC Clinical Practice Guideline Incentive Spirometry. *Respir Care* 2011 October；56（10）：1600-1604.
5．Shawna L Strickland et al.：AARC Clinical Practice Guideline Effectiveness of Nonpharmacologic Airway Clearance Therapies in Hospitalized Patients. *Respir Care* 2013 December；58（12）：2187-2193.

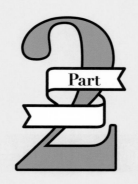

Part **2**

術直前（術当日）

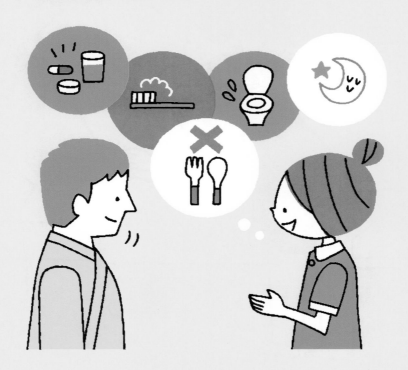

CONTENTS

❶ みてわかる 術直前（術当日）の患者さん

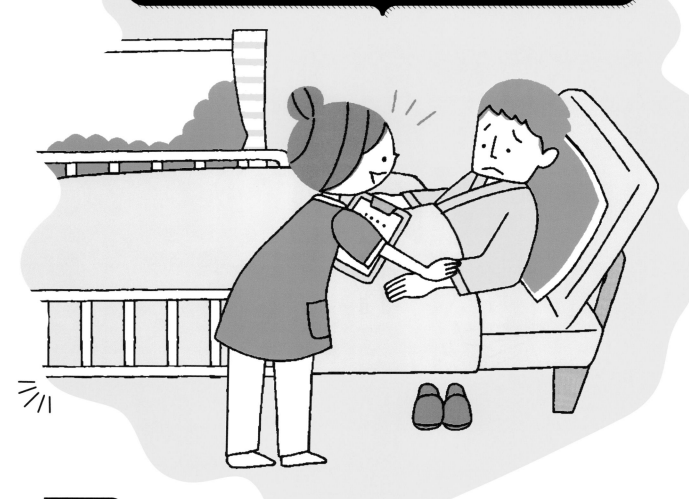

● 術直前（術当日）の患者さんは不安と緊張がピークに達しています。手術を安全に受けるための準備を進めながらも、**患者さんの表情をよく観察して**、表情が硬かったり口数が普段よりも少ない場合には、声をかける、肩や腕をさするなど、**不安や緊張を軽減するケア**を行います。

● 患者さんのそばに付き添っている家族も緊張しています。手術中は患者さんのそばに家族が付き添うことができないため、手術室に入室する直前まで**患者さんと家族が一緒にいることができる時間**を可能な限りつくりましょう。

❷ 術直前（術当日）の観察項目とポイント

── 術直前（術当日）の患者さんの状態 ──

手術を目前に控えた患者さんは**緊張**や**不安**が前日よりもさらに強くなっています。緊張や不安を軽減するために患者さんとコミュニケーションをより多くとりましょう。さらに緊張や不安の原因は「これから手術で自分にはどんなことが起こるだろう？」という情報不足に起因するものが多いため、

患者さんに手術中や手術後にどのようなことが起こるのかをわかりやすく説明するなどのケアも考慮します。

また緊張と不安に加え緩下薬を内服していることなどから、夜間眠れず休息がとれていなければ**交感神経が優位**の状態にあります。

項目	観察ポイント	ケアのポイント	経過でみるポイント
安全の確保	●眼鏡、コンタクトレンズ、つけまつげ、アクセサリー、ヘアピン、マニキュア、ペディキュア、化粧、総入れ歯、部分入れ歯、かつらを除去しているか ●ひげを剃っているか ●ネームバンドを装着しているか	●安全の確保のために必要なことを説明し、理解してもらう ●除去するものは患者さん自身に外してもらうようにし、看護師は確認を行う	●電気メスによる通電や熱傷を予防するため金属類は術前から外しておく ●総入れ歯や部分入れ歯、ひげは気管内挿管の操作の妨げとなるため術前から外したり剃ったりしておく
術後感染	●口腔ケア、歯磨きをしたか ●排便状況	●歯磨きをしたか確認し、してないようであれば促す ●浣腸の指示があれば実施する	●前日に緩下薬を内服していることも考慮し排便を確認する ●術後感染の予防のため、排便がない場合は報告する
深部静脈血栓症	●歩行状態	●前日に準備した弾性ストッキングを着用する ●弾性ストッキングが正しく着用できているか確認する	●弾性ストッキングは術後の深部静脈血栓症の予防となる。手術室に向かうときには弾性ストッキングを着用する
術後出血	●術前に中止となっている抗凝固薬を内服していないか	●術前日の術後出血【ケアのポイント（P.3）】を継続	●術前日の術後出血【経過でみるポイント（P.3）】を継続
精神状態（不安の除去）	●前日の睡眠状況、疲れ・緊張はないか ●術前日の精神状態（不安の除去）【観察ポイント（P.3）】を継続	●術前日の精神状態（不安の除去）【ケアのポイント（P.3）】を継続	●術前日の精神状態（不安の除去）【経過でみるポイント（P.3）】を継続
術中および術後に影響する薬剤	●降圧薬などの内服薬に関する医師の指示はあるか	●中止の薬剤を内服していないか、指示された薬剤をきちんと内服しているかを確認する	●内服薬の変化による身体症状の有無を確認する
術中および術後に影響する飲食	●飲食の制限に関する医師の指示はあるか	●指示のとおりに飲食の制限を理解し、きちんと指示が守られているかを確認する	●飲食の制限による空腹感、口渇などの身体症状の有無を確認する

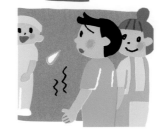

手術室

❸ 必要な看護の知識

― 確認の基本事項 ―

- 手術直前の患者さんは不安と緊張が強いため、術前の準備を忘れてしまうことがあります。
- そのため、準備物品の確認や内服の有無、絶飲食が守られているかなど、**必要な準備が整っているかを確認**します。

☐ 睡眠状況
☐ 排尿の有無
☐ 排便の有無
☐ 歯みがき・洗面は済んでいるか
☐ ひげ剃りは済んでいるか
☐ 必要な薬の内服（再確認）は済んでいるか
☐ 絶飲食は守っているか
☐ 購入が必要なものはきちんとそろっているか(Part1 P.4)

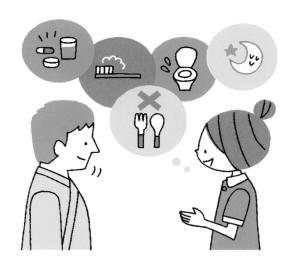

― 浣腸の実施 ―

- 浣腸を行い腸内容物を排泄します。排便の量、残便感のないことを確認します。ただし、**腹部の急性炎症、消化管穿孔の手術前の浣腸は禁忌**です。

根拠 術中に便による創部汚染を予防するため。とくに腸管の手術では、排便が十分でないと便が腹腔内に流出し感染を引き起こす危険があるため。

グリセリン浣腸の実施

❶ 浣腸液を包装袋に入ったままお湯に入れ、浣腸液を40〜41℃に温める。 ≫ **❷** カーテンを引くなど羞恥心への配慮を行い、患者さんの殿部を露出する。 ≫ **❸** 患者さんに左側臥位になってもらい、膝を軽く曲げる。 ≫ **❹** 浣腸のカテーテル先端に潤滑剤を塗布する。

❺ 肛門にゆっくりとチューブを約5cm挿入する。 ≫ **❻** 患者さんに口呼吸を促し、ゆっくりと浣腸液を注入する。 ≫ **❼** 注入後チューブを静かに抜き取り、肛門部をティッシュペーパーなどで押さえる。 ≫ **❽** 便意が強くなってから排便を促す。

【図1 患者さんの体位（左側臥位）】

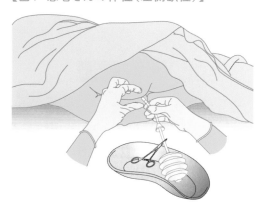

【図2 チューブ挿入の長さと浣腸液の流れ】

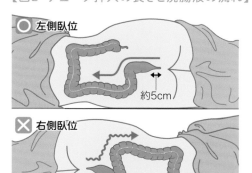

⭕ 左側臥位

約5cm

❌ 右側臥位

患者さんの身じたく：外すもの PICK UP P.32参照

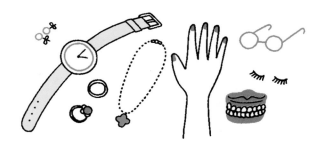

- 全身麻酔による手術では人工呼吸器による呼吸管理を行います。このとき、患者さんの口または鼻から気管内チューブを挿入・留置しますが、ひげが生えていると気管チューブを固定するテープが剥がれやすくなり、事故抜去のリスクが高くなってしまいます。また緊急時にバッグバルブマスクで換気を行うときにもマスクが皮膚に密着しにくくなります。そのために、**ひげは手術前に剃る必要があります**。
- 手術で電気メスを使用する場合に患者さんが金属を身につけていると、その金属に通電することで熱傷を生じることがあります。そのため、**身につけている金属類はすべて取り除いておく必要があります**。

患者さんの身じたく：身につけるもの PICK UP P.32参照

着がえましょうか

- 麻酔が効いている最中に患者さんが本人であるかどうか確認するためにはリストバンドを正しく装着している必要があります。手術前に**リストバンドを正しく装着しているか、記載内容に間違いがないか**を確認しましょう。
- 手術の種類や体位などによって、手術の際の衣服は異なります。**事前にどのような衣服が適切であるかを確認して着用**します。下着も適切なものを着用する必要がありますが、手術後に尿道留置カテーテルを留置して帰室する場合があるため、手術室に着用していく下着とは別に**リハビリパンツやおむつ**などを準備する必要があります。

弾性ストッキングの装着 PICK UP P.26参照

- 健康な人は日常生活で歩行をしています。歩くことによって下腿のヒラメ筋や腓腹筋が収縮と弛緩を繰り返し、筋肉の間を通る静脈も幅が広くなったり狭くなったりを繰り返しています。この繰り返しによって、下腿から心臓に戻ってくる血流に勢いがつき、うっ滞と呼ばれる血液の渋滞を防いでいるのです。
- 手術中や術直後は安静を保たなければいけないため歩行はできません。歩行できないと上記のような作用がなくなり、血液のうっ滞が起こります。血液がうっ滞すると血液の流れが

緩やかになりすぎるために、血管のなかで血液が固まり血栓が生じます。この血栓が静脈の血流に乗って心臓まで運ばれ、さらに心臓から肺に届くと肺の動脈に詰まって、肺血栓塞栓症の原因となります。血液のうっ滞を防ぐためには歩行するのが一番ですが、手術中や術直後は歩行ができません。そこで、歩行のときと同じように**下腿の静脈を締めつけることで血液のうっ滞を防ぐのが弾性ストッキング**です。弾性ストッキングを装着することで肺血栓塞栓症のリスクを小さくすることができます。

ストレッチャー・車椅子への移乗 PICK UP P.32参照

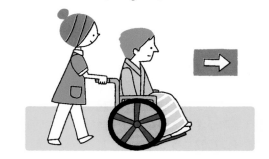

- 病室から手術室へ移動する場合には患者さん自身に歩行してもらいますが、ストレッチャーや車椅子を使用して移送することもあります。ストレッチャーや車椅子を普段使用していない患者さんでは、**車椅子やストレッチャーに移乗する際に転倒などの危険**が生じます。とくに手術前の患者さんは緊張しているために説明しても十分に理解できないこともありますので、移乗する前に、**どこをつかんでどのように移乗すればいいのか**を具体的にわかりやすく説明することを心がけましょう。

Part1 術前日
Part2 術直前
Part3 手術中
Part4 術直後
Part5 術後
Part6 機器・ルート別
Part7 基礎疾患別
Part8 疾患別

❹写真でわかる！教科書には載っていない看護技術

深部静脈血栓症（DVT）の予防①：弾性ストッキング

深部静脈血栓症の理学的予防法に看護師が果たす役割は大！

深部静脈血栓症には、ときに生命を脅かす危険が潜んでいます。深部静脈血栓症ははっきりとした自覚症状がないため、**その発生を予防すること**と**早期に発見する**ことが最も重要です。深部静脈血栓症の予防には**理学的予防法と薬物学的予防法**とがありますが、ここでは、看護師が担う役割がとても大きい理学的予防法の弾性ストッキングについてマスターしていきましょう。

まず知っておきたい！ 基本知識

深部静脈血栓症ってなに？

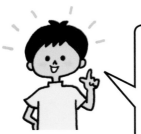

深部静脈血栓症（deep venous thrombosis、以下DVT）とは、おもに下肢の筋膜下の静脈である深部静脈に血栓が形成されることをいいます。DVTが起こりやすい部位は、普段は流れている血流が静脈内に停滞した状態である「うっ滞」が起こりやすい部位で、具体的には静脈弁のポケット（**図1**）とヒラメ筋静脈（**P.27図2**）です。

通常血流が正常であればうっ滞は起こりませんが、血流が滞ると静脈弁のポケットに血栓ができやすくなります（**図1**）。ヒラメ筋（**P.27図2：下腿三頭筋**）は腓腹筋とともに下腿三頭筋を構成しています。静脈弁は血液の逆流を防いでいますが、ヒラメ筋静脈には静脈弁がないため筋肉が収縮することでポンプのような作用をし、血液が逆流するのを防いでいます（**P.27図2：通常のヒラメ筋静脈**）。静脈弁のないヒラメ筋静脈は、血液がうっ滞しやすいといえます。長期臥床などでヒラメ筋の収縮が起こらない状態が続くと血液のうっ滞がさらに強くなり、血栓ができやすい状態になります（**P.27図2：うっ滞を起こしているヒラメ筋静脈**）。

【図1 DVTの好発部位①：静脈弁のポケット】

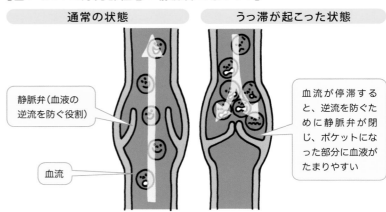

通常の状態　　うっ滞が起こった状態

静脈弁（血液の逆流を防ぐ役割）

血流

血流が停滞すると、逆流を防ぐために静脈弁が閉じ、ポケットになった部分に血液がたまりやすい

できた血栓が血管から剝がれて血流に乗って流れ出し、下大静脈から右心房、右心室を通って肺動脈を閉塞させると肺血栓塞栓症（pulmonary thromboembolism、以下PTE）を起こし、突然死に至ることもあります（**P.27図3**）。

【図2 DVTの好発部位②：ヒラメ筋静脈】

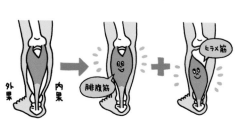
下腿三頭筋

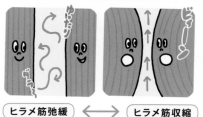
通常のヒラメ筋静脈
ヒラメ筋弛緩 ←→ ヒラメ筋収縮
弛緩と収縮を繰り返してうっ滞を防いでいる

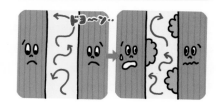
うっ滞を起こしているヒラメ筋静脈
ヒラメ筋の収縮がないと血液がうっ滞し血栓を生じやすい

【図3 PTEの発生機序】

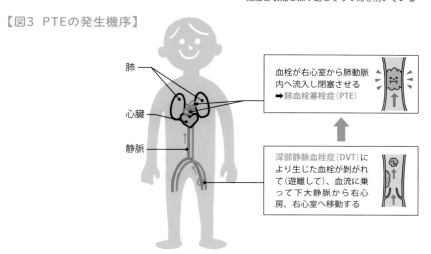

肺
心臓
静脈

血栓が右心室から肺動脈内へ流入し閉塞させる
➡肺血栓塞栓症（PTE）

深部静脈血栓症（DVT）により生じた血栓が剝がれて（遊離して）、血流に乗って下大静脈から右心房、右心室へ移動する

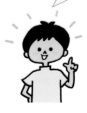
肺血栓塞栓症は、別名「エコノミークラス症候群」ともいわれています

Part1 術前日
Part2 術直前
Part3 手術中
Part4 術直後
Part5 術後
Part6 機器・ルート別
Part7 基礎疾患別
Part8 疾患別

DVTになりやすい人はどういう人？

D VTの誘発因子には、①血流の停滞、②静脈壁の傷害、③血液凝固能の亢進（Virchow：ウィルヒョウの3徴）が挙げられています（**表1**）。これらの誘因がある場合は、DVTのリスクが高くなりますので予防策を講じる必要があります。

外科手術を受ける患者さんにはこれらの誘因が複数あり

ますので、とくにDVTのリスクが高くなります。一方で、手術部位や手術侵襲の大きさ、手術時間の長さなどによってリスクは大きく変化します。さらに、外科手術を受ける患者さんだけでなく、産科領域、内科領域の患者さんにもリスクは存在しますので、まずは患者さんにどのくらいのDVTのリスクがあるのかを正確に情報収集しアセスメントしましょう。

【表1 DVTの誘発因子（ウィルヒョウの3徴）】

	❶血流の停滞	❷静脈壁の傷害	❸血液凝固能の亢進
解説	●血流の停滞（うっ滞）とは、血液の流れが滞ってしまうことをいう	●静脈壁の傷害とは、手術や検査、外傷などで静脈の壁が傷つくことをいう ●上記以外でも、膠原病やベーチェット病などで血管炎が起こると、静脈壁が損傷する。これらも静脈壁の傷害という	●手術や外傷などによって血管が断裂すると出血するので、体は止血しようとする。血小板やトロンビン、フィブリンなどが血栓をつくったり、血管の断端を収縮させて止血するように働く。この状態を血液凝固能の亢進という
誘発因子	●長期の臥床　●肥満 ●妊娠　●全身麻酔 ●下肢麻痺 ●下肢のギプス固定 など	●手術 ●外傷 ●中心静脈カテーテル ●カテーテル検査、治療 ●血管炎が起こる疾患 など	●悪性腫瘍　●妊娠　●脱水 ●手術　●熱傷　●感染症 ●ネフローゼ症候群　●炎症性腸疾患 ●多血症などの骨髄増殖性疾患 ●薬物（ステロイド、ピル、エストロゲン製剤ほか） など

手術中の患者さんは、長時間同一体位をとっています。さらに手術後も痛みや安静のために臥床している時間が長くなり、体動が少ない状態となります。臥床状態や体動が少ない状態では、下肢の筋肉を動かすことによる血液のポンプ機能が働かなくなっています。これは血液がうっ滞しやすい状況であり血栓ができやすい状態です。

手術によって静脈壁が損傷していたりリンパ節郭清を伴う腹部の手術の場合は、さらにDVTのリスクが高くなります。手術の侵襲は血液凝固能を亢進させるので、より血栓ができやすい状態となります。これらの理由により手術後の患者さんはよりDVTが起こりやすい状態なのです。

予防にはどのような方法があるの？

理学的予防法と薬物学的予防法があります（**表2・3**）。

【表2 下肢の静脈うっ滞の予防：理学的予防法】

予防法	根拠	予防法	根拠
早期離床	●普段歩行しているときには、下肢の筋肉が収縮する。その筋収縮は深部静脈を圧迫しポンプの役割をするため、貯留した血液を中枢へ戻し、うっ滞を防ぐ働きをする ●臥床安静はこのポンプ機能を阻害するため、早期に離床し下肢静脈のうっ滞を防ぐ	弾性ストッキング	●水まきをするときにホースの先をつまむと水の勢いが強くなるのと同じように、下肢を圧迫すると静脈径が細くなり静脈血流の速度が速くなる。弾性ストッキングを履いて下肢を締めつけることにより、静脈血流の速度を速くして血液のうっ滞を防ぐ ●弾性ストッキングで下肢を圧迫すると表在静脈も圧迫され、表在静脈の血流は深部静脈に集められるため深部静脈の血流が増加する。血流が増加することで静脈環流が促進され、血液のうっ滞を防ぐ
早期からの下肢の自動運動	●患者さんに足関節の背屈、底屈運動をしてもらう ●足関節の背屈・底屈運動は、静脈環流（血液が心臓に戻ろうとする流れ）を促進する効果があるといわれており、下肢の静脈うっ滞を防ぐことになる 底屈　背屈	間欠的空気圧迫法（カーフポンプ、フットポンプ）	●間欠的空気圧迫法は、空気を間欠的に送るポンプと、ポンプにつなぎ下肢に装着するカフ、パッド、スリーブ、ガーメントなどとよばれる部分からなっている機器を使用して下肢を間欠的に圧迫する ●下肢の周囲に間欠的に圧力を加えることで、静脈環流を促進させ血液のうっ滞を防ぐ
下肢のマッサージ	●患者さんに痛みを与えない程度に、足首からふくらはぎにかけてマッサージを行う ●血液を搾り出すようにマッサージをすることによって血液のうっ滞を防ぐ		カーフポンプ、フットポンプの使用方法は取扱説明書などで確認しましょう

【表3 血液凝固活性の調節：薬物学的予防法】

予防法	根拠
低用量未分画ヘパリン、用量調節未分画ヘパリン、ワルファリン、Xa阻害薬の与薬	●血液をサラサラにしたり、血液を固まりにくくする作用の薬物を使用して血栓ができること自体を予防する

今回は、理学的予防法のなかでも看護師の介入がとくに重要となる**弾性ストッキング**を取り上げます。

弾性ストッキングによる深部静脈血栓症の予防

弾性ストッキングの種類

T.E.D.™サージカル ストッキング（日本コヴィディエン株式会社）

ハイソックス（膝丈）タイプとストッキング（大腿丈）タイプがあります。つま先には検査穴（インスペクションホール）があります。現在、日本ではハイソックス（膝丈）タイプを着用することが推奨されています。

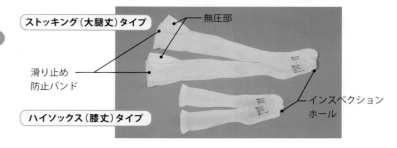

ストッキング（大腿丈）タイプ／無圧部／滑り止め防止バンド／ハイソックス（膝丈）タイプ／インスペクションホール

弾性ストッキングの履かせかた

1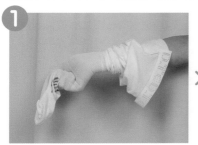

ストッキングに手を入れ、内側からかかと部分をつかむ。

2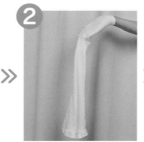

かかと部分をつかんだままストッキングを裏返す。

3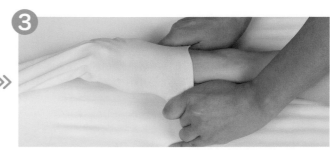

患者さんと同じ向きを向いて履かせる足と同じ側（右足であれば右足側）に立ち、つかんだストッキングのかかと部分が下にくるようにして、つま先からかかと部分まで履かせる。

よくある間違いポイント！

- 自分で普段ハイソックスを履くときのようにストッキングを手繰り寄せてはいけません。弾性ストッキングの締めつける力が1か所に集中してしまい、ストッキングを履くことができなくなってしまいます。

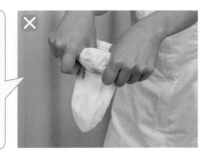

適切な履かせかたができていないと、強い圧によって血行障害を起こすためしっかりマスターしましょう

ワンポイント 弾性ストッキング装着中のケアのポイント

弾性ストッキングは下肢を適度に締めつけることで効果を発揮します。しかし、ストッキングによる圧迫によって下腿表面の皮膚に皮膚トラブルが生じやすくなってしまいます。そのため、1日1回は必ず弾性ストッキングを脱いだ状態で、しっかりと皮膚を観察し、皮膚トラブルがない

ことを確認します。さらに、弾性ストッキングを履いていることで下肢が蒸れやすく、とくににおいが生じやすくなります。可能であれば弾性ストッキングは複数枚準備して、毎日洗濯した新しいものに交換し、清潔を維持できるようにしましょう。

Part1 術前日
Part2 術直前
Part3 手術中
Part4 術直後
Part5 術後
Part6 機器・ルート別
Part7 基礎疾患別
Part8 疾患別

④

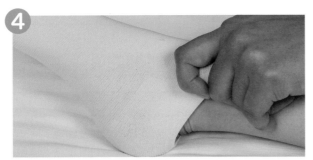

裏返したストッキングの上端を持ち、足首部分まで引き上げる。

⑤

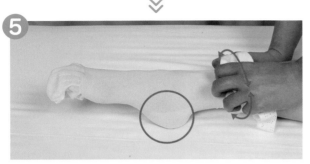

裏返したストッキングの残りの部分をたくし上げ、円を描くようにゆっくりと引き上げる。このとき、ストッキングのかかと部分と、患者さんのかかととの位置が合っているかどうかを確かめる。つま先部分は余っていても問題はない。

⑥

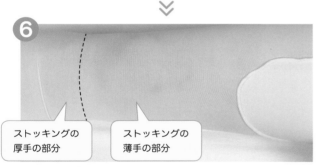

ストッキングの厚手の部分

ストッキングの薄手の部分

ストッキングの薄手の部分と厚手の部分の境目が、膝下2.5cmから5.0cmの間にくるように履かせる。

⑦

強く引っ張らない

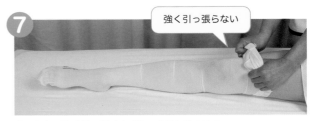

⑥のときに強く引っ張り上げないように注意する。

【根拠】ストッキングを引っ張り上げて装着するとずれが生じ、適切な圧がかからなくなる可能性があるため。

⑧

バンド部分

無圧部分

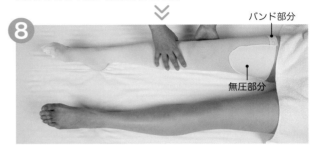

ストッキング上端部の滑り止め防止バンド部分は足の付け根にくるようにする。バンドによって皮膚が引っ張られることがないようにフィットさせる。また、無圧部分は大腿部の内側前面にくるようにフィットさせる。最後に、ストッキングにしわがないようにする。しわがある場合は手の平でしわの周囲のストッキングをなで広げるようにしてしわをとる。

【根拠】弾性ストッキングの締めつける力で大腿動脈を圧迫してしまうと血流が悪くなってしまう。そのために、ストッキングの無圧の部分を大腿動脈上に合わせて圧迫を避ける必要がある。

⑨

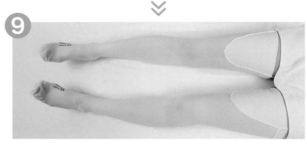

もう一方の足も同様に履かせる。

ワンポイント

履かせにくいときの工夫

弾性ストッキングが皮膚の摩擦でうまく履けないときには、ビニール袋などを活用しましょう。

①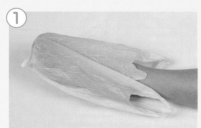

直接足にビニール袋をかぶせる。

②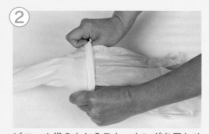

ビニール袋の上からストッキングを履かせる。

③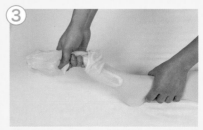

インスペクションホールからビニール袋を引き抜く。

履き終わった時点での観察点

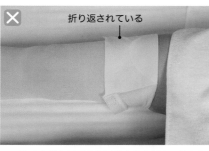
折り返されている

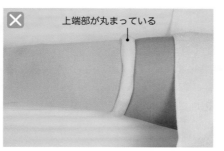
上端部が丸まっている

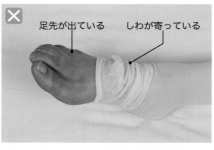
足先が出ている　しわが寄っている

着用時の皮膚トラブルを回避するために、しわになっていたり、折り返されていたり、上端部が丸まっていたりしないように注意する。

インスペクションホールから足先が出ていないように注意する。

着用中の観察点　　着用中は随時観察します。観察点は以下のとおりです。

● 上端部が折り返されていたり丸まっていたりしないか？
根拠 ストッキングの上端部が折り返されていたり丸まっている場合は、その部分に必要以上の圧がかかっている。これは、皮膚トラブルの原因になる。

● しわやねじれがないか？
根拠 しわやねじれの部分はその周辺に圧が均等にかかっていない状態で、ストッキングの効果を十分に発揮できない。

● インスペクションホールから足先が出ていないか？
根拠 インスペクションホールは足を出すための穴ではなく、観察をするための穴である。そのため、観察をするときだけ足を出し、それ以外では足が出ないようにする。

● 引っ張り上げて装着していないか？
根拠 ストッキングがずり落ちてしまった場合などに、患者さんがストッキングを引っ張り上げることがある。ストッキングを引っ張り上げてしまうと、ズレが生じ適切な圧力がかからなくなってしまう。

● 発赤や瘙痒感、潰瘍などの皮膚トラブルはないか？
根拠 ストッキングの圧が強すぎたり弱すぎたりすると、皮膚トラブルの原因になる。また、ストッキングによって皮膚の清潔が保たれないと瘙痒感につながる。

● 痛み、しびれはないか？
根拠 ストッキングによって必要以上に腓骨頭を圧迫し続けると腓骨神経麻痺を起こす。

弾性ストッキングの脱がせかた

❶
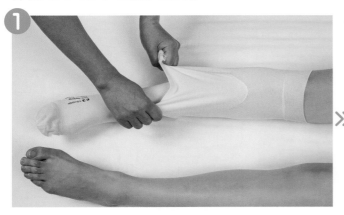
ストッキングの上端をつかんで裏返すように足首側に引っ張る。

❷
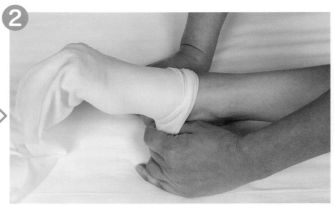
足首からかかと部分は、ストッキングの内側に看護師の指を入れて脱がせるとスムーズに脱がせることができる。脱がせるときも患者さんに負担をかけないように心がける。

DVT予防には間欠的空気圧迫法も効果的です。間欠的空気圧迫法についてと、DVT予防の観察アセスメント、ケア、根拠、援助計画立案のポイントについては「Part 4 術直後」で取り上げます

＜参考文献＞
1. 太田覚史 編：特集　ナースが防ぐ！ 深部静脈血栓症(DVT). エキスパートナース 2013；3：34-61.
2. 肺血栓塞栓症/深部静脈血栓予防ガイドライン：肺血栓塞栓症および深部静脈血栓症の診断、治療，予防に関するガイドライン(2017年改訂版)2018. https://js-phlebology.jp/wp/wp-content/uploads/2019/03/JCS2017_ito_h.pdf(2020/ 08/20閲覧)
3. 山勢博彰 編：静脈血栓塞栓症予防のエビデンス. EBnursing 2007；3.

Part1 術前日
Part2 術直前
Part3 手術中
Part4 術直後
Part5 術後
Part6 機器・ルート別
Part7 基礎疾患別
Part8 疾患別

手術室入室の準備

患者さんが手術を安全に受けられるように！

近年、医療の進歩により低侵襲の手術が開発され、また術後の管理も徹底されるようになって、**高齢者や複数の疾患をもっている人**などのリスクの高い患者さんでも手術を受けられるようになりました。そのため**より万全を期して手術に臨むことが重要です。手術を受ける患者さんを危険にさらさないようにするために手術直前の看護についてマスターしていきましょう。

まず知っておきたい！ 基本知識

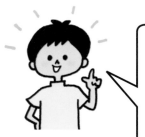

手術当日は、患者さんの精神状態、身体、そのほか手術に必要な物品を整えて手術室に向かう必要があります。「**観察アセスメント、ケアと根拠**」（**P.36**）でくわしくその内容や根拠を説明します。

ここでは手術直前に患者さんの身体的な準備をする理由を理解するために、気管内挿管と電気メスについて解説します。

患者さんの受ける手術の術式、麻酔方法、術中体位、おおよその手術時間などを事前に医師の記録から情報収集しておきましょう

気管内挿管とは？

全身麻酔の目的は、鎮静（意識消失）、筋弛緩、鎮痛、有害反射の抑制です。この条件を満たすことで患者さんは痛みを感じることなく、また精神的な苦痛を感じることなく手術を受けることができます。一方で全身麻酔では患者さんは自分自身で呼吸することができなくなり、そのために人工呼吸を必要とします。人工呼吸を行うためには気管内挿管をする必要があります。

気管内挿管をするときには、喉頭鏡という金属の器具を使用して患者さんの口を大きく開き、医師が声帯を直接目で確認しながら気管チューブを気管内に挿入します（**図1・2**）。総入れ歯や部分入れ歯をしていると大きく口を開けたときに入れ歯が喉の奥のほうに落ちてしまうので、部分入れ歯や総入れ歯は手術直前に外しておく必要があります。

【図1　喉頭鏡と気管チューブ】

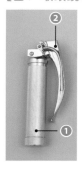
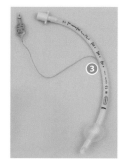

❶喉頭鏡ハンドル
❷喉頭鏡ブレード
　（マッキントッシュ型）
❸気管チューブ

【図2　気管チューブの挿入】

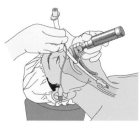

挿入は
医師が行います

電気メスとは?

電気メスは、**人体に高周波電流を流すことによって**「メス先端の金属製チップ」と「患者さんの体」という2つの電極の間で電流が流れ、強い熱が発生するので軟組織を焼き切ることができるようになっています（**図3**）。

電気メスを使用するときには必ず、対極板とよばれる手のひらほどの大きさのシート状のシールを患者さんの皮膚に貼り付けます。対極板は電気メスから流れ出る電流を回収する役目をします。電気メスから流れ出る大きな電流を安全に回収するためには、対極板と患者さんの皮膚との接触面がしっかりとシールで貼り付いている必要があります。そのため、対極板のシールがしわになっていたり患者さんの体毛などで皮膚との接触面積が小さくなってしまうと、大きな電流を対極板でうまく回収できずに患者さんの皮膚に通電による熱傷が起こる可能性があります。また、皮膚が対極板以外の金属や水分と接していると、その部分

にも電流が流れてしまい熱傷を起こす危険性があるので、アクセサリーなどの貴金属類は手術直前に外しておく必要があります。

【図3　電気メスのしくみ】

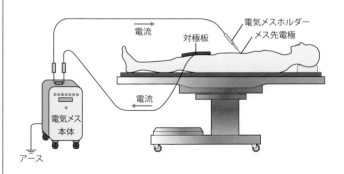

坂本文子 著，雄西智恵美，秋元典子 編：成人看護学　周手術期看護論　第3版．ヌーヴェルヒロカワ，東京，2014：119．図Ⅳ-11より一部改変して転載

写真でわかる！　手技と根拠

手術室入室直前に準備・確認すること

患者さんが安全に手術を受けられるように、手術室入室直前の準備や確認が重要です。

手術室へ病棟から持参する物品

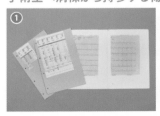

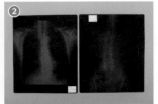

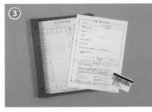

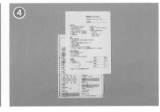

❶各種検査データ、心電図
❷X線フィルム
❸カルテ、IDカードなど
❹手術承諾書、手術室入室前チェックリスト

●病棟から手術室へ持参する物品は病院によって異なるので、担当看護師に確認すること。例えば電子カルテを使用している病院では、X線フィルムや検査データを直接持っていく必要がない場合もある。
●手術室入室前チェックリストを用いて漏れがないように確認する。
根拠 各種検査データやX線フィルムが手術室にあることで、手術中にその内容の確認が必要になったときにすぐに確認することができる。手術室入室前チェックリストを用いて確認することで、準備するものが正しくそろっているかどうかを確認することができる。手術は侵襲性の高い行為なので、どのような術式で、どこを手術するのかが明記されている手術の承諾書を確認することで事故を防ぐことができる。また、これらのデータや書類などがあることで、患者さんの取り違いを防ぐことができる。

> **注意** 手術直前に不足していることが発覚しても急に準備できない物品もあるため、手術当日はこれらの持参品を確認するだけに留められるように前日までに準備することが望ましい（**P.4参照**）。

患者さんの身支度：手術室入室前までに除去するもの

コンタクトレンズ、つけまつげ
根拠 全身麻酔の手術では、手術中に目が乾かないようにテープを使って目を閉じることがある。このときにコンタクトレンズやつけまつげを付けたままにしておくと誤って角膜を傷つける危険がある。

眼鏡
根拠 全身麻酔の手術で気管内挿管をする場合、眼鏡をかけていると気管内挿管の操作や気管内チューブをテープで顔面に固定する際にじゃまになるだけでなく、眼鏡の破損やけがの危険がある。また金属の部品を含む眼鏡を使用している場合、電気メスを使用した際に眼鏡の金属部分と皮膚の接触面に通電による熱傷を起こす危険がある。

かつら
根拠 患者自身の頭髪であっても手術中は頭髪をまとめて帽子をかぶり、髪の毛が落ちることによる清潔区域の汚染を防止する。かつらは事前に取り外すことができるため、手術前に取り外すようにする。また、金属の留め金が付いているかつらでは、手術中に電気メスを使うため、金属が接している頭皮に通電による熱傷を起こす危険がある。

化粧
根拠 患者さんの顔色を正確に観察できるように化粧はしない。また気管内挿管をしたときは気管内チューブをテープで顔面に貼り固定するのでテープが剥がれてしまう危険がある。また化粧品には銅を使用しているものや金属箔が入っているものがあり、電気メスを使用したときに通電による熱傷を起こす危険がある。

総入れ歯、部分入れ歯
根拠 全身麻酔の手術で気管内挿管をするときに、入れ歯があると操作の妨げになる。また気管内に落ちてしまう危険がある。

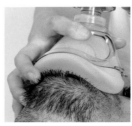

ひげ **根拠** 気管内挿管をしたときは気管内チューブをテープで顔面に貼り固定するので、ひげがあるとテープ固定の妨げとなる。またあまりにも長く濃いひげであると、挿管直前にバッグバルブマスクを使用する際、マスクが顔に密着せず有効な換気ができなくなるおそれがある。

マニキュア、ペディキュア
根拠 手術中はパルスオキシメーターを装着して動脈血酸素飽和度を測定する。マニキュアをしている爪で酸素飽和度を測定すると誤った数値となる可能性がある。

アクセサリー
（ヘアピンやヘアアクセサリー、ネックレス、指輪、ピアスやボディピアス、イヤリングなど）
根拠 手術中に紛失することがあるのみならず、術野に落ちる危険がある。また手術中に電気メスを使うため、通電によって金属性のヘアピンやアクセサリーの接していた皮膚が熱傷を起こす危険がある。

患者さんの身支度：身につけるもの

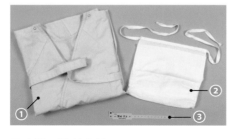

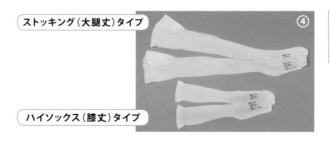

ストッキング（大腿丈）タイプ

ハイソックス（膝丈）タイプ

❶術衣
❷T字帯
❸ネームバンド
❹弾性ストッキング

T字帯の装着方法

① 患者さんに着衣と下着を脱いでもらい下半身を露出する。

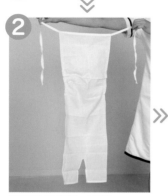
② T字帯をTの字に広げる。

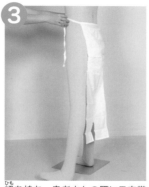
③ 紐を持ち、患者さんの腰にT字帯をまわす。

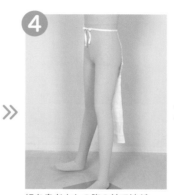
④ 紐を患者さんの腹の前で結ぶ。

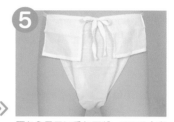
⑤ 腰から足元に垂れ下がっている布を持ち、股の間をくぐらせて股間を覆い、患者さんの腹の前で結んだ紐と腹の間にその布を挟み込み余った部分を折り返す。腹の前に折り返した布はそのままでもよい。または結んだ紐と腹の間にねじ込ませてもよい。

弾性ストッキングの装着方法

● 患者さんに弾性ストッキングを装着する。装着方法は、**P.29**を参照。

ネームバンドの装着方法

 ネームバンドを装着する前に、患者さんから先に名前を名乗ってもらう。

根拠 医療者側が先に名前を読み上げると、その名前が間違っていたとしても自分に呼びかけられているという先入観から患者さんが返事をしてしまうことがあるため正確に確認できない。

⋁

 患者さんが名乗った名前とネームバンドに書かれた名前が同じであるか確認する。

⋁

③ 患者さんの手首に指が1本入るくらいのゆるみをもって装着する。
根拠 ネームバンドによって手首を圧迫してしまわないようにするため。

注意 皮膚の炎症やかゆみ、違和感などが強いときはすぐに知らせてもらうようにする。ネームバンドを確認する場面は、患者さんと向かい合った看護師が確認するということがほとんどである。そのため、ネームバンドは向かい合った看護師側からみて名前が読み取れる向きで装着する。

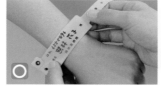
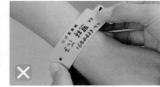

手術室までの移送手段の確保

● 歩ける患者さんの場合は自分で歩いて手術室に向かうのが一般的である。しかし自分で歩ける患者さんでも高齢者などでは車椅子やストレッチャーを使用して手術室に移送することもある。

ストレッチャー・車椅子乗車の援助

介助を必要としない患者さんのストレッチャー乗車

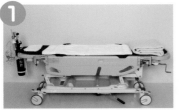

① ストレッチャーを準備する。術後に同じストレッチャーで帰室する場合は、ストレッチャーにバスタオル、点滴棒、毛布や電気毛布、酸素ボンベ、酸素マスクなどを準備する。麻酔の種類によっては枕を準備する。

根拠 全身麻酔による術後の患者さんは低体温となっていることが多いため、毛布や電気毛布で保温する必要がある。また術後の身体はより多くの酸素を必要としているため、手術室から病室への移送中も絶え間なく酸素を投与する必要がある。さらに手術後は点滴をしているため、移送中も点滴ができるよう点滴棒が必要となる。全身麻酔の患者さんでは手術の終わりに気管内チューブを抜去した後に気道閉塞を起こす危険があるため、高さのある枕の使用は避ける。よって枕は不要である。脊髄クモ膜下麻酔で手術を受けた患者さんでは、麻酔薬の種類によって枕が必要な場合や逆に不要な場合があるので医師の指示に従う。

注意 ストレッチャーには、患者さんの頭側に高さ調節レバーが付いているものがあるが、頭側がギャッチアップするなど意味があるため、その向きで使用する。とくに使用の向きの区別がないストレッチャーの場合は、患者さんの足側に調節レバーがくるように準備するとよい。

根拠 病室ではベッドの頭側が壁に接していることがほとんどである。術後に臥床状態の患者さんをストレッチャーからベッドに移動させるときは、病室のベッドに対して並行にストレッチャーを並べることで移動が楽になるが、ストレッチャーの高さ調節レバーが患者さんの頭側にあると調節レバーが壁に接してしまい、操作しづらくなる。そのため、患者さんの足側に調節レバーがくるように最初から準備したほうがよい。

⋁

② ストッパーをかける。乗り降りする側とは反対側のストレッチャーの柵を上げておく。

③ 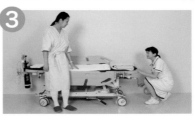 患者さんが無理なくストレッチャーに腰かけられるくらいの高さに調整する。

⋁

 患者さんにストレッチャーに移動してもらうことを説明する。

⋁

⑤ ストレッチャーの中心あたりに腰かけるように説明する。

注意 多くの患者さんはストレッチャーに上がる際に膝から乗り込もうとする(写真右下)。このときに勢い余って逆側に転落してしまうことがある。そのため、写真左下のように「腰かけてストレッチャーに上がる」ということを強調して説明する。具体的にどのあたりに腰かけてもらうかを看護師が手で示すとよりわかりやすい。

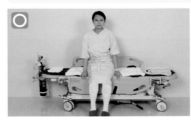
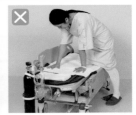

⋁

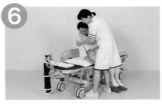 ストレッチャーのほぼ中央に腰かけてもらったあと、頭側になる方向に向かってゆっくりと上半身を傾けてもらう。そのとき看護師は患者さんが勢いよく倒れてしまわないように、上半身を支える。

Part1 術前日
Part2 術直前
Part3 手術中
Part4 術直後
Part5 術後
Part6 機器・ルート別
Part7 基礎疾患別
Part8 疾患別

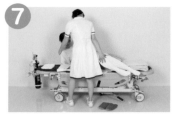 **7** 上半身を傾けながら、両下肢をストレッチャーに上げるように説明する。

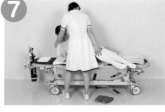 **8** 患者さんがストレッチャーに完全に臥床したら、乗り降りした側の柵を上げ、側臥位（そくがい）から仰臥位（ぎょうがい）となるように、またストレッチャーの中央に体がくるように微調整する。
根拠 ストレッチャーは幅が狭いため、転落防止のためにできるだけストレッチャーの中央に患者さんを乗せる。

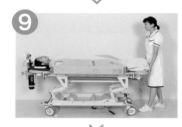 **9** 毛布などで患者さんを保温する。
根拠 病室は室温が調整されていても、手術室までの廊下やエレベーターは気温が低いことがある。また移送中にほかの患者さんや来院者の目に触れることもあるので、患者さんのプライバシーの保護の意味もある。

10 患者さんを乗せたままストレッチャーの高さを調整することを説明し、医療者が移送しやすい高さにする。

注意 ストレッチャーの高さが高くなると、患者さんが転落した場合には骨折などの大けがをするおそれがある。ストレッチャーの幅が狭いこと、高さが高いことを説明し、1人で起き上がったり、ストレッチャーの上で大きく寝返りをうったりしないように説明する。また医療者はストレッチャーに乗った患者さんから離れず、絶えず誰かが観察する必要がある。

介助を必要としない患者さんの車椅子乗車

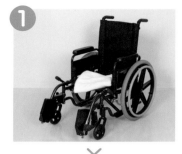 **1** 車椅子、保温用の膝かけを準備する。

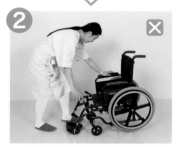 **2** 車椅子のブレーキをかけ、フットレストを上げておく。
根拠 フットレストを下げたままでは、患者さんが車椅子に乗るときのじゃまになるだけでなく、なかにはフットレストを踏み台にして車椅子に乗車しようとする患者さんもいる。フットレストの上に立ち上がろうとすると車椅子がバランスを崩して倒れ危険である。

3 座面に深く腰かけるように説明する。

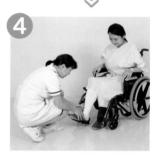 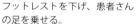 **4** フットレストを下げ、患者さんの足を乗せる。

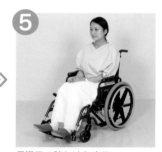 **5** 保温用の膝かけをする。

観察アセスメント、ケアと根拠

患者さんが安全に手術を受けられるように手術当日に行われるケア・観察事項

 手術室に向かうときは、患者さんの精神状態、身体の準備ができていることを確認し、手術に必要な物品を不足なく整える必要があります。これらは患者さんが安全に手術を受けるための大切な準備です。

【表1 手術当日、直前の看護】

心身の安定と休息	●不安や緊張しているような言動がないか観察し、必要時には患者さんの訴えを聞く時間をもつ。 **根拠** 患者さんが不安や不眠であるときは、交感神経が優位な状態となっており、血圧が上昇し心拍数も増加している。術中の血圧や心拍のコントロールに影響が出ないように手術前からできるだけリラックスできるように援助する必要がある。
禁飲食の説明	●禁飲食が守られているか確認する。 **根拠** 全身麻酔は患者さんの全身の筋力を弛緩させるため嘔吐しやすい状態となる。また気管内挿管の操作によっても嘔吐するおそれがある。万が一嘔吐した場合、誤嚥性肺炎や窒息の危険がある。

内服薬変更の確認	●手術前は禁飲食だが、内服薬のある患者さんは医師の指示によって手術当日に内服する場合がある。 ●服用する薬、服用してはならない薬を事前に確認し患者さんに説明する。 ●必要最小限の水で薬を内服することを説明する。 ●内服薬の指示がある場合は、手術当日の朝に内服したかどうか確認する。 **根拠** 高血圧は周術期の循環血行動態の変動に影響する危険があるため、降圧薬を内服している患者さんは手術当日も内服することが多い。一方で抗凝固薬や抗血小板薬を内服している患者さんは手術中の出血量が増えてしまうため、手術数日前から内服を中止するなど指示の変更があるので必ず確認しておく。
排便の確認	●浣腸を行う。 ●排便の量、残便感の有無を確認する。 **根拠** 術中に便によって手術部位が汚染されないようにするため。とくに腸管の手術では、排便が十分になされていないと腹腔内を便で汚染し感染を引き起こす危険があるため。
皮膚の清潔	●前日に体毛のカット、臍垢の除去、入浴・シャワー浴または清拭、爪切りが終わっていることを確認する。 **根拠** 皮膚の上に存在する微生物を減少させ清潔を保持し、術中および術後感染を予防する。また爪を切ることで患者さんが無意識に自分の皮膚を傷をつけてしまうことを防ぐ。
弾性ストッキングの準備	●弾性ストッキングを着用する目的を説明し理解してもらう。 **根拠** 手術中の長時間の同一体位により、下肢の血液がうっ滞することを避けるために着用する。うっ滞を避けることで深部静脈血栓症、肺血栓塞栓症の予防となる。

援助計画立案のポイントと根拠

【表2 手術を安全に受けるために患者さん自身に理解・協力いただくための援助計画】

禁飲食の理由を理解し守ることができる	●決められた時間以降に飲食をすると、手術中に嘔吐する危険があることを説明する。 ●ベッドサイドに食べ物があるような場合は、家族の協力を得て持ち帰ってもらい、絶対に飲食しないことを守ってもらう。
眠れないことを看護師に伝えることができる	●眠れないときは無理をせず看護師にその旨を伝えるよう説明する。 ●手術前に医師から指示された睡眠薬を使用することはまったく問題ないことを伝え、安心して服薬できるよう説明する。
内服薬の変更理由を理解し服薬、または服薬しないことを守ることができる	●手術当日の朝、内服薬の服用に変更がある場合はその内容を説明する。 ●内服しなくてはならない薬は必ず内服するように説明する。 ●内服するときには、できるだけ少量の水で服用するよう説明し、喉が渇いていても手術中に嘔吐する危険があるため多量の水を飲んではいけないことを説明し守ってもらう。
身体から金属類を除去する理由を理解し実行できる	●金属類を身につけていると手術中に電気メスを使用するため通電による熱傷を起こす危険があることを説明する。 ●ボディピアスなど衣服の上から確認できないような金属類も必ず外してもらう。 ●かつらなど病室で外せない理由があるものは、手術室の看護師に必ず申し送り、手術室で外してもらう。 ●眼鏡を外すと歩行ができない場合は、手術室に到着してから眼鏡を外してもらうことを伝えておく。
総入れ歯や部分入れ歯を外す理由を理解し実行できる	●総入れ歯や部分入れ歯は気管内挿管をする際に操作の妨げになったり、誤って気管内に落ちてしまうなどの危険があるため外す必要があることを説明する。 ●女性では入れ歯を外した顔を見られたくないという人もいるので、そのような場合は手術室まではマスクを着けてもらうなどの配慮をする。
化粧をしない理由を理解し実行できる	●化粧をすることで手術中の顔色がわからなくなることや、気管内チューブを固定するときの妨げになることを説明する。 ●朝の洗面が済んだ後、化粧をしないように説明し理解してもらう。
ひげを剃る理由を理解し実行できる	●ひげが伸びていると挿管チューブを固定するときやバッグバルブマスクでの換気の妨げになることを説明する。 ●朝の洗面が済んだ後にひげ剃りもしてもらうよう説明する。
マニキュアを落とし、爪を短く切る理由を理解し実行できる	●マニキュアをつけていると手術中に身体の状況が正しく把握できないことを説明する。 ●爪が長く伸びていると麻酔から覚めたときに無意識に自分の身体を傷つけてしまうこともあるので短く切っておくことを説明する。 ●手術前日までにマニキュアを落とし、爪を切っておいてもらう。
車椅子、ストレッチャーの乗車方法を理解し実行できる	●患者さん自身で車椅子やストレッチャーに乗る方法を説明する。 ●乗車時に考えられる転倒や転落の危険性を説明する。

＜参考文献＞
1. 雄西智恵美，秋元典子 編：成人看護学 周手術期看護論 第3版. ヌーヴェルヒロカワ，東京，2014.
2. 寺中敏夫，平林正道，南田厳司：高周波電気メスの基礎と臨床. Dental Magazine2003；108.
3. 竹内登美子：講義から実習へ 周手術期看護1 外来/病棟における術前看護. 医歯薬出版，東京，2000.

Part1 術前日
Part2 術直前
Part3 手術中
Part4 術直後
Part5 術後
Part6 機器・ルート別
Part7 基礎疾患別
Part8 疾患別

バイタルサインの基準値一覧

バイタルサインの基準値一覧

	腋窩温(℃)	脈拍(回/分)	呼吸(回/分)	血圧(mmHg)	
				収縮期血圧	拡張期血圧
新生児		120〜140	40〜50	60〜80	30〜50
乳児		100〜120	30〜40	80〜90	60
幼児	36.5〜37.5	90〜110	20〜30	90〜100	60〜65
学童		80〜90	18〜20	100〜120	60〜70
成人	36.0〜37.0	60〜90	16〜20	110〜130	60〜80
高齢者		50〜70		110〜140	60〜90

バイタルサインの異常の目安

	発熱(℃)	徐脈(回/分)	頻脈(回/分)	徐呼吸(回/分)	頻呼吸(回/分)	高血圧(mmHg)
新生児						——
乳児		90以下	200以上			収縮期血圧120以上 または 拡張期血圧70以上
幼児	37.5以上			——	——	
学童		80以下	140〜160以上			収縮期血圧130〜135以上 または 拡張期血圧80以上
成人	37.0〜38.0以上	60以下	100以上	12以下	24以上	収縮期血圧140以上 または 拡張期血圧90以上
高齢者						

動脈血酸素飽和度と動脈血酸素分圧の関係

SaO_2*(%)	PaO_2*(mmHg)
30	20
60	30
75	40
90	60
97.5	100

呼吸不全：$PaO_2<60mmHg$
（$SaO_2<90$％に相当）

酸素飽和度曲線(酸素解離曲線)

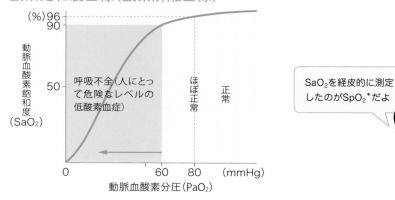

SaO_2を経皮的に測定したのがSpO_2*だよ

＊バイタルサインの基準値は、文献や測定法、学校・施設によっても異なります。こちらの数値を活用する際には、あくまでも参考となる値としてご利用ください。
＊【SaO_2】arterial O_2 saturation：動脈血酸素飽和度　＊【PaO_2】arterial O_2 pressure：動脈血酸素分圧
＊【SpO_2】saturation of percutaneous oxygen：経皮的酸素飽和度

Part

手術中

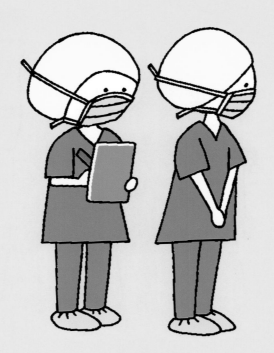

CONTENTS

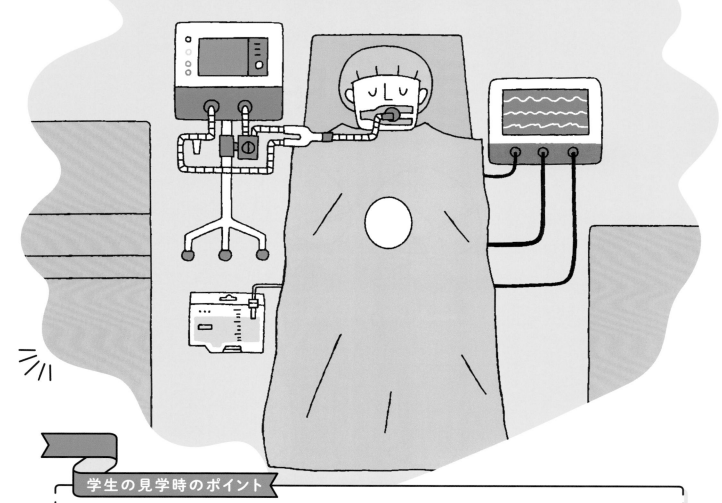

① みてわかる 手術中の患者さん

学生の見学時のポイント

- 患者さんが手術室に入室するまでの間には、看護師が行う**引き継ぎ方法**や**患者さんの安全確保の方法**、**精神的配慮の工夫**などを学びます。
- 手術中は、術中体位や手術侵襲の程度、出血量や術中に起こった異常などを把握し術後の看護に活かします。
- 同時に**手術室の看護師の役割**や、手術室の**環境**、**清潔・非清潔区域の扱いかた**も学びます。
- 手術室では見学が主となりますが、ただ「見る」だけではなく、**患者さんがおかれている状況**と、その状況の患者さんに**どのように看護が提供されているか**をもれなく観察しましょう。
- 手術中、患者さんの家族には「手術はどうなっているのだろうか？」、「順調に進んでいるだろうか？」という不安が生じています。このような家族を心理的に支えることも看護師の大切な役割です。

② 手術中の観察項目とポイント

手術中の患者さんの状態

ここでは全身麻酔で開腹手術をする一般的な患者さんについて説明します。手術室に入室した患者さんはこれから始まる手術に対する不安や緊張が高まっています。その後麻酔がかかると、患者さんの身体は麻酔薬や筋弛緩薬の作用から、**意識の消失**、**自発呼吸の消失**、また**筋弛緩**、**鎮痛**、**有害反応の抑制**がされた状態となります。そのため、術中は気管内挿管と人工呼吸による呼吸管理が行われ、輸液のための**点滴ライン**、**尿道留置カテーテル**、モニタリングのための**動脈ライ**

ン、**直腸体温計**などが挿入され、そのほかに**心電図モニタ**や**パルスオキシメータ**、深部静脈血栓症防止のための**フットポンプ**（間欠的空気圧迫法用）なども装着されます。術中は術野を十分に確保できる体位をとる必要があり、手術によっては**長時間同一体位**を強いられることになります。術中の患者さんは複数の医療機器やルートがつながれていて、自分の意思を伝えたり、自分で体位変換ができない状態にあります。

項目	観察ポイント	経過でみるポイント
麻酔	●麻酔方法は何か（脊髄クモ膜下麻酔、硬膜外麻酔、局所麻酔、伝達麻酔、全身麻酔など）	●【術前】使用する麻酔方法で手術ができるかアセスメントする ●【術中】麻酔導入によってバイタルサインの異常が出現しないか観察する ●【術後】麻酔薬の残存がないか、術後引き続き使用する麻酔が適切に使用されているか、疼痛コントロールができているか確認する
手術体位	●どのような体位をとっているか（仰臥位、側臥位、腹臥位、截石位など） ●体位によって起こりやすい神経障害は何か ●各体位で褥瘡の好発部位はどこか	●【術前】関節可動域、しびれなどの神経障害、麻痺の有無を確認し記録しておく ●【術中】ときどき直接患者さんに触れ、皮膚の温度を確認する。神経障害、褥瘡好発部位にはクッションを入れるなどして除圧をする。神経障害を起こさないように身体を固定する ●【術後】術前の記録と照らし合わせ、新たな麻痺やしびれ、疼痛がないか確認する
モニタリング	●モニタリングしている項目は何か（血圧、脈拍、体温、呼吸数、SaO_2*など）	●【術前】手術を受けることができる状態であるか、バイタルサインの異常はないか観察する ●【術中】血圧低下、不整脈、低酸素血症を起こしていないかなどの異常を早期に発見する ●【術後】術中同様、血圧低下、不整脈、低酸素血症を起こしていないかなどの異常を早期に発見する
感染予防	●手術部位感染（SSI：surgical site infection）の発生を防ぐためにどのような感染対策をしているか	●【術前】シャワー浴、剃毛などでできるだけ皮膚や体毛、臍に存在する微生物を減少させておく ●【術中】手術時手洗い、滅菌手袋の装着、滅菌ガウンの装着を無菌操作で行う ●【術後】ドレーンや創部を取り扱うときは清潔に取り扱う
水分出納（In-Out）	●輸液量、輸血量、出血量、尿量を把握し、バイタルサインの値とともにアセスメントする	●【術前】絶飲食となるため、指示された量の輸液が正確に実施されるように努める ●【術中】In-Outの量を把握する ●【術後】指示された量の輸液が正確に実施されるように努め、尿量、ドレーンからの排液量を確認し、In-Outバランスをアセスメントする
ドレーン挿入	●ドレーンが挿入されている部位はどこか ●どんな種類のドレーンを挿入しているか ●何本のドレーンが挿入されたか	●【術前】術後にドレーンが挿入されることが予測される場合は、術前からドレーン挿入時の注意事項などを説明し理解してもらう ●【術中】ドレーンからの流出の有無、排液の性状を観察する ●【術後】ドレーンからの流出の有無、排液の量と性状を観察する。ドレーン周囲の皮膚の観察や、ドレーンが事故抜去されないように固定、取扱い方法を説明して理解してもらう
体内残存防止	●体内にガーゼや手術器具を残さないようにどのような工夫がされているか	●【術前】手術で使用するガーゼの枚数、手術器具の数を数えて記録しておく。手術器具のネジの緩みなどがないか点検しておく ●【術中】ガーゼカウントを適宜行う。使用した手術器具は所定の場所に戻す ●【術後】すべてのガーゼ、手術器具の数を数え、術前の数と一致していることを確認する

＊【SaO_2】arterial O_2 saturation：動脈血酸素飽和度

❸ 必要な看護の知識

── 手術の大まかな流れ ──

❶ 移送
病棟から手術室へ患者さんが移送される。

≫

❷ 申し送り
病棟看護師から手術を担当する手術室看護師へ申し送りが行われ（申し送り内容等は**P.43**参照）、その他の手術を担当する手術室看護師、手術担当医、麻酔科医も同時に患者さんにあいさつをする。

≫

❸ 手術室へ案内
申し送り終了後、手術室看護師によって手術が実施される手術室へ患者さんが案内される。

≫

❹ サインイン
患者さんが入室した後、麻酔導入前に手術室看護師、手術担当医、麻酔科医で患者さんの本人確認、手術部位と術式の確認、各種同意書の確認、手術部位のマーキングの確認、その他の重要な伝達事項を確認する（サインイン）。

❺ 硬膜外麻酔の チューブ挿入
硬膜外麻酔が予定されている場合は、硬膜外麻酔用のカテーテル留置が実施される。

≫

❻ 麻酔
吸入麻酔の後に気管内挿管が行われ、患者さんに全身麻酔が実施される。

≫

❼ タイムアウト
手術開始の皮膚切開の前に、手術室看護師、手術担当医、麻酔科医、その他の医療スタッフで患者さんの本人確認、手術部位と術式の確認、その他の重要な伝達事項を確認する（タイムアウト）。

≫

❽ 手術開始
執刀、手術が開始される。

≫

❾ 縫合
使用したガーゼの枚数の確認、手術器材の数の確認をし、縫合が開始される。

❿ 終了
手術が終了し、抜管の準備に入る。麻酔科医によって抜管される。手術室看護師は病棟に連絡し患者さんの迎えを依頼する。

≫

⓫ サインアウト
手術室退出前に手術室看護師は、記録された術式名、使用したガーゼや手術器材の数が一致していることを口頭で確認する。手術室看護師、手術担当医、麻酔科医で重要な伝達事項を口頭で確認する（サインアウト）。

≫

⓬ 申し送り
手術室看護師から病棟看護師に手術・麻酔の内容、手術中の出血量、輸液量、尿量、使用薬物、手術中の患者さんの状態など、術後の回復と管理に関する重要伝達事項が申し送られる。

≫

⓭ 移送
病棟看護師、手術担当医の管理のもと移送され患者さんが病棟に戻る。

── 手術見学中の学生の立ち位置 ──

◯⸜⸝で囲んだ箇所を避けて見学すると安全です（例として**右図**）

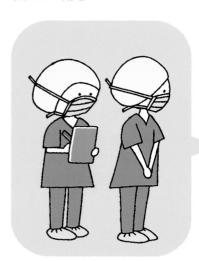

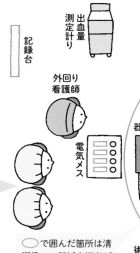

⸜⸝の箇所は医療機器が複数置いてあるため、配管類やコード類に注意しなくてはならない。触れても不潔にするおそれはないが、触れることで医療機器類が機能しなくなるおそれがある

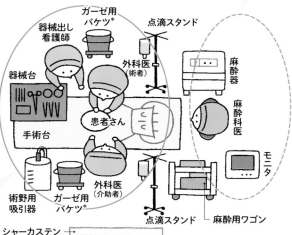

◯で囲んだ箇所は清潔扱いの器械や術者がいる場所であるため、触れてはいけないものが多いゾーン

＊ガーゼ用バケツは触れてもよい

──── 手術室の看護：器械出し看護師・外回り看護師 ────

●手術室の看護師には、清潔扱いとなる「直接介助」「器械出し」「手洗い」などとよばれる看護師と、非清潔扱いとなる「間接介助」「外回り」とよばれる看護師の役割がそれぞれあ

ります。ここでは清潔扱いの看護師を「**器械出し看護師**」、非清潔扱いの看護師を「**外回り看護師**」として説明します。

器械出し看護師

手術前・器械の準備
●清潔に扱う機器の**動作確認**を行い、整理整頓する
●患者さんの体内に器械やガーゼの置き忘れがないように、手術前後に器械・ガーゼなどすべての**使用物品の数を正確に数える**

手術中・器械出し
●必要な器械や医療材料を**術者に手渡す**

外回り看護師

一般状態の観察
●患者さんの表情など**全身の状態を観察**する。異常を発見した際には麻酔科医に報告し協働して対処する

輸液、輸血、与薬の援助
●術式などから起こりうる異常を予測し、**輸液・薬品を準備**する
●輸液・薬品を使用する際は麻酔科医とともに誤薬防止のための確認を行い、使用後は患者さんの変化を観察する

出血量の測定
●出血量は輸液の目安となるため、随時測定し麻酔科医に報告する。血液が付着したガーゼの重さを測り、そこからガーゼの重さを引いて出血量をカウントする。

術者などへの協力、術中看護記録
●手術の進行状況を把握し、**不足器械や材料を補充**する
●術中の患者さんの状態と実施した看護の内容を記録する

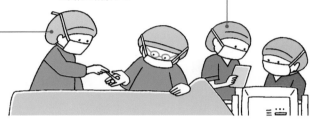

──── 患者さんの入室と申し送り ────

●病棟看護師は、歩行、車椅子、ストレッチャーなど適切な方法で患者さんを手術室へ移送します。
●入室後は、手術にかかわる全員がマスクを外して患者さんに**笑顔であいさつと自己紹介**を行います。
●患者さんの取り違えを防ぐため、**患者さんに氏名を名乗ってもらい**、さらに**識別バンド**（リストバンド・ネームバンド）も確認し、手術を受ける本人であることを病棟看護師とともに

確認します。
●名前の確認では看護師が不正確な氏名で患者さんを呼んでも患者さんは返事をする場合があるため、**必ず看護師より先に患者さんから自分の氏名を名乗って**もらいます。
●その後、病棟から持参したカルテ、チェックリストを用いて、病棟看護師から手術室看護師へ必要事項を申し送ります。

病棟看護師

患者さんの基本情報
□ 患者さんの氏名
□ 生年月日
□ ID番号
□ 血液型

書類の有無
□ 手術同意書
□ 麻酔同意書
□ 輸血同意書　など
※すべて患者さんのサインがあるもの

手術に関する情報
□ 病棟で実施した術前処置の内容　□ （術前処置の）実施時間と効果
□ 術前の内服薬、前投薬の種類　□ 感染症の有無
□ 手術部位確認のためのマーキング

手術室看護師

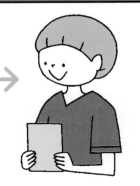

●申し送り中は、ほかの手術室看護師が患者さんの保温に努めつつ安全な場所に待機させます。患者さんは入室から麻酔導入までの間が**最も緊張し不安が強い**時間なので、患者さんへ

の説明や声かけだけでなくタッチングなども行って**緊張をほぐすような援助**をします。

❶ 入室時の更衣

- 洗浄・消毒された手術室着に着替えます。
- 頭部から毛髪やゴミの落下を防ぐために**頭髪をすべて覆う**ようにサージカルキャップをかぶります。
- 口や鼻からの飛沫の飛散防止のために、サージカルマスクは**鼻と口を完全に覆う**ように装着します。
- 靴についた汚れを手術室に持ち込まないようにするために、また足の汚染を防止するために、**つま先が隠れる靴を履きシューズカバーを装着**します。

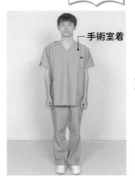
手術室着

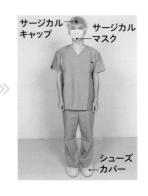
サージカルキャップ サージカルマスク
シューズカバー

❷ 入室時の手洗い

- 見学のために入室する学生は**衛生学的手洗い**を行います。
- 石けんと流水で手洗いをしたあと、ペーパータオルで水分を拭き取り、擦式消毒用アルコール製剤を使い手指消毒を行います（衛生学的手洗い）。
- 術者や器械出し看護師は衛生学的手洗いでは除去できない常在菌も可能な限り手指から除去する必要があるため、**手術時手洗い**を実施します。

❸ ガウンテクニック

- 見学のために入室する学生は❶に示した更衣のみでよいですが、術者や器械出し看護師は手術時手洗いを済ませたあと、術野を汚染しないために、また逆に術野から医療者へ血液、体液の曝露を遮断するために**滅菌ガウン**と**滅菌手袋**を装着します（**ガウンテクニック**）。
- 手術時手洗いをしても皮膚表面は完全な無菌状態とならないため、**滅菌ガウン・滅菌手袋の外側は素手で触れない**ようにします。

❹ 見学の際の注意点など

ゾーニング（動線）の認識

- **清潔区域、非清潔区域**を理解し、清潔な人や機材が汚染されたものと交差しないように動線を考えて行動します。
- 手術室入室時には清潔区域である**患者さんの入室口**より入室します。搬出口は使用後の不潔な機材などの出口なので、搬出口からの出入りはしません。
- 手術室から退出して自分のユニフォームに着替えた後は、その**ユニフォームで手術室内（廊下の部分もすべて含む）に戻ってはいけません**。手術室の廊下は準清潔区域であるため、一般病棟などの非清潔区域で着用したユニフォームで立ち入ると手術室を汚染してしまいます。

滅菌機材、物品の汚染の厳禁

- 手術室内にある手術器具や**滅菌された覆布で覆われている物品**、器械台は無菌操作によって準備されたものです。**滅菌ガウンを着用している術者や看護師**も無菌扱いです。これらの機材や人には**絶対に触れてはいけません**（**右図**）。
- （根拠）手術中の患者さんは無菌状態を維持することで感染を防いでいる。学生が上記器具や物品、術者や看護師に触れると汚染されるので再度無菌状態にするために手術器具を交換し、術者や看護師が再度ガウンテクニックを行わなければならなくなる。これらは**手術時間を延長させる**ことになり患者さんに負担が増す。

- 見学中に気分が悪くなった場合にそのままがまんをして倒れてしまうと、清潔な人や機材に触れて汚染してしまうおそれがあるため、**外回り看護師に事情を話し速やかに手術室から退出します**。

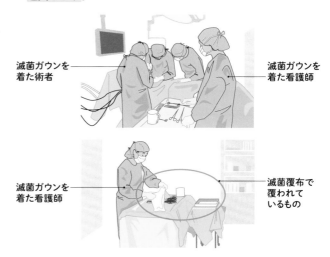
滅菌ガウンを着た術者
滅菌ガウンを着た看護師
滅菌ガウンを着た看護師
滅菌覆布で覆われているもの

コミュニケーション

- 手術室では全員が同じような服装で、顔もマスクで覆われているため人の判別が困難です。**名札**を付けたり手術前に外回り看護師に自分が**看護学生であることを説明**します。

④写真でわかる! 教科書には載っていない看護技術

手術室看護師の
更衣・手洗い・ガウンテクニック

手術室では清潔をとくに意識しましょう!

手術室では手術が行われることから一般病棟と違って室内の清潔度が高くなっています。そのため手術室に入室する人もより清潔な服装や動作が求められます。ここでは手術室看護師の、とくに清潔扱いとされる看護師に必要な技術を説明します。

— まず知っておきたい! 基本知識 —

手術室の"清潔"ってなに?

手術室は、術中の感染を防ぐ目的で、より清潔な環境にするための工夫がされています。

清潔・不潔区域の区別

手 術室では清潔区域と非清潔区域が区別されています。手術前の未使用の物品や手術時手洗いを済ませた人など清潔に扱うものと、手術に使用した後の汚染された物品や摘出物などの不潔に扱うものとが交差しないよう搬送経路が決められています。

空気清浄

手 術室の空調は、空気の清浄をすることによって術中の感染を防ぐ環境に保たれています。高性能フィルターで空気を濾過したり、手術室の空気圧を陽圧にして外部の空気が手術室に流入しないようにしたり、気流をつくって空気が滞らないような工夫がされています。

その他

手 術室に入室する人の服装をできるだけ清潔にすること、個々の手術室のドアの開閉を最小限にすること、手術室内の人やその動作が増えることで感染の機会が増えることから手術室内に立ち入る人の数や動きを最小限にすることなどが求められます。

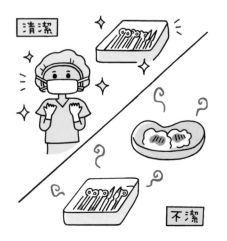

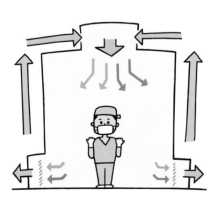

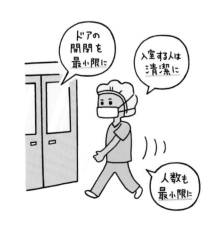

Part1 術前日
Part2 術直前
Part3 手術中
Part4 術直後
Part5 術後
Part6 機器・ルート別
Part7 基礎疾患別
Part8 疾患別

手術室では看護師も清潔扱いの看護師と非清潔扱いの看護師に分けられ、役割が異なります。

清潔扱いの看護師

手 術のときに術者に直接器械を渡す看護師は清潔扱いです。「器械出し看護師」、「直接介助看護師」、「手洗い看護師」などとよばれています。清潔扱いの看護師は、術者と同様の手術時手洗い、滅菌ガウンの着用、滅菌手袋の装着が必要になります。

非清潔扱いの看護師

手 術の進行に合わせ手術室全体を調整したり、患者さんに触れたり、滅菌ガウンの装着を介助したり、不足している物品を供給したりする看護師は非清潔扱いです。「外回り看護師」、「間接介助看護師」などとよばれています。この役割をする看護師は、手術時手洗い、滅菌ガウンの着用、滅菌手袋の装着は不要です。

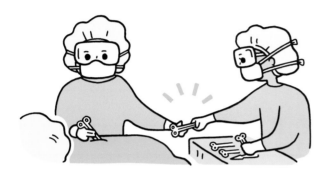

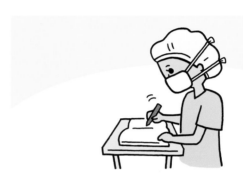

清 潔扱いの看護師は、指輪、腕時計などを外し、手術室着、サージカルキャップ、サージカルマスク、シューズカバーを装着した後、専用手洗い場で手術時手洗いを実施します。手術時手洗いが済んだ後に、滅菌ガウン、滅菌手袋を装着します（**図1**）。手術時手洗いが済んだ後の手は清潔扱いになるため、不潔なものに触れてはいけません。

【図1 清潔扱いの看護師の準備の流れ】

① 手術室専用の更衣室で手術室着を着用 → ② サージカルキャップの着用 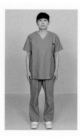 → ③ サージカルマスクの着用 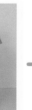 → ④ シューズカバーの着用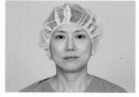

⑤ 手術室の専用手洗い場で手術室手洗いの実施 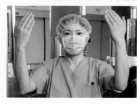 → ⑥ 滅菌ガウンの着用（ベルトを結ぶ前まで） 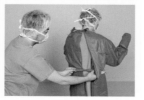 → ⑦ 滅菌手袋の装着 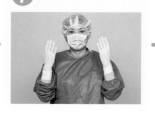 → ⑧ 滅菌ガウンのベルトを結ぶ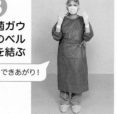

できあがり！

手術室着への更衣、キャップ・マスク・シューズカバーの装着

必要物品

- ❶手術室着
- ❷サージカルキャップ
- ❸サージカルマスク
- ❹シューズカバー

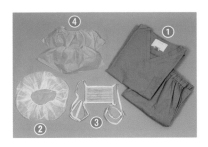

手術室着への更衣

❶ 洗浄・消毒された手術室専用の手術室着に着替えます。

根拠 手術室内は清潔区域であることから、一般病棟で着用したユニフォームで立ち入ると手術室を汚染してしまうため。

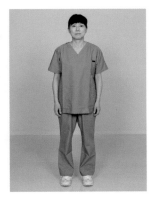

サージカルキャップの装着

❶ 髪の毛がキャップからはみ出さないように、すべての髪の毛をキャップの中に入れる。耳は出しても出さなくてもどちらでもよい。

根拠 手術室の清潔領域を、髪の毛が落下することで汚染するのを防ぐため。

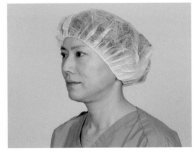

サージカルマスクの装着

サージカルマスクの各部の名称

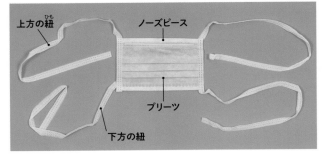

上方の紐（ひも）　ノーズピース　プリーツ　下方の紐

❶ ノーズピースが鼻側にくるようにサージカルマスクを持ち、ノーズピースの中央部を鼻の形に合わせて湾曲させる。

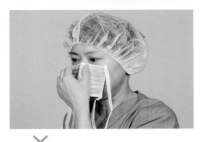

≫

❷ 上方の紐（ノーズピースがついている側の紐）を頭頂部で結ぶ。

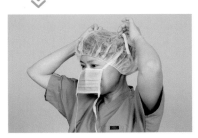

≫

❸ ノーズピースを鼻の形に合わせて湾曲を再調整し、サージカルマスクと顔に隙間ができないようにする。

根拠 隙間ができるとそれだけ感染経路が増えることになる。

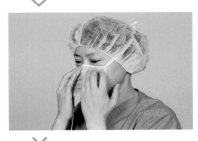

≫

❹ マスクのプリーツを顎の下まで伸ばす。

根拠 顎の下まで覆うことで、より感染経路を断つことができる。

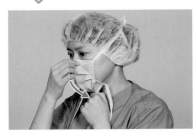

≫

❺ 下方の紐（ノーズピースがついていない側の紐）を、上方の紐と平行になるように首の後ろで結ぶ。

根拠 上方の紐と、下方の紐を平行に結ぶことで頬に当たる部分に隙間ができなくなる。

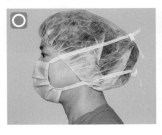

○

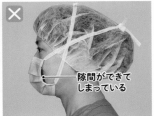

× 隙間ができてしまっている

Part1 術前日
Part2 術直前
Part3 手術中
Part4 術直後
Part5 術後
Part6 機器・ルート別
Part7 基礎疾患別
Part8 疾患別

シューズカバーの装着

❶ 靴の上からシューズカバーを装着する。

根拠 手術室の清潔領域を靴についた汚れで環境汚染することを防ぐため。

注意 シューズカバーの目的は自身の足を汚染しないようにすることでもある。病院内専用の靴であればシューズカバーは不要とされている研究もあり、またクリーンルームでの手術では着用するという施設もある[1]。

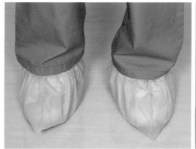
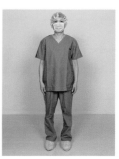

手術時手洗い

- 手術という侵襲的な手技の前に、皮膚の常在菌を可能な限り減少させることを目的として行われる手洗いのことを「手術時手洗い」といいます。皮膚の常在菌は普段は無害ですが、手術操作によって患者さんの体内に入った場合には感染を引き起こす危険があるため、器械出し看護師の手術時手洗いは必須です。

- 手術時手洗いにはさまざまな方法があり、施設によって細かい部分が異なっていることがありますが、手術時手洗いの目的は常在菌を可能な限り減少させることであるので、目的が達成できる方法を選択することが重要です。

> ここでは、スクラビング法とラビング法を併用した方法を説明します

必要物品

```
❶手指用殺菌消毒薬
❷滅菌ブラシ
❸ディスポーザブル滅
　菌タオル
❹アルコール手指消毒
　液
```

スクラビング法

❶ センサに手をかざして水を出す。

根拠 手術時手洗いが済んだ後の手は清潔扱いとなるため、手術室の専用手洗場は手で触れずにセンサや足などを使ってさまざまな操作ができるようになっている。

❷ 水は手洗いが終わるまで出しっぱなしにしておく。

根拠 水の出口が汚染されないようにするため。

❸ 両手指の先から、肘関節から10cm上までを流水で洗う。

根拠 流水で指、手、腕に付着している汚れを洗い流すため。また、手指用殺菌消毒薬を使用する前に十分に湿らせておかないと泡が立たないため。

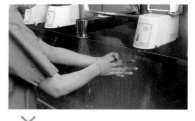

❹ センサに手をかざして滅菌ブラシを取り出す。

根拠 手術時手洗いが済んだ後の手は清潔扱いとなるため、手術室の専用手洗場は手で触れずにセンサや足などを使ってさまざまな操作ができるようになっている。

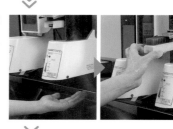

❺ 滅菌ブラシに手指用殺菌消毒薬を約5mL[2,3]とり、左手の爪下、爪周囲をブラッシングする。同じブラシで右手の爪下、爪周囲を同じようにブラッシングする。

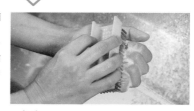

❻ 滅菌ブラシを手洗い場の中に落とし、次に手指用殺菌消毒薬を手掌にとり、両方の手掌、手背、前腕、上腕の肘関節から10cm上までにまんべんなく泡立てながら薬剤を伸ばす。

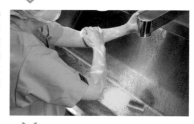

❼ 左手の手掌、手背、指間、各指を1本ずつ丁寧に揉み洗いする。右手も同様に揉み洗いする。

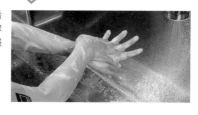

⑧ 左の手関節、前腕、上腕の肘関節から10cm上までを丁寧に揉み洗いする。右も同様に揉み洗いする。

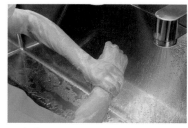

⑨ 揉み洗いが終わったら、指先を肘より高くして流水ですすぐ。
（根拠）肘関節から10cm上より上は揉み洗いがされていないので、指先を下げると揉み洗いされていない部分に一度ついた流水が指先に向かって流れることがあり不潔になるため。

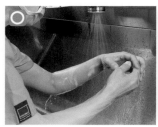 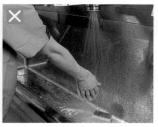

⑩ 手指用殺菌消毒薬を手掌にとり、両方の手掌、手背、前腕、肘関節までにまんべんなく泡立てながら薬剤を伸ばす。
（根拠）一度目の揉み洗いで肘関節から10cm上までが清潔扱いとなっていることから不潔な区域にはみ出さないようにするため。

⑪ 左手の手掌、手背、指間、各指を1本ずつ丁寧に揉み洗いする。右手も同様に揉み洗いする。

⑫ 左の手関節、前腕、肘関節までを丁寧に揉み洗いする。右も同様に揉み洗いする。

⑬ 揉み洗いが終わったら、指先を肘より高くして流水ですすぐ。
（根拠）肘関節から上は2度目の揉み洗いがされていないので、指先を下げると揉み洗いされていない部分に一度ついた流水が指先に向かって流れることがあり不潔になるため。

⑭ センサに手をかざしてディスポーザブル滅菌タオルを2枚引き出し、両手に丸め込むようにしてもつ。
（根拠）手術時手洗いが済んだ後の手は清潔扱いとなり、不潔なものには触れてはならないため。両手を拭くことから2枚のディスポーザブル滅菌タオルを使用する。またディスポーザブル滅菌タオルをひらひらさせていると不潔な箇所に触れる危険があるので、手の中に丸め込むようにして持つ。

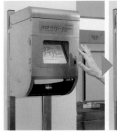 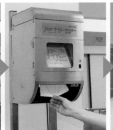 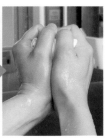

⑮ 指先を肘より高くしたまま2枚のディスポーザブル滅菌タオルを揉むようにして両手を拭き、1枚を引き出し左手首にかけ、もう1枚を右手の中に丸め込んで持ったまま、その右手で左手首に掛けたディスポーザブル滅菌タオルの両端をつかんで手首から肘に向かってディスポーザブル滅菌タオル移動させながら付着している水を拭きとる。
（根拠）指先を下げると揉み洗いされていない部分に一度ついた流水が指先に向かって流れることがあり不潔になるため。

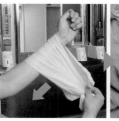 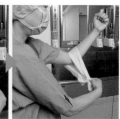

⑯ 拭き終わったディスポーザブル滅菌タオルを捨て、右手の中に丸め込んで持っていたもう1枚のディスポーザブル滅菌タオルを引き出し右手首にかけ、左手と同様に付着している水を拭きとる。

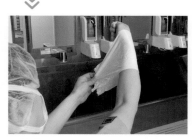

⑰ 手術時手洗いが終了した手は、肘より下に下げず、不潔なものに触れないように注意する。
（根拠）肘を伸ばして腕を下げていると不潔な部分に触れる機会が増えるため。

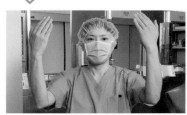
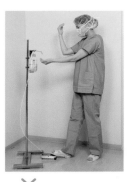

ラビング法

● スクラビング法が終了した後にラビング法を行う。
（根拠）細菌の増殖を防ぎ手をより清潔に保つため。

① 外装に触れないようにして左手掌にアルコール手指消毒液を適量手にとる。
（根拠）手術時手洗いが済んだ後の手は清潔扱いとなるため、不潔なものには触れてはならないため。

② 左手掌に液体をためるようにし、右手の爪を速乾性擦式アルコール消毒液に浸す。
（根拠）爪と指の間にもアルコール手指消毒液を行き渡らせるため。

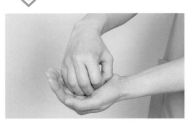

Part1 術前日
Part2 術直前
Part3 手術中
Part4 術直後
Part5 術後
Part6 機器・ルート別
Part7 基礎疾患別
Part8 疾患別

3 次に手掌、手背、指間、母指、手首の順に念入りにアルコール手指消毒液を擦り込む。

根拠 アルコール手指消毒液を行き渡らせるため。

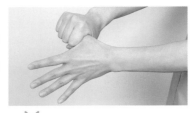

4 外装に触れないようにして右手掌にアルコール手指消毒液を適量手にとる。

根拠 手術時手洗いが済んだ後の手は清潔扱いとなるため、不潔なものには触れてはならないため。

5 右手掌に液体をためるようにし、左手の爪をアルコール手指消毒液に浸す。

根拠 爪と指の間にもアルコール手指消毒液を行き渡らせるため。

6 左手同様に右手も手掌、手背、指間、母指、手首の順に念入りにアルコール手指消毒液を擦り込む。

根拠 アルコール手指消毒液を行き渡らせるため。

7 アルコール手指消毒液が乾いた手は、肘より下に下げず、不潔なものに触れないように注意する。

根拠 肘を伸ばして腕を下げていると不潔な部分に触れる機会が増えるため。

ガウン・滅菌手袋の装着

● 器械出し看護師は、術野を汚染しないように、また逆に術野から血液や体液の曝露を遮断するために滅菌ガウンと滅菌手袋を装着します。どちらも不潔にしないように装着する必要があります。

必要物品

[❶滅菌ガウン
  ❷滅菌手袋]

準備［介助者（外回り看護師）が行う］

1 使用する手袋のサイズ、種類、有効期限、破損・水濡れの有無を確認する。

根拠 サイズが合っていないと指先の細かい動きができなくなってしまうため。有効期限切れや破損・水濡れがある場合、内容物の滅菌状態が維持できていないため。

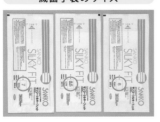
滅菌手袋のサイズ

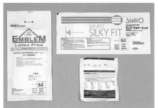
滅菌手袋の種類

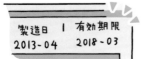
有効期限切れ

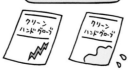
破損・水濡れ

2 滅菌物を開封する環境が整っていることを確認する。
根拠 滅菌手袋の滅菌状態を維持するため。

滅菌ガウンの装着（両袖を通し内紐を結ぶまで）

1 介助者は無菌操作で滅菌ガウンの外装袋を開け、滅菌台に置く。装着者は、滅菌台の滅菌ガウンを手に取る。

根拠 手洗いが済んだ手は清潔扱いであるため不潔なもの（滅菌ガウンのパックの外装）には触れてはいけないため。

2 装着者は、滅菌ガウンの内側に当たる部分に触れてガウンを広げる。

根拠 滅菌ガウンの内側は後に装着者の滅菌されていない着用中の手術室着に直接触れる部分であるため、手で触れても問題ない。

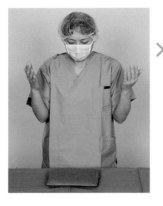
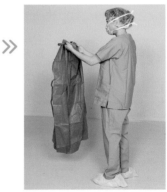

3 装着者は、ガウンの首紐の端をもって介助者に渡す。介助者は、手洗いした後の手に触れないように、渡された紐をつかむ。

根拠 手洗いをした後の手は清潔扱いであり、介助者の不潔な手に触れないようにするため。

介助者

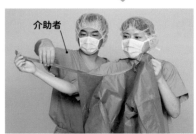
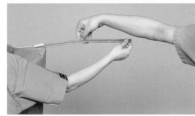

④ 装着者は、首紐を渡した側の袖に腕を通す。
介助者は、首紐を引きながら装着者が腕を通しやすいようにする。このとき手先が袖口から出ないように注意する。
注意 このとき介助者はガウンの他の部分や手洗い後の手に触れてはいけない。
根拠 ガウンは滅菌されており、手洗い後の手は清潔扱いとなっているため。

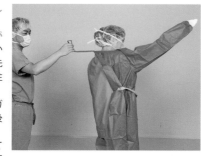

⑤ もう一方の首紐と袖も同じようにする。

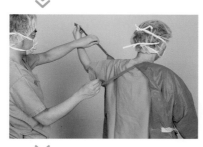

⑥ 介助者は、ガウンが不潔にならないように首紐を結ぶ。
根拠 首紐はガウンの後ろに当たるため、不潔な手で触れても術野を不潔にしてしまう部分ではないため。

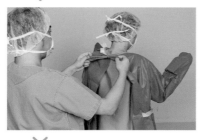

⑦ 介助者は、ガウンが不潔にならないように内紐を結ぶ。
根拠 内紐はガウンの内側であり装着者の滅菌されていない着用中の手術室着に直接触れる部分であるため不潔な手で触れても問題ないため。

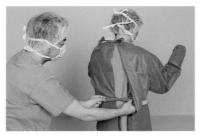

滅菌手袋の装着

●ベルトガイド（**P.52**参照）を介助者に渡す前に滅菌手袋を装着する。
根拠 ベルトガイドはガウンが直接術野に接する身体の前面に位置していることから、**滅菌されていない手で触れると術野に接する部分を不潔にしてしまう**ため、滅菌手袋を装着した後に触れる必要があるため。

① 介助者は滅菌手袋の外袋の開封口を**両手でしっかり把持**し、内容物に絶対触れないようにして**半分程度**露出するまで開封する。
根拠 内容物の滅菌状態を維持するために、開封した外袋が内容物に触れないようにしっかりと把持する。内容物が取り出しやすいように半分程度露出させる。

② 装着者は、外袋に触れないように内袋をつかんで内容物を取り出す。
根拠 外袋は滅菌されておらず不潔であるため。

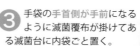

③ 手袋の**手首側が手前**になるように滅菌覆布が掛けてある滅菌台に内袋ごと置く。
根拠 この後の手順で手袋を装着しやすくするため。

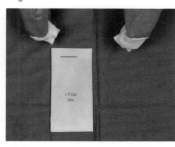

④ 内袋の折り返し部分のなるべく端を把持し、開く。このとき、開いた包装紙が折りたたまれて元に戻ってしまわないように**しっかりと広げる**。
根拠 内容物の滅菌状態を維持するために触れる範囲をなるべく最小にする。また、滅菌手袋の滅菌状態を維持するために、一度広げた包装紙が再び滅菌手袋に触れないようにする。

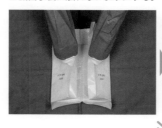
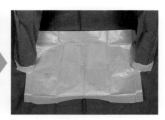

⑤ 右手で左の手袋の折り返しの輪の部分をつかみ、持ち上げ、左手にはめる。このとき、折り返し部分はそのままにしておく。
根拠 右手にまだ滅菌手袋を装着していないため。

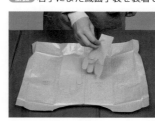
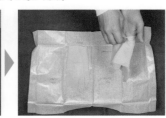

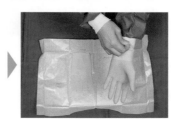

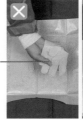
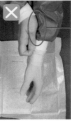

手袋の外側に触れてしまっている

ガウンに触れてしまっている

Part 1 術前日
Part 2 術直前
Part 3 手術中
Part 4 術直後
Part 5 術後
Part 6 機器・ルート別
Part 7 基礎疾患別
Part 8 疾患別

⑥ 手袋をはめた左手の指先を右手袋の折り返しの間に差し込み、すくい上げるように持ち上げる。

根拠 左手指先は滅菌手袋を装着したことで滅菌扱いになっているため、右手袋の皮膚に触れる箇所は不潔扱いになるため触れてはいけない。

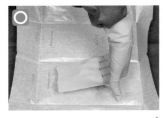 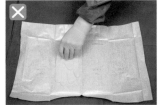

⑦ 看護師の皮膚に触れる滅菌手袋の内側に触れないように右手袋を右手にはめる。

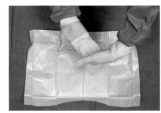

⑧ 看護師の皮膚に触れる滅菌手袋の内側に触れないように右手袋の折り返し部分を伸ばす。左の手袋の折り返しの間に右手の先を入れ、看護師の皮膚に触れる滅菌手袋の内側に触れないように折り返しを伸ばす。

根拠 看護師の皮膚に触れる滅菌手袋の内側は不潔扱いとなるため。

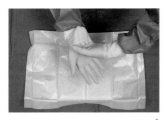 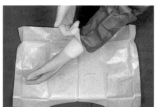

⑨ 両手を組むなどして、手袋のたるみや指先の余りなどを解消する。

根拠 指先がフィットしていないと細かい操作ができないため。

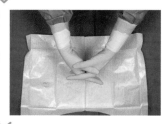

⑩ 手袋着用後は、周囲への接触で不潔にならないように手を前面、腰から上に保つ。

根拠 視野内に手を入れることで確実に滅菌状態が保たれていることを担保できる。

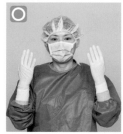 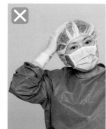 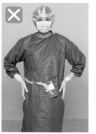

滅菌ガウンの装着（滅菌手袋の装着後から）

① 滅菌手袋を装着した手で介助者の手に触れないようにしてベルトガイドを介助者に渡す。介助者は、滅菌手袋を装着した手、ガウンに触れないようにベルトガイドを受け取る。

根拠 介助者の手は不潔扱いであるため。

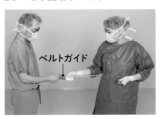

ベルトガイド

② 介助者は、ガウンに触れないようにし、ベルトガイドを持ち、ガウン装着者の腰にベルトを巻きつける。装着者は、ベルトを巻きつけてもらった後、ベルトの清潔な部分をつかむ。

根拠 ベルトガイドはすでに不潔になっているため。

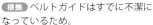
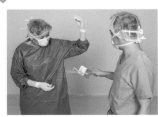

③ 介助者は、装着者がベルトをつかんだことを確認した後、ベルトガイドを引きはがす。

根拠 ベルトをつかまないうちに引きはがしてしまうと、ベルトが垂れ下がり不潔になるため。ベルトガイドはすでに不潔になっているため。

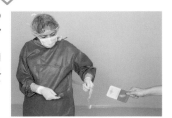

④ 装着者は、ベルトをガウンの前で結ぶ。

根拠 ベルトもガウンも滅菌扱いであるため。

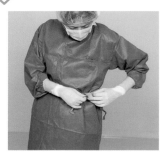

⑤ 介助者は、ガウンを不潔にしないようにして、背中合わせが開かないように、また裾がきちんと降りているように背部から修正する。

根拠 ガウンの背部、背部の裾は不潔な手で触れても直接術野に触れる部分ではないため。手術中にガウンが開いてしまうことがないようにするため。

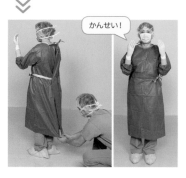

かんせい！

＜引用・参考文献＞
1．職業感染制御研究会ホームページ特設コーナー：安全器材と個人用防護具.
http://www.safety.jrgoicp.org/index.html（2020/07/6閲覧）
2．ヒビスクラブ消毒液4%添付文書.
https://www.info.pmda.go.jp/PmdaSearch/iyakuDetail/ResultDataSetPDF/40093_26197
0BQ2120_3_05/（2020/07/06閲覧）
3．イソジンスクラブ液7.5%添付文書.
https://www.info.pmda.go.jp/PmdaSearch/iyakuDetail/ResultDataSetPDF/770098_2612
701Q1102_2_03/（2020/07/06閲覧）

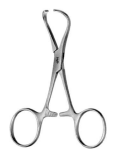

❶ タオル鉗子（布鉗子）

先端が平らになっていて手術時に覆布などを固定するために用いる

（写真提供：ビーブラウンエースクラップ株式会社、②・④〜⑲も同様）

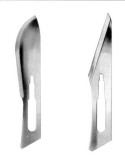

❷ メス

皮膚を切開するために使用する。先がとがった尖刃刀、刃に緩やかなカーブが付いている円刃刀などの種類がある。細かい箇所を切るときは尖刃刀、大きく切開するときは円刃刀など使い分ける

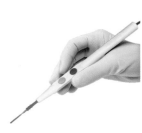

❸ 電気メス

組織を切断、または凝固止血するために使用する。モノポーラ型、バイポーラ型などの種類がある

（写真提供：泉工医科工業株式会社）

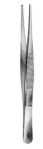

❹ ピンセット※

組織を把持するために使用する。有鈎ピンセットは鈎があるため皮膚や筋組織をしっかり把持するのに適している。一方で柔らかい組織を把持すると損傷してしまう恐れがあるため、腹膜が開いた後は有鈎ピンセットは使用しない

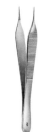

❺ アドソンピンセット※

組織を把持するために使用する。先端が細くつくられているが持ち手は太いため力が入りやすく細かい組織を把持するのに向いている

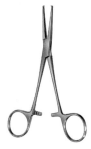

❻ コッヘル鉗子

止血目的で使用される。外科用止血鉗子と呼ばれる。皮膚を切開したあとに止血のために使用される。有鈎鉗子であり、直型、曲型の種類がある

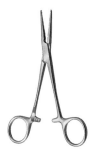

❼ ペアン鉗子

止血目的で使用される。外科用止血鉗子と呼ばれる。また組織を把持したり、剥離したりするときに使用する。また結紮の糸を把持しておくときなどにも使用する。無鈎鉗子であり、直型、曲型の種類があり、組織の剥離には曲型が使われる

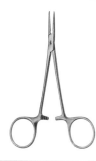

❽ モスキート鉗子※

止血目的で使用される。また結紮した糸を把持しておくために用いられる。一般的に寸法の短い鉗子を指し、直型、曲型などの種類がある

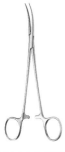

❾ ケリー剥離鉗子

主に深い部分の組織を剥離するときに使用される。ペアンと比較すると全体が細くて長い。操作しやすいようにラチェットは緩く設計されている。先端にカーブがついており、強弯、中弯、弱弯などの種類がある

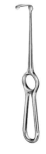

❿ ランゲンベック扁平鈎

切開した手術創に引っ掛けるようにして開創し、術野を見やすくするために使用する。筋鈎ともよばれる。鈎の部分の幅や長さは複数のサイズがある。2爪鈎や単鈎という先が彎曲しているものもあり（2爪鈎は先端が2つにわれ、単鈎は細く1本）、これらも術野を確保するために使用される

Part1 術前日
Part2 術直前
Part3 手術中
Part4 術直後
Part5 術後
Part6 機器・ルート別
Part7 基礎疾患別
Part8 疾患別

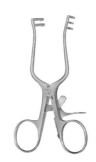

⑪ ウェイトラナー開創器

切開した手術創を開創した状態に維持し、術野を確保する目的で使用する。先端に3対4または2対3で爪がついていて交互に噛むようになっている

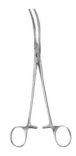

⑯ ミクリッツ腹膜鉗子

腹膜を把持するために使用され、手術中は腹膜をそのまま開いておくために使用される。有鈎で先端の曲がりが強い

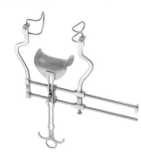

⑫ バルフォア開腹器

切開した手術創を開創した状態に維持し、術野を確保する目的で使用する。鈎とレールの部分からなっており、鈎で創を広げたあとレール上のネジを固定することで術野が確保できる

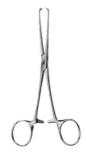

⑰ アリス鉗子

腸管などの粘膜や漿膜組織を把持するために使用する。先端に細かい溝が入っており、またしっかりと把持しても組織を損傷しないようにつくられている

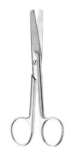

⑬ クーパー剪刀

組織を剥離するときや、組織を切断するとき、結紮した糸を切るときに使用する。刃の先が幅広く丸まっているので組織を傷つけにくいが、種類によっては先端が尖っているものもある

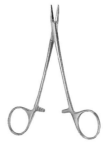

⑱ ヘガール持針器

縫合針を把持して縫合するときに使用する。血管や腸管を縫合するのに向いている。丸針や小さい針を把持するのに適している

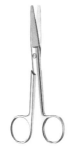

⑭ メイヨー剪刀

組織を切断するときに使用する。刃に厚みがあるため、細かい血管などの切断や剥離には向かない

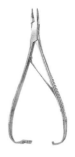

⑲ マチュー持針器

縫合針を把持して縫合するときに使用する。皮膚や筋層を縫合するのに向いている。角針や大きい針を把持するのに適している

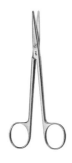

⑮ メッツェンバウム剪刀

より繊細な組織の切断や剥離に使用する。メイヨー剪刀よりも細い剪刀である

※有鈎、無鈎：同じ種類の器械でも、器械の先端に鈎があるものとないもの（有鈎、無鈎）があり使い分ける必要がある。鈎があると、先端がかぎ状になっているので組織を把持しやすいという特徴がある。しかし、鈎があることで組織を損傷しやすいという欠点もある。そのため柔らかい組織には有鈎の器械は使用しない。有鈎の器械は皮膚や皮下組織、筋層に使用し、腹膜が開いたらその後は無鈎の器械を使うのが一般的である。

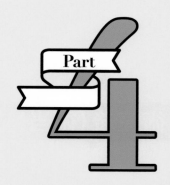

Part 4

術直後（術当日）

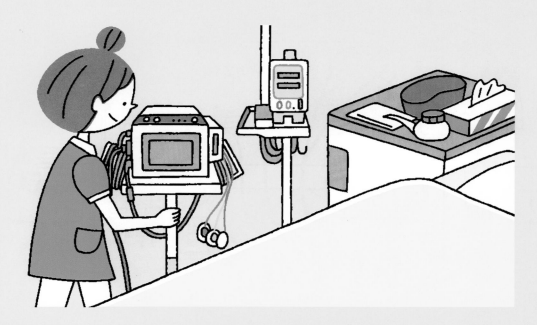

CONTENTS

❶ みてわかる 術直後（術当日）の患者さん

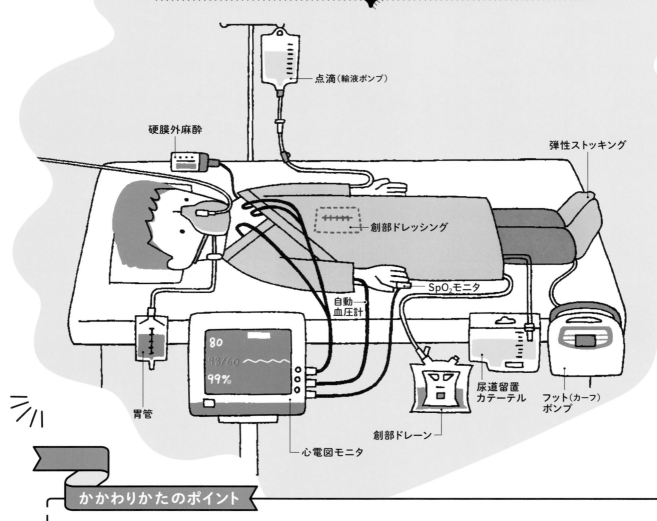

- 点滴（輸液ポンプ）
- 硬膜外麻酔
- 弾性ストッキング
- 創部ドレッシング
- SpO₂モニタ
- 自動血圧計
- 胃管
- 心電図モニタ
- 創部ドレーン
- 尿道留置カテーテル
- フット（カーフ）ポンプ

モニタ表示：
80
98/60
99%

かかわりかたのポイント

- 手術直後（術当日）の患者さんの身体は手術で受けた侵襲、麻酔薬や筋弛緩薬の残存、創痛などで**急変しやすい状態**にあります。手術直後の急変は生命の危機に直結するリスクが高いため、早期発見が重要です。
- 手術後の患者さんを休ませることは大切です。しかし「眠っているから」と判断し声をかけなければ、**意識レベルの低下**を見逃すことになります。また**呼吸停止**を見逃せば致命的となります。意識レベルの低下、呼吸抑制、舌根沈下をすぐに発見

できるように頻回の観察や声かけが必要です。
- 患者さんに**観察装置**を装着し、**心拍、呼吸、血圧、SpO₂**＊を絶えずモニタリングして微細な変化を見逃さないようにしましょう。
- 家族が待機している場合、患者さんの術直後に必要な観察や処置が終わったら、すみやかに**家族と面会できる環境**を整えましょう。患者さんと家族が会うことは双方の**心理的なストレスを軽減**することにつながります。

＊【SpO₂】saturation of percutaneous oxygen：経皮的酸素飽和度

Part1 術前日

Part2 術直前

Part3 手術中

Part4 術直後

Part5 術後

Part6 機器・ルート別

Part7 基礎疾患別

Part8 疾患別

② 写真でわかる！術後ベッドの準備

全身麻酔で手術を受けた患者さんの術後ベッドの準備

ベッドの準備で術後合併症を防ぐ！

全身麻酔で手術を受けた患者さんの術後の身体はとても不安定な状態です。患者さんの生命が危機的な状況となるような**意識、呼吸、血圧、脈拍、体温の急激な変化**の可能性があります。

ここでは、全身麻酔で手術を受けた患者さんの術後ベッドの準備をマスターしましょう。

まず知っておきたい！基本知識

全身麻酔で手術を受けた直後の患者さんの看護で重要なのは異常の早期発見に努め、**術後合併症を予防する援助を行うこと**です。その援助の1つに術後ベッドの準備があります。患者さんの安全を確保する術後ベッドを準備するためには術後合併症の知識が不可欠です。

全身麻酔から覚めた直後の患者さんに起こる可能性の高い術後合併症には、発症したら短時間で命が危険にさらされてしまうようなものが複数あります。そのためできるだけそれらの合併症を起こさないように、また起こったときにすぐに発見・対処できるように準備していかなくてはなりません（詳細は**P.62表1**を参照）。

写真でわかる！手技と根拠

全身麻酔で手術を受けた患者さんの術後のベッドの準備

全身麻酔で手術を受けた直後の患者さんには重篤な術後合併症が起こりやすいため、心電図モニタなどの観察機器を装着します。さらに、手術創の観察やドレーン、チューブなどを適切に管理するための環境づくりが必要です。そのような患者さんを安全に受け入れるためのベッドの準備の方法を、ここでは開腹手術を行った患者さんを想定して説明します。

ベッドの準備

必要物品

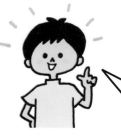

❶電気毛布
❷防水シーツ

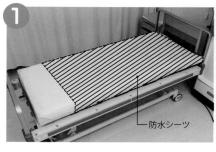

❶

頭部と手術部位にあたる箇所（斜線部）に防水シーツを敷く。

（**根拠**）術後の患者さんは麻酔の影響や消化管運動の低下により嘔吐しやすい。吐物、滲出液、排泄物、血液などが流出しても、シーツの汚染防止になり交換を容易にすることで患者さんへの負担が少なくなるため。

└防水シーツ

② 枕は置かない。

根拠 枕を使用すると気道閉塞（**P.62表1**参照）を起こしやすくなるため。

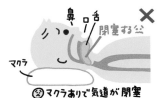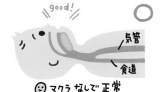

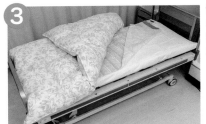

③ 電気毛布でベッドを温める。防水シーツの上に直接電気毛布を掛け、さらにその上を掛け布団で覆いベッドを温める。

根拠 低体温（**P.62表1**参照）予防のため。

酸素吸入と吸引の準備

必要物品

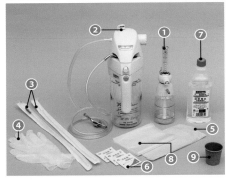

❶酸素流量計
❷吸引器
❸吸引チューブ
❹プラスチックグローブ
❺ディスポーザブルエプロン
❻アルコール綿
❼蒸留水
❽ビニール袋（吸引後使用物品廃棄用）
❾蒸留水用カップ

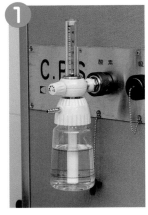

① 酸素流量計に滅菌蒸留水を満たし、中央配管の酸素用アウトレット（緑色）に流量計を接続する。

根拠 低酸素血症（**P.63表1**参照）のため。

注意 酸素マスクは手術室で装着したものを引き続き使用するため、ベッドサイドには準備する必要がない場合が多い。

② 吸引器を中央配管の吸引用アウトレット（黒色）に接続する。患者さんが成人の場合、吸引圧が−150mmHg（−20kPa）に設定されていることを確認する。

根拠 全身麻酔後の患者さんは、麻酔薬の残存により意識が混濁していることもある。加えて、麻酔薬の影響や消化管が正常に機能していないことから嘔吐しやすくなっている。意識が混濁しているなかでの嘔吐、気道内分泌物の貯留や痰の喀出困難などが起こったときに備えてあらかじめ吸引器を準備しておく。

根拠 吸引圧が低すぎると有効な吸引ができない。また、高すぎると口腔粘膜や気道を損傷する危険があるので吸引圧の設定を確認する。

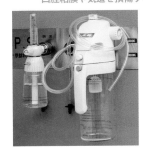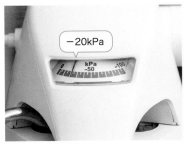

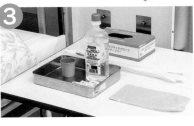

③ 吸引チューブ、アルコール綿、蒸留水、蒸留水用カップ、プラスチックグローブ、ディスポーザブルエプロン、ビニール袋を準備する。

嘔吐や口渇に対する準備

必要物品

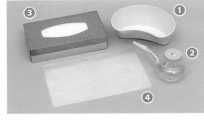

❶ガーグルベイスン
❷吸い飲み
❸ティッシュペーパー
❹ビニール袋（ベッドサイド用ゴミ袋）

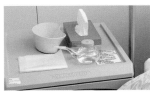

ガーグルベイスン、水を入れた吸い飲み、ティッシュペーパー、ビニール袋は患者さんのベッド移動のじゃまにならない場所にまとめておく。

根拠 全身麻酔後の患者さんは消化管が正常に機能していないことから嘔吐しやすい状態となっている。嘔吐後の口腔内の洗浄や口腔内の乾燥（唾液の分泌抑制作用のある薬剤の使用、脱水、酸素マスクの使用、病棟内の乾燥などが原因）などを解消するために準備する。

注意 術後は消化機能が回復していないため、飲水は禁止されている。吸い飲みの水をうがいのための水であることを理解できず間違って飲んでしまうおそれがある患者さんの場合は、吸い飲みを手の届くところに置かないようにする。

医用電子機器などの準備

必要物品

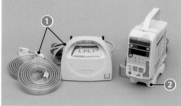
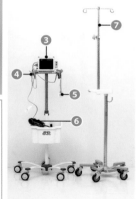

❶ フットポンプ
（逐次型空気圧式マッサージ器 SCDエクスプレス〔日本コヴィディエン株式会社製〕）
❷ 輸液ポンプ
❸ 心電図モニタ（❹SpO₂プローブ、
❺ディスポーザブル電極、❻非観血的血圧測定用マンシェット）
❼ 点滴スタンド

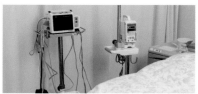

心電図モニタ、輸液ポンプを取り付けた点滴スタンドを患者さんのベッド移動の際にじゃまにならない場所に準備しておく。

（根拠）手術侵襲によって細胞外液が失われたり電解質バランスに異常が生じたりするのを補うために輸液管理がされる。術後も水分出納、電解質バランスの補正のために引き続き輸液管理がなされるため、点滴スタンドは必ず準備しておく。

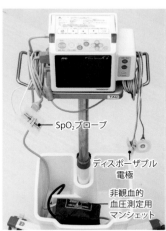

患者さんが帰室した後、すぐに心電計を装着できるように心電図モニタには電極をつけておく。SpO₂プローブとマンシェットも準備しておく。

（根拠）異常の早期発見のためにも状態が安定するまでは心電図モニタによるモニタリングが必要である。

SpO₂プローブ

ディスポーザブル電極

非観血的血圧測定用マンシェット

（注意）SpO₂プローブには、指先を挟み込んで使用するタイプと、テープで巻きつけて使用するタイプがある。挟み込みタイプは、体動によって外れやすく圧迫も強いため患者さんに苦痛が生じる。長時間にわたってモニタリングする場合にはテープタイプを準備する。

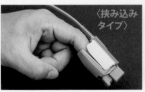
〈挟み込みタイプ〉

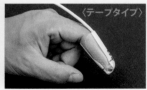
〈テープタイプ〉

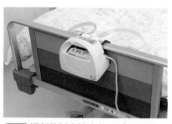

フットポンプをベッドのフットボードに取り付けておく。

（根拠）深部静脈血栓症（**P.63表1**参照）予防のため。

（注意）フットポンプのスリーブ（足に巻く部分）は手術中から装着され、除去されることなく帰室することが多い。よって、ベッドサイドにスリーブを準備する必要がない場合が多い。

手術直後のチューブ類、ドレーンの取り扱い

手術直後の患者さんの状態※

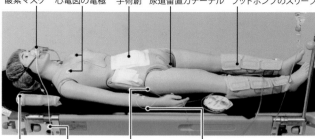

酸素マスク　心電図の電極　手術創　尿道留置カテーテル　フットポンプのスリーブ

硬膜外麻酔　胃管　腹腔内ドレーン　末梢静脈点滴ルート

※ここでは患者さんの状態が理解しやすいように、衣服を着用していない。

必要物品

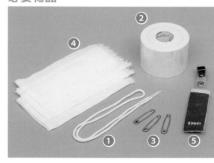

❶ 紐
❷ 布テープ
❸ 安全ピン
❹ ガーゼ（皮膚保護用）
❺ ホスピタルクリップ

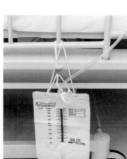

ベッドサイドに紐でドレナージバッグを吊り下げる。

（根拠）胃管は胃の内容物を排出する目的で挿入されているため、胃より低い位置に設置する。

Part1 術前日
Part2 術直前
Part3 手術中
Part4 術直後
Part5 術後
Part6 機器・ルート別
Part7 基礎疾患別
Part8 疾患別

硬膜外麻酔のインフューザーボトルを布テープと安全ピン、ホスピタルクリップなどを使用して寝衣に固定する。

（根拠）硬膜外麻酔のチューブは糸のように細くテープで皮膚に固定されているだけなので、寝衣に固定することで体動によって引っ張られるリスクを減らす。

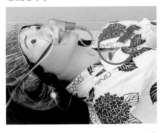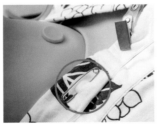

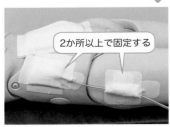

2か所以上で固定する

ドレーンを最低2か所以上布テープで皮膚に固定する。ドレーンを布テープで皮膚に固定する際にドレーンが直接皮膚に当たらないようにガーゼなどで保護する。

（根拠）万が一引っ張られても、2か所以上で固定されていればドレーンの刺入部に力が加わるリスクを軽減できる。また、ドレーンが直接皮膚に当たると発赤（ほっせき）や皮膚剥離（はくり）を起こすリスクがある。

ガーゼ交換の準備

創部がガーゼで保護されている場合は、帰室後に創部を観察するためにガーゼ交換を行う。また開放式ドレーンが挿入されている場合も滲出液の性状や量を観察するためにガーゼ交換を行う。フィルム剤などの被覆剤で創部を保護している場合は医師の指示がない限り交換しない。ドレーン類は直接皮膚に当たらないように保護したり、また事故抜去されないように再度固定するなど整理を行う。

必要物品

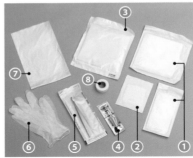

❶ガーゼ
　（8つ折り、4つ折り）
❷Yガーゼ
❸外科用当てパッド
❹イソジン綿棒
❺鑷子（せっし）
❻プラスチックグローブ
❼ビニール袋（ガーゼ交換後廃棄用）
❽テープ

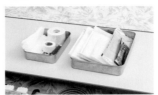

必要物品を用意したら、トレーなどに入れてまとめておく。患者さんのベッド移動のじゃまにならない場所に準備しておく。

援助計画立案のポイントと根拠

ここでは全身麻酔による手術を受けた直後の患者さんの援助計画立案のポイントを術後ベッドの準備に特化して説明します。

【表1　全身麻酔で手術を受けた患者さんの術後ベッドの準備の援助計画】

● 気道閉塞を起こさない

　術後のベッドには枕を準備しない。いつでも気管内吸引ができるように吸引器や吸引に必要な物品をベッドサイドに準備する。患者さんが痰を喀出できるようにガーグルベイスンやティッシュペーパーを患者さんの手の届く場所に準備する。

（根拠）手術直後の患者さんは麻酔薬や筋弛緩薬の残存、気管内挿管チューブの物理的な刺激により気道閉塞を起こしやすくなっている。枕を使用すると気道閉塞を起こしやすい体位となる。また、気道分泌物や痰によって気道閉塞を起こした場合には呼吸停止に陥る。

● 深部静脈血栓症を起こさない

　間欠的空気圧迫法を術中から引き続き手術直後もできるようにベッドサイドにフットポンプを準備しておく。

（根拠）患者さんは手術中の同一体位、術後の安静や疼痛により体動が困難となる。下肢の筋肉を動かさないことにより下肢の血液がうっ滞し、さらには術中の出血により血液凝固能が亢進しており深部静脈血栓ができやすい状態となっている。血栓が血流に乗って肺動脈を閉塞させると肺血栓塞栓症を引き起こし突然死に至ることもある。患者さんが歩行できるようになるまでは、患者さんの下肢の筋肉に代わってフットポンプで血液のうっ滞を防ぐ。

● 術後出血を起こさない

　術後出血の徴候を早期に発見できるようにベッドサイドに心電図モニタを準備しておく。閉鎖式ドレーンの場合、皮膚に頑丈（がんじょう）に固定するための布テープや皮膚保護用のガーゼ、ドレーンのバッグ部分を固定する紐や安全ピン、ホスピタルクリップを用意しておく。吐物、滲出液、出血などでシーツを汚染した場合に患者さんの体動を最小限に抑えて汚物を除去できるように、あらかじめ汚染が予測される箇所に防水シーツを敷いておく。

（根拠）手術直後の患者さんの異常を早期に発見するために頻回の観察が必要であるが、常時つきっきりで観察をすることは不可能であるため心電図モニタを装着し観察を補う。ドレーンの物理的な刺激によって術後出血を引き起こす危険があるため、ドレーンの刺入部に力がかからないように固定する。また、患者さんの体動によってドレーンが動き、それが刺激になって術後出血を引き起こすこともあるため、シーツ交換などは最小限に留められるようにあらかじめ工夫しておく。

● 低体温を起こさない

患者さんが手術室から帰室する前から電気毛布などを使用しベッドを温めておく。掛け布団を準備しておく。

（根拠）低体温はさまざまな合併症の原因となるため、低体温を起こさないようにあらかじめベッドを温めておく必要がある。

＜引用・参考文献＞
1．矢永勝彦，小路美喜子 編：系統看護学講座　別巻　臨床外科看護総論 第10版．医学書院，東京，2011．
2．雄西智恵美，秋元典子 編：周手術期看護論 第3版．ヌーヴェルヒロカワ，東京，2014．
3．竹内登美子 編著：講義から実習へ 周手術期看護3　開腹術/腹腔鏡下術後を受ける患者の看護．医歯薬出版，東京，2000．

❸ 必要な看護の知識

——ムーアの分類——

- 手術侵襲を受けた患者さんにはさまざまな**生体反応**が起こります。
- ムーアはこの生体反応について手術侵襲から回復過程を4相

に分類しています。術後の患者さんに急激に起こる独特な生体反応が正常であるか異常であるか判断するためには、**ムーアの分類をしっかり理解する**必要があります。

【図1　ムーアの分類】

	第1相	第2相	第3相	第4相
	傷害期（または異化期） 術後48〜72時間	転換期 術後3日前後に始まり、1〜2日間持続する	筋力回復期（または同化期） 術後1週間前後から始まり、術後2〜5週間持続	脂肪蓄積期 術後2〜5か月後
生体反応の特徴	●神経内分泌系の反応が中心 ●ノルアドレナリン・アドレナリン、副腎皮質刺激ホルモン、コルチゾール（糖質コルチコイド）、抗利尿ホルモン（ADH*）、成長ホルモン、レニン・アンジオテンシン・アルドステロン、グルカゴンの分泌促進 ●アドレナリンの分泌により、心拍数・収縮力の増加が起こり、循環血液量の維持がはかられる ●ノルアドレナリンの分泌により、血管は収縮し、血圧は維持される ●ADH、アルドステロンの分泌増加による水・Na*の再吸収の促進により、尿量が減少する ●グルカゴンの分泌により、グリコーゲンのグルコースへの分解が促進される。筋タンパク質や体脂肪が分解され糖新生が亢進される	●神経・内分泌反応が鎮静化に向かい、水・電解質平衡が正常化していく ●ADHやアルドステロンによってサードスペースに貯留していた水分が体循環系へ戻り、Naと過剰な水分は尿として排出される	●タンパク質代謝が同化傾向となり、筋タンパク質が回復する ●日常生活の正常化	●筋タンパク質の合成が進み、脂肪が蓄積される ●女性では月経が再開するなど性機能の正常化
臨床症状	●体温上昇 ●循環血液量の不足 ●頻脈 ●血糖上昇 ●サードスペースへの水分貯留 ●尿量減少 ●腸蠕動停止または微弱 ●体重減少 ●疼痛 ●活動性の低下 ●無関心 ●無欲求	●体温の正常化 ●脈拍の正常化 ●尿量の増加 ●腸蠕動の回復 ●排ガス ●疼痛の軽減 ●周囲への関心が出る	●バイタルサインの安定 ●活動性の回復 ●食欲の回復 ●筋肉量の回復 ●便通の正常化	●脂肪蓄積による体重の増加 ●体力の回復 ●月経の再開（女性）
創の状態	●術創の疼痛あり ●創部の癒合は弱く、糸を切れば容易に離開	●術創部痛は消失 ●創部は癒合	●術創部痛は完全に消失 ●赤色瘢痕	●白色瘢痕

＊【ADH】antidiuretic hormone　＊【Na】natrium：ナトリウム

〈参考文献〉矢永勝彦，小路美喜子 編：系統看護学講座 別巻 臨床外科看護総論 第10版. 医学書院，東京，2011：13-15.

【表1 おもな術後合併症】

	原因など	観察装置
麻酔覚醒遅延	●麻酔薬や筋弛緩薬の残存、鎮痛薬や鎮静薬の使用、低体温、低血糖・高血糖、電解質異常、高二酸化炭素血症、低酸素血症などが原因となって麻酔からの覚醒が遅くなる ●気管内チューブを抜去した後に覚醒遅延の状態が続くと呼吸抑制の危険が高くなる	●心電図モニタ（呼吸波形） ●SpO₂モニタ
気道閉塞	●麻酔薬や筋弛緩薬の残存の影響により、気道内分泌の貯留、舌根沈下が起こるため気道が閉塞しやすくなっている ●気管内チューブの挿入と抜管という物理的な刺激によって、声門浮腫、反回神経麻痺、咽頭けいれん、咽頭浮腫などが起こりやすく気道閉塞が起こる危険が高くなっている ●気道閉塞によって呼吸が停止すると生命が危機にさらされる	●心電図モニタ（呼吸波形） ●SpO₂モニタ
急性循環不全＝ショック	●出血、脱水などにより循環血液量が減少し末梢血管の虚脱が生じて血圧低下を起こす（循環血液量減少性ショック） ●心筋梗塞、心タンポナーデ、重篤な不整脈などにより心拍出量が減少し、血流が全身に行きわたらなくなる（心原性ショック）	●自動血圧計 ●心電図モニタ ●SpO₂モニタ ●尿道留置カテーテル
低体温	●全身麻酔によって体温中枢が抑制される。さらに術中は筋肉の活動もないため、熱が産生されなくなり体温が低下する。手術中に手術室が寒かったり、冷たい輸液や輸血が使用されたりすることで体温が低下する。また、開腹手術の場合には臓器が外気にさらされることで熱が奪われる。これらの原因から低体温を起こしやすい ●身体は体温が32～35℃の軽度低体温に陥ると骨格筋が戦慄（シバリング）し、熱を産生しようとする ●シバリングが起こると酸素消費量が増大し、低酸素血症を引き起こす原因となる。低体温が進むと神経系では感覚鈍麻から昏睡状態となる。呼吸は頻呼吸から徐呼吸となり、やがて呼吸停止となる。循環は頻脈から徐脈となり、やがて心停止となる ●低体温は血液凝固能を低下させ出血のリスクにつながる	●自動血圧計 ●心電図モニタ ●SpO₂モニタ
術後出血	●手術中の止血が不完全であったり、血管の結紮糸が外れることなどにより起こる ●創部やドレーンの排液での出血量・性状を観察する ●100mL/時を超える出血がある場合は医師に報告する ●出血量が多い場合、出血性ショックのリスクが高くなる	●創部ドレーン ●胃管 ●創部ドレッシング ●自動血圧計 ●心電図モニタ ●SpO₂モニタ

（表1つづき）

	原因など	観察装置
低酸素血症	●麻酔薬や筋弛緩薬の残存や鎮静薬の使用による**低換気**、肺胞が虚脱してしまう**無気肺**、**術後疼痛**、術中の出血による**ヘモグロビン量の低下**が原因となって、体に十分な酸素が取り込めず低酸素血症を起こしやすい ●低酸素血症は**創傷治癒を遅らせる**原因となる	●心電図モニタ（呼吸波形） ●SpO_2モニタ
低血圧	●麻酔薬の残存による**末梢血管抵抗の減少**、術中・術後の出血やサードスペースへの水分の移行（手術侵襲によって血管透過性が亢進し、**細胞内でも血管内でもない場所に水分が溜まる現象**）が原因となって循環血液量が減少し、低血圧を起こしやすい	●自動血圧計 ●心電図モニタ
高血圧	●既往に高血圧症がある患者さんの降圧薬からの離脱症状、高二酸化炭素血症、低酸素血症、頭蓋内圧亢進、疼痛、過剰な輸液、戦慄（シバリング）が原因となって高血圧を起こしやすい	●自動血圧計 ●心電図モニタ ●心電図モニタ（呼吸波形） ●SpO_2モニタ
不整脈	●β遮断薬の使用、麻酔薬や筋弛緩薬の残存、心筋虚血、低体温、低酸素血症、アシドーシス、循環血液量の減少、電解質バランスの異常、術後交感神経活動の亢進、疼痛、不安などが原因となって不整脈を起こしやすい 	●自動血圧計 ●心電図モニタ
深部静脈血栓症	●術中は全身麻酔のために下肢の運動はできない。術後は安静臥床や疼痛のために下肢の筋肉を動かすことが少なくなる。そのため、下肢の血液がうっ滞してしまい**血栓ができやすい** ●さらに手術で傷ついた静脈壁を修復するために血液凝固能が亢進するため、術後は深部静脈血栓症を起こしやすい	

深部静脈血栓症は観察装置による観察はできません。定期的に看護師が下肢径の左右差や皮膚の色、ホーマンズ徴候などを確認する必要があります

Part1 術前日
Part2 術直前
Part3 手術中
Part4 術直後
Part5 術後
Part6 機器・ルート別
Part7 基礎疾患別
Part8 疾患別

④ 術直後（術当日）の観察項目とポイント

── 術直後（術当日）の患者さんの状態 ──

手術が終わった直後の患者さんは、麻酔薬、筋弛緩薬の残存による舌根沈下や気道内分泌物の貯留などによって気道閉塞を起こしやすくなっています。また麻酔から覚醒すると創痛、ドレーンやチューブ類による種々の苦痛が出現し、この疼痛刺激が交感神経を興奮させ不整脈や高血圧などの循環不全を起こす引き金となります。

また、術後出血を起こしやすい状態のため高血圧は出血を助長します。一方で麻酔薬の残存や術中の出血、サードスペース（下記「知りたいなぜ」参照）への水分の移行によって循環血液量が減少し低血圧を起こす可能性もあります。

術直後は低体温になりやすく、低体温から生じる戦慄（シバリング）は酸素消費量を増加させ低酸素血症を引き起こします。さらに前述のような呼吸状態や疼痛、術中の出血によるヘモグロビンの低下も低酸素血症を引き起こします。

疼痛やドレーン・チューブ類によって体動が制限され、術中から引き続き同一体位でいることが多くなります。

項目	観察ポイント	ケアのポイント	経過でみるポイント
急性循環不全	●循環血液量減少性ショック、心原性ショックを起こしていないか ●高血圧、低血圧、不整脈（徐脈、頻脈、期外収縮） ●体温、脈拍（数、緊張、リズム）、血圧、出血、ドレーンの排液量・性状、輸液量、時間尿量、末梢循環、皮膚の色・温度 ●急性腎不全を起こしていないか（**P.66**「急性腎不全」を参照） ●術中の出血量や脈拍、血圧などの循環に関する情報 ●赤血球数（RBC*）、ヘモグロビン（Hb*）、ヘマトクリット値（Ht*） ●心電図モニタ（術後24時間程度はモニタリングする）	●疼痛の程度を聞き、痛みが強くならないうちに痛み止めを使用し、疼痛コントロールに努める（**P.65**「急性疼痛」を参照） ●輸液を指示された量・速度で投与する ●体位変換により急激に血圧が変動することがあるため、ゆっくりと、体幹を支えながら体位変換を行う ●末梢冷感が強いときは温罨法や寝具を増やすなど、保温に努める	●術前から不安や緊張、不眠があり、さらに術前の検査などがストレスとなっている ●術直後には麻酔から覚醒して疼痛が強くなり交感神経が優位となってカテコールアミンの分泌増加、レニン・アンジオテンシン・アルドステロン系の賦活化によって血管収縮、心拍数の増加などが起こる。このことが循環不全を起こす引き金となる ●ムーアの第1相では、手術によって細胞外液がサードスペースに移行して循環血漿が減少する。循環血漿量が減少すると腎血流量が減少して尿量が減少する。術中から術後1日目までくらいが尿量が急激に変動する

（P.65へつづく）

* 【RBC】red blood cell
* 【Hb】hemoglobin
* 【Ht】hematocrit

知りたいなぜ

サードスペースってなに？

手術や外傷などの侵襲を受けることで、水分、ナトリウムが細胞外に漏れ、間質に移動してできたスペースをサードスペースといいます（**右図**）。サードスペースに貯留した体液は、有効な循環血液量として使用することができません。サードスペースに貯留した体液は、術後2〜3日ごろにリンパ系を通って血管内に戻り、最終的には尿として排出されます。

そのために、手術直後から術後1日目は尿量が減少し、術後2〜3日目になると尿量が多くなります。

体液とサードスペースの関係の模式図

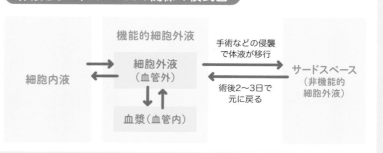

（P.64のつづき）

項目	観察ポイント	ケアのポイント	経過でみるポイント
術後出血	●創部ドレーンの排液の量・性状 ●頻脈、血圧低下、皮膚の色、顔色（顔面蒼白）など ●創部からの出血の有無	●ドレーンは最低2か所で皮膚に固定する ●移動や体位変換の際にドレーンが引っ張られることがないように注意する ●疼痛は血圧を上昇させ、出血の原因ともなるため疼痛の程度を聞き、痛みが強くならないうちに痛み止めを使用し、疼痛コントロールに努める	●術直後から術後24時間はとくに術後出血を起こしやすい ●バイタルサインは患者さんの負担にならない範囲でこまめに測定し、血圧や脈拍の変化があればすぐに報告する。術前に抗凝固薬を内服していた患者さんや凝固機能に異常があった患者さんはとくに注意が必要である ●ドレーンの挿入先を確認し、正常時の排液の量・性状を前もって把握しておき、異常の早期発見に役立てる ●ドレーンの排液は、術直後は**血性の強い排液**がみられるが、日を追って徐々に**淡血性、淡々血性**となっていき、排液量も徐々に減っていく ●ドレーンから血性の排液量が急激に増える場合は**術後出血**を疑う。いつでも出血量が確認できるように、患者さんのベッドサイドを訪れたときには必ず排液量と性状を確認する
呼吸器合併症 （麻酔薬残存、筋弛緩薬の使用による気道閉塞）	●呼吸回数、呼吸のリズムや深さ、咽頭部の呼吸音 ●呼吸音の術前の状態との比較、呼吸音に左右差、減弱や消失部位があるかなど ●SpO₂が急激に下がる場合は、舌根沈下や痰、分泌物の貯留による気道閉塞を疑う	●枕は使用せずに気道確保しやすい状態で臥床させる ●痰を臥床したまま排出できるようにティッシュペーパーを手の届く範囲に置く ●創痛のため痰を排出できないときは、創部を押さえながら排痰法を行う ●痰の貯留がひどければ吸引器を使用する	●術後の呼吸器合併症の範囲は広く、術直後に起こるリスクが高い呼吸器合併症は気道閉塞である ●気道閉塞は呼吸困難を引き起こし短時間で生命を危機にさらすため、術直後で麻酔の影響が残っているときには頻回に患者さんのベッドサイドを訪れ、呼吸を観察する
急性疼痛	●患者さんの表情、血圧などから痛みをがまんしていないか判断する 	●痛み止めを使えることを説明する ●不安や不快、恐怖が刺激となって疼痛が増強するので、療養環境を整え安楽を提供し、手術が終わったこと、痛みをがまんする必要がないことなどを説明し安心感を与える援助を行う	●術前から痛みとその鎮痛方法について説明することで患者さんは痛みに対して適切なイメージをもつことができる ●術後疼痛は一般的に麻酔から覚醒すると強くなり、**術後4〜9時間で最も強い痛み**となり、術後24〜72時間では断続的な痛みとなる[1]といわれている ●この時期は最も痛みの強い時期であるため、疼痛コントロールが重要となる

（P.65のつづき）

項目	観察ポイント	ケアのポイント	経過でみるポイント
急性腎不全	●1時間ごとの尿量。尿量の目安は1〜1.5mL/kg体重/時 ●尿量が0.5mL/kg体重/時以下では急性腎不全のリスクが高まる ●血液検査データ（血液生化学検査、尿素窒素［BUN*］、クレアチニン［Cr*］） ●血圧や脈拍を測定し急性循環不全を起こしていないかを確認する（**P.64**「急性循環不全」を参照）	●輸液を指示された量・速度で投与する ●疼痛は急性循環不全を引き起こすこともある。急性循環不全は急性腎不全を引き起こす原因となるため、疼痛の程度を聞き、痛みが強くならないうちに痛み止めを使用し、疼痛コントロールに努める（**P.65**「急性疼痛」を参照） ●体位変換は急性循環不全を引き起こすこともある。急性循環不全は急性腎不全を引き起こす原因となるため、体位変換はゆっくりと体幹を支えながら行う	●ムーアの分類の第1相では、手術で細胞外液がサードスペースに移行し循環血漿量が減少する。循環血漿量が減少すると血管が収縮し、腎血流量が減少して尿量が減少する。いわゆる乏尿期ではあるが、医師の指示した最低限の尿量が確保できなければ急性腎不全を起こすリスクが高くなる ●輸液量と1時間あたりの尿量を観察し、異常があればすぐに報告する
深部静脈血栓症（肺血栓塞栓症）	●足関節を背屈したときに腓腹部に痛みがあるか（ホーマンズ徴候、**P.82**参照） ●下腿にマンシェットを巻き加圧したときに痛みがあるか（ローエンベルグ徴候、**P.83**参照） ●静脈に沿って発赤、腫脹、熱感、疼痛、発熱などの深部血栓性静脈炎が起こっていないか ●左右の下肢の周囲径を比較して1cm以上の差がないか	●弾性ストッキングを正しく履かせる ●間欠的空気圧迫法（フットポンプ・カーフポンプの装着）を行う ●下肢の底屈、背屈運動を自主的に行うよう促す ●上記の自動運動が行えない場合、下肢を足首からふくらはぎに向けて血液を搾り出すようにマッサージを行う ●脱水にならないよう指示された量の輸液が適切に行われているか管理する	●術後出血などから、凝固能が亢進しており、また術中の長時間の同一体位、術後の疼痛やドレーンなどによる体動の制限があり、深部静脈血栓症ができやすい時期にある ●肺血栓塞栓症を起こしやすいのは初回歩行のときであるが、歩行が開始となる前から血栓ができないようにケアし、観察することで血栓が疑われるようであればすぐに報告する

＊【BUN】blood urea nitrogen
＊【Cr】creatinine

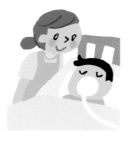

＜参考文献＞
1. 鎌倉やよい, 深田順子：周術期の臨床判断を磨く 手術侵襲と生体反応から導く看護. 医学書院, 東京, 2008；112.

観察アセスメント、ケアと根拠

術後は異常の早期発見が重要です。**表1**のポイントを中心に観察・アセスメントを行い、異常の早期発見に努めましょう。

【表1　全身麻酔で手術を受けた患者さんの術後の観察アセスメント、ケアと根拠】

観察ポイント	ケアと根拠
呼吸状態 ●呼吸数、呼吸のパターン、リズム、呼吸音を観察し、術前の状態と比較して異常がないか確認する ●チアノーゼの有無、皮膚の色を観察し、皮膚の温度を直接手で触れて確認し、末梢酸素供給量が低下していないか確認する ●痰が排出できているか、その量や性状を確認する ●SpO_2の値や、動脈血ガス分析の値を確認する	●気道閉塞の徴候がみられたら気道確保を行う。頭部後屈顎先挙上や下顎挙上による気道確保のほかに、エアウェイの挿入などを行う （根拠）気道を確保することで呼吸状態が改善する ●戦慄（シバリング）を起こしている場合には保温する （根拠）シバリングを改善することによって酸素の消費量を減らすことができる ●疼痛によって痰が排出ができない場合には、痛みの少ない排出方法がとれるようにする（P.13参照）。必要時、口腔内や気管内の吸引を実施する。痰の粘稠度が高ければ医師に報告し吸入や肺理学療法などの痰が排出しやすくなるような処置を検討する （根拠）貯留した痰は呼吸の妨げになるため、たとえ酸素投与量を増やしても血中酸素濃度は上昇しない。身体の酸素化を図るためにも、まずは痰を排出させる必要がある ●SpO_2の値や、動脈血ガス分析の値が低下している場合には深呼吸を促す （根拠）腹部に創がある場合、痛みのために深呼吸ができないことがある。浅い呼吸を続けていると肺胞虚脱の状態に陥り、肺胞でのガス交換が有効にできなくなる
循環 ●低血圧、高血圧、不整脈、急性循環不全が起こっていないか、血圧、脈拍数、脈の緊張、脈のリズム、体温、尿量（1時間当たり）、尿比重、出血の有無、ドレーンの排液量と性状、輸液量、輸血量、疼痛の有無、心電図、中心静脈圧、血液データ、電解質バランスなどを観察する ●末梢循環の状態を観察するために末梢の皮膚の色、温度、湿潤を観察する	●低血圧、高血圧、不整脈、急性循環不全が起こったら、医師に報告する ●疼痛コントロールや不安を緩和するためのケアを実施する （根拠）術中・術後の出血や輸液により循環血液量が変動しやすく、さらに不安や疼痛は頻脈や血圧の低下・上昇を招くため、体液バランスの管理と同時に疼痛コントロールや精神面のケアを行う必要がある
術後出血 ●手術直後から術後24時間は術後出血のリスクが高い。術前に抗凝固薬を内服していた患者さんではとくに気をつける必要がある ●ドレーンからの排液量、排液の色、性状を観察する ●開放式ドレーンの場合はガーゼに付着した排液を観察する。さらに、ガーゼの重さを測定し排液量を把握する ●バイタルサインを測定し頻脈や血圧低下、低体温が起こっていないか、意識状態に変化はないか確認する	●閉鎖式ドレーンの場合は寝衣やベッド柵などに固定する ●血性の排液で急激に量が増えた場合は術後出血を疑い医師に報告する ●患者さんを移動する際は体動を最小限にする ●低体温とならないように電気毛布などを使用して患者さんが帰室する前からベッドを温める ●痛みを我慢して血圧が上昇しないように疼痛コントロールを行う （根拠）術後出血のおもな原因は、手術操作に伴う血管の損傷や術中の不完全な止血操作による出血であり、創部に挿入されているドレーンが不注意に引っ張られたり、患者さんを移動させる際に体動に伴ってドレーンが動くことによる刺激で術後出血を引き起こすことがある。また、血圧の上昇は出血の原因となり、術後の低体温は血液凝固能を低下させ出血量の増加を引き起こす
深部静脈血栓症（P.26、79参照） 以下の症状がある場合は、深部静脈血栓症を起こしている可能性が高い ●下肢の腓骨や足背を5秒以上圧迫したときに左右のどちらかの下肢だけに圧痕が残る ●足関節を背屈させたときに腓腹部に痛みが現れる（ホーマンズ徴候） ●下肢に血圧計のマンシェットを巻いて圧を加えると60〜150mmHgで痛みが現れる（ローエンベルグ徴候） ●左右の下肢の太さに1cm以上の差がある ●急激に下肢が腫れ皮膚が赤や紫色に変化する	●手術直前から患者さんのサイズに適した弾性ストッキングを正しく着用させる ●手術中から術後も引き続きフットポンプによる間欠的空気圧迫法を行う ●患者さんに痛みを与えない程度に血液を絞り出すような感じで足首からふくらはぎにかけてマッサージを行う ●可能であれば患者さんに足首の背屈・底屈運動を促す （根拠）患者さんは手術中から長時間にわたり同一体位をとっている。また、術後も臥床安静や疼痛のために歩行ができない状態である。下肢の筋肉を動かすことによるポンプ作用によって下肢に血液がうっ滞することを防いでいるが、術中から術後にかけてその機能がはたらかなくなっている。下肢の筋肉を動かす援助をすることで深部静脈血栓症を予防できる

Part1 術前日
Part2 術直前
Part3 手術中
Part4 術直後
Part5 術後
Part6 機器・ルート別
Part7 基礎疾患別
Part8 疾患別

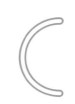

酸素療法

酸素療法は簡単そうにみえて簡単じゃない！

酸素療法は簡単な治療法と思われがちですが、酸素療法で使用する**鼻カニューレやマスクは**

正しい使用法を守らないと適切な酸素療法を行うことができません。また、**正しく使用しな**

いと患者さんに酸素が供給されない状況となり、命が危険にさらされます。さらに酸素療法

で使用する**酸素ガスは取り扱いを誤ると爆発などの事故を起こす可能性がある**ので根拠をき

ちんと理解してケアすることが重要です。

ここでは酸素療法で使用する物品や酸素療法の実際についてマスターしていきましょう。

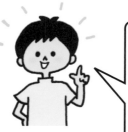

まず知っておきたい！ 基本知識

酸素療法ってなに？

私たちが普段吸っている空気に含まれる酸素の濃度は約21%です。酸素療法は、空気よりも高濃度の酸素を吸入することで低酸素血症の改善などを図る治療法のことをいいます。酸素療法で使用する酸素は医薬品なので、医師の指示のもとに実施します。

酸素療法の目的と適応

酸素療法の目的は、吸入する酸素の濃度を上昇させ組織への酸素供給を改善させることです。酸素療法が適応となるのは、室内の空気を吸引している状態で**PaO_2* が60Torr***未満、あるいは、**SaO_2* が90%以下**となる**低酸素血症**（動脈血の低酸素状態）と**低酸素症**（組織の低酸素症）です。そのほかに、低酸素症が疑われる状態、重症の外傷、急性心筋梗塞、外科の手術中や麻酔後の回復期なども適応となります[1]。

*【PaO_2】arterial O_2 pressure：動脈血酸素分圧
*【Torr】1Torr＝1mmHg
*【SaO_2】arterial O_2 saturation：動脈血酸素飽和度。SaO_2の値はSpO_2（パルスオキシメータで経皮的に測定した動脈血酸素飽和度）に近似する。

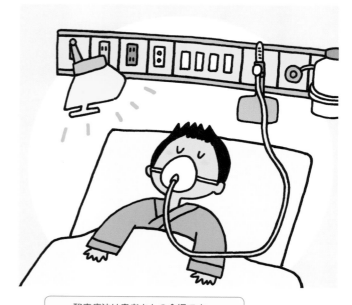

酸素療法は患者さんの命綱です。
正しい方法で正しい量の酸素が吸入できているかを確認することが重要です

酸 素療法には、**酸素供給装置、酸素流量計、加湿器、酸素吸入器具**の4つが必要です。また、これらの装置が組み合わされて一体型になったものもあります。医師の指示の範囲内で患者さんの状況に合わせて適切なものを選択しましょう。

酸素供給装置

酸素供給装置とは**酸素の供給源**のことをいいます。酸素供給装置には、「**中央配管方式（セントラルパイピング方式）**」と「**酸素ボンベ方式**」があります。

【表1　中央配管方式と酸素ボンベ方式】

	中央配管方式（セントラルパイピング方式）		酸素ボンベ方式	
写真	**壁式**　（写真提供：株式会社セントラルユニ）	**ホース式**　アウトレットは緑色が酸素！	**ネジ式**　医療用酸素	**ヨーク形**　医療用酸素　ボンベは黒色が酸素！
概要	●施設内に設置された液体酸素タンクから、各病室のアウトレットに気化された酸素を供給する方式 ●アウトレットは病室の壁や天井に設置されている		●高圧で圧縮された気体の酸素が充填されたボンベから酸素を供給する方式 ●バルブの形状によって、ネジ式とヨーク形に分けられる※ ●圧力計を接続してボンベ内にどのくらいの酸素が残っているかを確認しながら使用する	
利点	●原則として供給される酸素の量に制限がない		●酸素ボンベは持ち運べるので、どこでも酸素を供給することができる	
欠点	●アウトレットのある場所やその周囲の限られた範囲でしか酸素を供給できない		●酸素ボンベに充填されている酸素の量には限りがあるので、供給できる酸素の量にも限りがある	

※ガスボンベの誤接続を防ぐために、ガスごとに特定化されたヨーク形バルブを使用することが推進されています。

酸素流量計

アウトレットに接続したり、酸素ボンベの圧力計に接続して酸素の流量を調整する器具を**酸素流量計**といいます。酸素の流量は**1分間に流出する酸素の量**で示し、例えば1分間に1リットルの流量であれば「**1L/分（まいふんいちりっとる）**」と表記します。

【表2　酸素流量計の種類】

通常の酸素流量計		微量酸素流量計
大気圧式	**恒圧式**	●2L/分以下の流量で使用する流量計
●流量計内部の圧力が大気圧（0.1MPa）と等しいため、**大気圧式**とよぶ ●低流量器具でのみ使用する 根拠 高流量器具で使用すると酸素流量計に高流量器具からの抵抗圧がかかり、フロートが下がり正確な流量が得られなくなるため	●流量計内部の圧力が中央配管から酸素が送られる圧力と等しい（0.35～0.45MPa）ため、**恒圧式**とよぶ ●低流量器具、高流量器具の両方で使用できる ●使用後はアウトレットから外しておく必要がある 根拠 アウトレットに接続したままにすると、流量計に高い圧力（0.35～0.45MPa）がかかったままとなり、流量計が損傷する可能性があるため **恒圧式の酸素流量計には0.4MPaと表示されています**　0.4MPa	●1目盛りが0.1L/分で、通常の酸素流量計よりも目盛りが細かく区切られている ●酸素流量を細かく調整する必要がある場合に使用する

Part1 術前日
Part2 術直前
Part3 手術中
Part4 術直後
Part5 術後
Part6 機器・ルート別
Part7 基礎疾患別
Part8 疾患別

酸素流量計の流量の合わせかた

流量を調整する方法には、フロート式とダイアル式があります。フロート式ではフロートと目線の高さを合わせて指示された流量に設定します。ボール型ではボールの真ん中、コマ型ではコマの上端の位置の目盛りを読みます。

【表3　酸素流量計の流量の合わせかた】

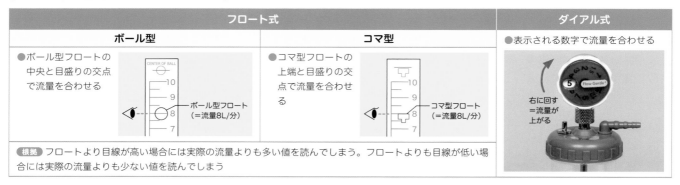

フロート式		ダイアル式
ボール型	コマ型	●表示される数字で流量を合わせる
●ボール型フロートの中央と目盛りの交点で流量を合わせる	●コマ型フロートの上端と目盛りの交点で流量を合わせる	

根拠 フロートより目線が高い場合には実際の流量よりも多い値を読んでしまう。フロートよりも目線が低い場合には実際の流量よりも少ない値を読んでしまう

加湿器

中央配管方式でも酸素ボンベ方式でも流れ出てくる酸素の湿度は0%です。湿度が十分でない気体を吸い込むと気道表面の水分が奪われてしまい、痰などの気道内分泌物の粘稠度が増すことによる喀出困難や、気道表面の乾燥によって気道内損傷を起こす可能性があります。これを防ぐために加湿器によって加湿を行います。加湿には滅菌蒸留水を使用します。

鼻カニューレでは3L/分まで、ベンチュリーマスクでは酸素流量に関係なく酸素濃度40%まではあえて酸素を加湿する必要はない[2]とされていますが、口腔や鼻腔、咽頭の乾燥や乾燥による不快感の感じかたは個人差があるため、患者さんの訴えに合わせて加湿を検討します。

酸素吸入器具

酸素吸入器具には低流量器具と高流量器具があります。成人の場合、1回換気量（1回の呼吸で肺に出入りする空気の量）は約500mLです。吸気時間は約1秒ですので、1秒間で500mL吸おうとすると1分間では30Lの流量が必要となります。この30L/分を目安に、「低流量」または「高流量」と分類しています。

酸素供給装置から供給される酸素の濃度は約100%ですが、実際に患者さんが吸入する気体の酸素濃度（F_iO_2*）は状況に応じて大きく変化しています。これは、患者さんが鼻や口から吸い込もうとする際、酸素吸入器具から流れ出てくる酸素（100%酸素）以外に室内の空気（21%酸素）をいっしょに吸い込む場合があるために起こる変化です。

酸素吸入器具から流れ出てくる気体が患者さんの1回換気量よりも大きい場合にはF_iO_2の低下はありませんが、酸素吸入器具から流れ出てくる気体が患者さんの1回換気量よりも少ない場合にはF_iO_2は低下します。患者さんの1回換気量よりも多くの流量を供給できる高流量器具ではF_iO_2が低下しにくく、より安定した濃度の酸素が供給できます。

【表4　低流量器具と高流量器具】

☺：酸素（O_2：100%）　☹：室内空気（O_2：21%）

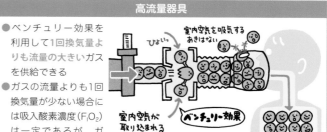

低流量器具	高流量器具
●供給される酸素流量が患者さんの1回換気量より少ないため、1回換気量が減少すると吸入する酸素の濃度（F_iO_2）は上昇し、1回換気量が増加するとF_iO_2は低下する ●F_iO_2が1回換気量に左右されるため、酸素濃度をそれほど正確に管理する必要がない患者さんに使用する	●ベンチュリー効果を利用して1回換気量よりも流量の大きいガスを供給できる ●ガスの流量よりも1回換気量が少ない場合には吸入酸素濃度（F_iO_2）は一定であるが、ガスの流量よりも1回換気量が多くなった場合にはF_iO_2は低下する ●低流量器具に比べて、より安定した濃度の酸素が供給される

＊【F_iO_2】fraction of inspired oxygen：吸入気酸素濃度

（表4つづき）

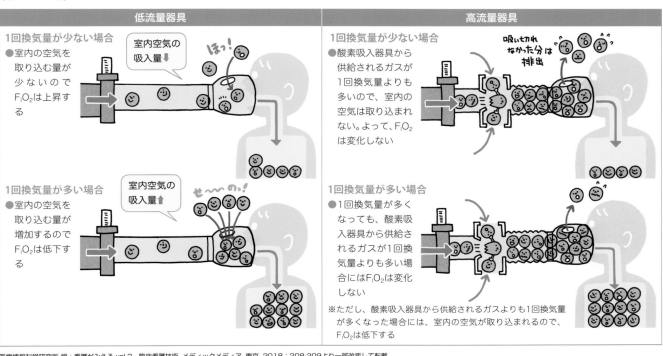

医療情報科学研究所 編：看護がみえる vol.2 臨床看護技術. メディックメディア, 東京, 2018：208-209より一部改変して転載

【表5 酸素吸入器具（低流量器具）の種類と特徴】

分類	低流量器具			
名称	鼻カニューレ	酸素マスク	オープンフェースマスク	リザーバー付き酸素マスク
写真	アトム酸素鼻孔カニューラ OX-20 （アトムメディカル株式会社）	酸素フェースマスク （アトムメディカル株式会社）	マスクに大きな開口部がある オープンフェースマスク （アトムメディカル株式会社）	リザーバー オープンフェースマスクリザーバーバッグ付 （アトムメディカル株式会社）
特徴	●カニューレの先端を鼻腔口に挿入して、カニューレを両耳にかけて使用する ●装着中も会話や飲食が可能 ●鼻汁などで鼻腔が閉塞している場合は酸素を吸入できない ●口呼吸の場合は酸素を吸入できない ●鼻腔が乾燥しやすい ●6L／分を超える酸素流量での使用では、鼻腔粘膜の乾燥が強くなったり、それ以上のF$_I$O$_2$の上昇があまり期待できないので推奨されない	●マスクで鼻と口を覆うようにしてゴムバンドなどで顔面に固定して使用する ●口呼吸でも鼻呼吸でも酸素の吸入ができる ●マスクで顔が覆われるために不快感や閉塞感を感じる場合がある ●装着した患者さんの声が聞き取りにくくなる場合がある ●飲食の妨げになる	●マスクで鼻と口を覆うようにしてゴムバンドなどで顔面に固定して使用する ●口呼吸でも鼻呼吸でも酸素の吸入ができる ●マスクで顔が覆われるが、マスクに大きな開口部があるために不快感や閉塞感を感じにくい ●マスクに大きな開口部があるために、呼気の二酸化炭素の再吸入量が酸素マスクに比べて少ない ●飲食の妨げになる	●マスクで鼻と口を覆うようにゴムバンドなどで顔面に固定して使用する ●酸素がリザーバーとよばれる袋にたまり、これを吸入することで高濃度の酸素を吸入することができる
酸素濃度範囲[3]	24～40％（患者さんの1回換気量に依存して増減する）	35～50％（患者さんの1回換気量に依存して増減する）	―	60～80％（患者さんの1回換気量に依存して増減する）
酸素流量範囲[3]	6L/分以下	5～10L/分	1～10L/分 （アトムメディカル株式会社資料による）	10L/分以上

【表6 酸素吸入器具（高流量器具）の種類と特徴】

分類	高流量器具	
名称	ベンチュリーマスク オキシジェンマスク アキュロックス型（日本メディカルネクスト株式会社）	ネブライザー機能付きベンチュリー装置 ネブライザー（日本メディカルネクスト株式会社）
写真	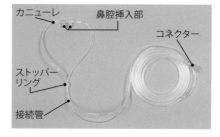余分なガスを排出するために大きな穴が空いている ダイリューター	酸素濃度設定ダイアル
特徴	●マスクで鼻と口を覆うようにしてゴムバンドなどで顔面に固定して使用する ●ダイリューターとよばれるコマを変えることで、酸素濃度を設定することができる ●ベンチュリー効果を利用した器具のため音が大きい	●マスクで鼻と口を覆うようにしてゴムバンドなどで顔面に固定して使用する ●酸素濃度設定ダイアルで酸素濃度を設定することができる ●ベンチュリー効果を利用した器具のため音が大きい
酸素濃度範囲	24、28、31、35、40、50%（ダイリューターによって設定する（製品によって設定できる酸素濃度は異なる）。患者さんの1回換気量がガスの流量を超えなければ酸素濃度は一定）	（酸素濃度設定ダイアルで設定する。患者さんの1回換気量がガスの流量を超えなければ酸素濃度は一定）

—— 写真でわかる！ 手技と根拠 ——

酸素吸入器具の装着方法と皮膚トラブルへの対処法

酸素吸入器具は患者さんが適切に酸素を吸入できるように正しく装着する必要があります。装着方法を誤ると酸素を吸入できないばかりか命にかかわる重大なトラブルになるので注意が必要です。また、酸素療法を受ける患者さんは酸素吸入器具を24時間装着し続けなければな

りません。そのため、酸素吸入器具と皮膚の接触面では皮膚トラブルが起こりやすくなります。

ここでは、酸素吸入器具の正しい装着方法と、皮膚トラブルの好発部位、皮膚トラブルの対処法について解説します。

鼻カニューレ型酸素吸入器具の装着方法

アトム酸素鼻孔カニューラ OX-20の場合
（アトムメディカル株式会社）

各部の名称

カニューレ　鼻腔挿入部　コネクター　ストッパーリング　接続管

① コネクターを酸素が流れ出ている酸素流量計に接続する。接続する際にはコネクター部分を持って接続する。
根拠 鼻カニューレを患者さんに装着する前に酸素が流れ出ている酸素流量計に接続しないと、患者さんへの酸素の供給が一時的に中断してしまうため。

②
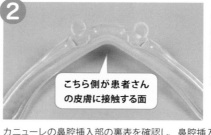
こちら側が患者さんの皮膚に接触する面

カニューレの鼻腔挿入部の裏表を確認し、鼻腔挿入部が患者さんの鼻腔内に軽く入る位置で保持する。このとき、鼻腔挿入部が鼻中隔や鼻腔内壁に接触しないように注意する。
根拠 鼻腔挿入部が鼻中隔や鼻腔内壁に接触すると皮膚損傷の原因となるため。

⋙

③
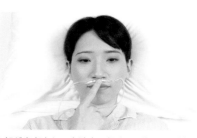

チューブを両耳にかけ、チューブを頬から顎に這わせるようにする。

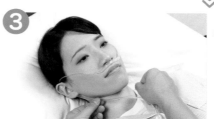

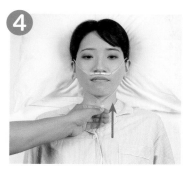

4

ストッパーリングを移動させ、チューブが耳から外れないように固定位置を調整する。このとき、鼻腔挿入部が鼻部に強く接触していないか、チューブによる耳部への過度な圧迫がないかを確認する（装着後の写真は**P.71**を参照）。

根拠 鼻腔挿入部の鼻部への接触やチューブによる耳部への過度な圧迫は皮膚トラブルの原因となるため。

皮膚トラブルの好発部位

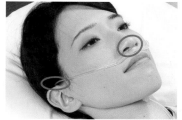

カニューレやチューブの接触する鼻の下や両耳の上部分に起こりやすい。

鼻カニューレ型酸素吸入器具による皮膚トラブルへの対処法

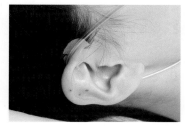

カニューレの接触部位に発赤などの皮膚トラブルがみられた場合には、厚みのある皮膚保護剤を使用して接触や圧迫を防ぐ。

マスク型酸素吸入器具の装着方法

酸素フェースマスク（アトムメディカル株式会社）の場合

各部の名称

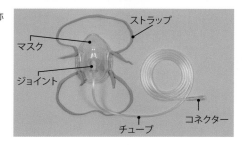

マスク
ストラップ
ジョイント
チューブ
コネクター

1

両目の目頭を結んだ線上にマスクの上端がくる

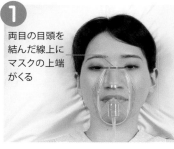

マスクのサイズが患者さんに合っているかどうかを確認する。患者さんの顎がマスクの顎部にフィットするように当てる。このとき、マスクの上端が患者さんの両目の目頭を結んだ線上にあればサイズが合っている。

根拠 マスクのサイズが合わないと、決められた流量の酸素が吸入できなくなるため。

2

コネクターを酸素が流れ出ている酸素流量計に接続する。接続する際にはコネクター部分を持って接続する。

根拠 マスクを患者さんに装着する前に酸素が流れ出ている酸素流量計に接続しないと、患者さんへの酸素の供給が一時的に中断してしまう。

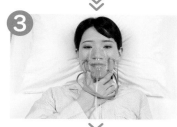

3

マスクを顔に当て、患者さんの顎とマスクの顎部がぴったり合うようにする。

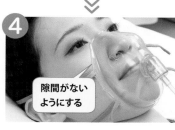

4

隙間がないようにする

ストラップを後頭部にかけ、マスクの縁と患者さんの皮膚との間に隙間がないかを確認する（装着後の写真は**P.71**を参照）。

根拠 マスクの縁と患者さんの皮膚との間に隙間があると、室内の空気を取り込む量が増えてしまうため。

皮膚トラブルの好発部位

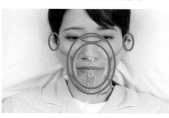

鼻根部やマスク周囲の接触部分、両耳の上部分に起こりやすい。

マスク型酸素吸入器具による皮膚トラブルへの対処法

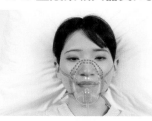

マスクの接触部位に発赤などの皮膚トラブルがみられた場合には厚みのある皮膚保護剤を使用して圧迫を防ぐ。

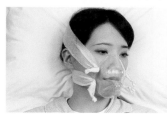

ストラップが当たっている耳部に発赤などの皮膚トラブルがみられた場合には、耳部にストラップが当たらないようにしたり、ストラップの代わりに弾性包帯などの面積が広く圧のかかりにくい素材のものを使用する。

Part1 術前日
Part2 術直前
Part3 手術中
Part4 術直後
Part5 術後
Part6 機器・ルート別
Part7 基礎疾患別
Part8 疾患別

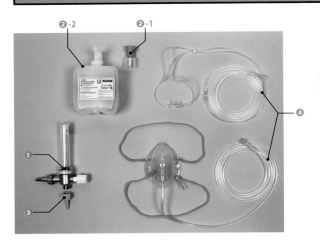

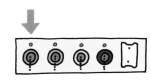

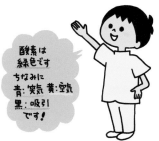

必要物品

❶酸素流量計
＜加湿する場合＞
❷-1ヒューミディファイアー接続アダプター
❷-2滅菌蒸留水入り加湿ボトル：ステリO₂ヒューミディファイアー（村中医療器株式会社）
＜加湿しない場合＞
❸ニップルナットアダプター
❹酸素吸入器具（鼻カニューレや酸素マスクなど）

酸素は緑色です
ちなみに
青：空気 黄：空気
黒：吸引
です！

加湿する場合

❶ 加湿ボトルにヒューミディファイアー接続アダプターをねじ込んで取り付ける。このとき、強く締めすぎないようにする。

（根拠）強く締めすぎると加湿ボトルのねじ山が破損し、加湿ボトルから酸素が漏れ出す場合があるため。

強く締めすぎないように注意

❷ ヒューミディファイアー接続アダプターに酸素流量計をねじ込んで取り付ける。このとき、酸素流量計の流量設定が0または閉じていることを確認する。

（根拠）酸素流量計が閉じていないと、酸素流量計をアウトレットに接続した際に急激な酸素の流入が起こり機器が破損する場合があるため。

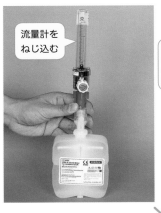

流量計をねじ込む

0、または閉じていることを確認

❸ 加湿器ボトル上部のトリガーに正面から指をかけ、手前のほうへ半円を描くように引き上げて容器本体より切り離し、酸素出口が開口したことを確認する。このとき、トリガーをねじり回して切り離さない。また、酸素出口に指が触れないように注意する。

（根拠）トリガーをねじり回すと酸素出口が閉塞したり、十分に開口しない場合があるため。また、酸素出口に指が触れると、加湿ボトル内の滅菌蒸留水が汚染されてしまうため。

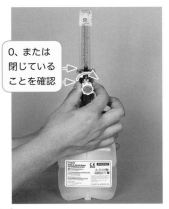

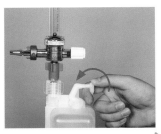

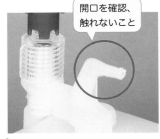

開口を確認、触れないこと

❹ 酸素流量計をアウトレットに接続する。酸素流量計は床面に対し垂直になるように設置する。

（根拠）酸素流量計が床面に対し垂直になっていない場合、フロートが正確な酸素流量を指し示さないため。さらに、加湿ボトルから酸素吸入器具に滅菌蒸留水が流れ出る場合があるため。

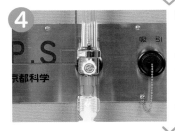

❺ 酸素吸入器具を酸素出口に確実に接続する。このとき、接続部に指が触れないように注意する。

（根拠）酸素出口や接続部に指が触れると、加湿ボトル内の滅菌蒸留水が汚染されてしまうため。

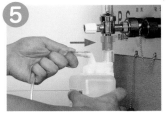

❻ 酸素流量を4L/分に設定して酸素吸入器具のチューブなどを閉塞させ、アラーム（笛のような高い音）が鳴ることを確認する。アラームが鳴らない場合は、器具を交換する。

（根拠）アラームは酸素吸入器具の閉塞などの異常を知らせるためのもので、アラームが鳴らない場合には器具の不良が考えられるため。

ピー

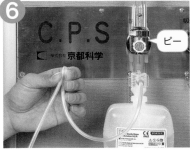

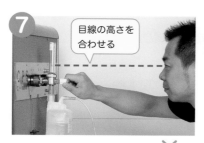

⑦ 目線の高さを合わせる

医師の指示を確認し、酸素流量計のつまみを回して酸素流量を設定する（流量の合わせかたはP.70を参照）。

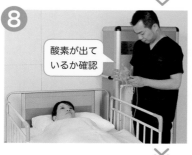

⑧ 酸素が出ているか確認

酸素吸入器具に手をかざして酸素の流出を確認する。または、酸素吸入器具のチューブを一時的に屈曲させてから開放し、「プシュッ」と音が鳴ることを確認する。
根拠 患者さんに供給するための酸素が器具から確実に流出していることを確かめるため。

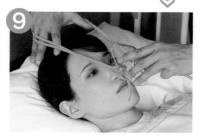

⑨ 酸素吸入器具を患者さんに装着する。

加湿しない場合

① 酸素流量計にニップルナットアダプターを接続する。

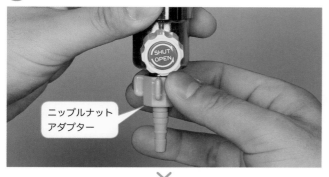

ニップルナットアダプター

⑤

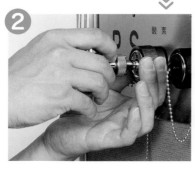

② 酸素流量計の流量設定が0または閉じていることを確認し、酸素流量計をアウトレットに接続する。
根拠 酸素流量計が閉じていないと、酸素流量計をアウトレットに接続した際に急激な酸素の流入が起こり機器が破損する場合があるため。

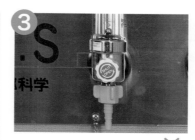

③ 酸素流量計は床面に対し垂直になるように設置する。
根拠 酸素流量計が床面に対し垂直になっていない場合、フロートが正確な酸素流量を指し示さないため。

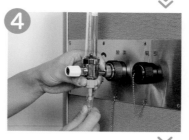

④ 酸素吸入器具を酸素流量計に確実に接続する。

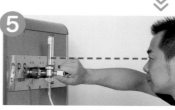

⑤ 医師の指示を確認し、酸素流量計のつまみを回して酸素流量を設定する。

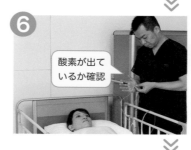

⑥ 酸素が出ているか確認

酸素吸入器具に手をかざして酸素の流出を確認する。または、酸素吸入器具のチューブを一時的に屈曲させてから開放し、「プシュッ」と音が鳴ることを確認する。
根拠 患者さんに供給するための酸素が器具から確実に流出していることを確かめるため。

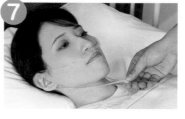

⑦ 酸素吸入器具を患者さんに装着する。

酸素療法終了時の手技

❶呼吸状態や全身状態を観察し、異常がないことを確認する。
❷患者さんから酸素吸入器具を外す。
❸酸素流量計のつまみを回して酸素を止める。
❹酸素療法終了後にも呼吸状態や全身状態の変化を観察し、異常がないことを確認する。
❺酸素療法を終了した時間と呼吸状態、全身状態について記録する。
❻酸素療法終了後に呼吸状態や全身状態に異常がないことを確認できたら、器具を片付ける。酸素流量計は消毒用アルコールタオル等で拭き、使い捨ての酸素吸入器具などは所定の方法で廃棄する。

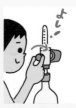

Part1 術前日
Part2 術直前
Part3 手術中
Part4 術直後
Part5 術後
Part6 機器・ルート別
Part7 基礎疾患別
Part8 疾患別

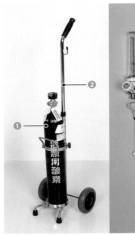
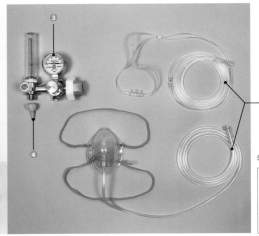
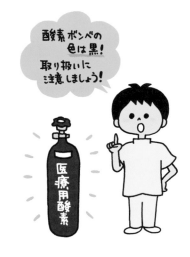

酸素ボンベの色は黒！取り扱いに注意しましょう！

必要物品
- ①酸素ボンベ
- ②架台（かだい）
- ③圧力計付き酸素流量計
- ④ニップルナットアダプター
- ⑤酸素吸入器具（鼻カニューレや酸素マスクなど）

①
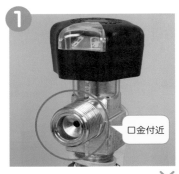

酸素ボンベの口金付近にゴミがないことを確認する。
根拠 ゴミがある状態で急激な圧力上昇が起こると、発火や爆発のおそれがあるため。

口金付近

②
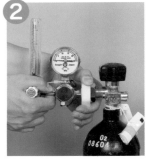

圧力計付き酸素流量計の流量設定が0または閉じていることを確認する。ニップルナットアダプターを接続した圧力計付き酸素流量計を酸素ボンベに取り付ける。酸素流量計は床面に対し垂直に取り付ける。
根拠 酸素流量計が閉じていないと、酸素流量計をアウトレットに接続した際に急激な酸素の流入が起こり機器が破損する場合がある。酸素流量計が床面に対し垂直になっていない場合、フロートが正確な酸素流量を指し示さないため。

③
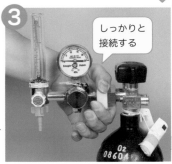

しっかりと接続する

圧力計付き酸素流量計を締め付け、確実に固定する。

④ 酸素ボンベのバルブを静かにゆっくりと開ける。バルブは一度全開にしたあとに半回転分戻す[4]。
根拠 バルブを急に全開にすると急激な圧力の上昇によって発火や爆発のおそれがあるため。バルブを全開にした後に半回転分戻すことで、酸素ボンベが空になって酸素の噴出音がない場合にもバルブの回転方向を間違えることがなくなる。

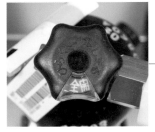
半回転分戻す
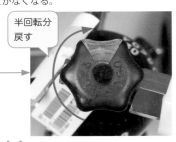

⑤
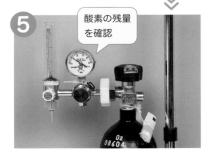

酸素の残量を確認

酸素の漏れる音がないことを確認し、圧力計で酸素の残量を確認する。使用可能時間が30分未満の酸素ボンベは使用せず、新しい酸素ボンベを選択する。
根拠 酸素ボンベ内の酸素量には限りがあるので、使用前に残量を確認して酸素療法の中断を防ぐ。

酸素ボンベの残量計算方法
● 圧力計の表示がkgf/cm²の場合

酸素ボンベの内容積(L)×圧力計の数値×0.8 (安全係数※)
＝ボンベ内の酸素残量(L)

● 圧力計の表示がMPaの場合

酸素ボンベの内容積(L)×圧力計の数値×10×0.8 (安全係数※)
＝ボンベ内の酸素残量(L)

使用可能時間の計算方法
ボンベ内の酸素残量(L)÷指示された酸素の流量(L/分)＝使用可能時間(分)

※ 安全係数を掛けないで計算する場合もあります。

＜参考文献＞
1. 日本呼吸器学会肺生理専門委員会、日本呼吸管理学会酸素療法ガイドライン作成委員会編：酸素療法ガイドライン. メディカルレビュー社, 東京, 2006：12.
2. 日本呼吸器学会肺生理専門委員会、日本呼吸管理学会酸素療法ガイドライン作成委員会編：酸素療法ガイドライン. メディカルレビュー社, 東京, 2006：27.
3. 石井宣大：低流量システム 経鼻カニューレ, 単純酸素マスク, リザーバーマスク. 呼吸器ケア 2013：11(8)：814-824.

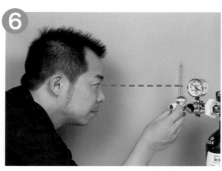

6

医師の指示を確認し、酸素流量計のつまみを回して酸素流量を設定する。

⋙

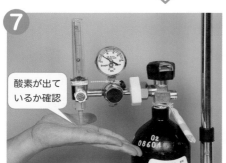

7

酸素が出ているか確認

酸素流量計の噴出口から酸素が流出していることを確認する。

⋙

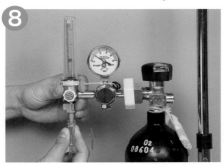

8

酸素吸入器具を酸素流量計に確実に接続する。

酸素ボンベ方式での酸素療法の後片付け

❶呼吸状態や全身状態を観察し、異常がないことを確認する。
❷患者さんから酸素吸入器具を外す。
❸酸素流量計は閉じずに、酸素ボンベのバルブを閉じる。
❹酸素流量計を閉じる。
根拠 上記❸と❹を逆の順番で行った場合（酸素流量計を閉じてから酸素ボンベのバルブを閉じた場合）、酸素ボンベのバルブが閉じているにもかかわらず圧力計の表示が0とならないために、次回使用時に「圧力計が0ではないので、酸素のバルブは開いているはず」と思い込んで酸素投与を開始してしまうおそれがある。その結果、圧力計や流量計内に残ったわずかな酸素が流出するのみで酸素の供給が止まってしまい、患者さんに必要な酸素が供給されなくなってしまう。
❺酸素ボンベを所定の位置に戻す。
❻酸素ボンベを使用した時間と呼吸状態、全身状態について記録する。

酸素ボンベ保管時の注意点

●周囲に火気、もしくは引火の可能性のある場所を酸素ボンベの保存場所に選ばない。
●高温な場所は避け、40℃以下の場所で保管する。
●倒れないように架台に立てて固定する。

酸素ボンベの持ち運びかた[5]

架台がある場合

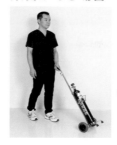

●架台に酸素ボンベをしっかり固定し、架台は斜めにして保持者の進行方向側で保持し、進路に危険な箇所がないか安全確認をしながら、ゆっくりと押して進む。

架台がない場合

●架台がない場合には酸素ボンベを直接持って運ぶ。このとき酸素ボンベのバルブを持ったり、圧力計や酸素流量計に手をかけて運ぶとバルブや圧力計、酸素流量計に不要な力が加わり破損などの原因となるので、酸素ボンベの口金部より下の部分を把持するようにする。

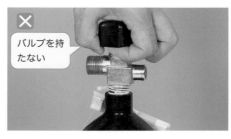

✕ バルブを持たない

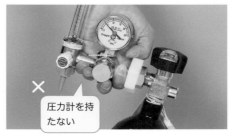

✕ 圧力計を持たない

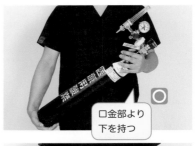

［圧力計あり］

〇 口金部より下を持つ

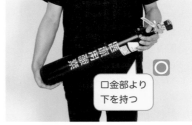

［圧力計なし］

〇 口金部より下を持つ

---

4. 尾崎孝平：誌面講義　知ってナットク！　医療ガス取り扱いの「お作法」（Lecture7）ボンベ開栓のお作法：ハンドルはどこまで回して使用する？．呼吸器ケア 2014；12（1）：4-7.
5. 尾崎孝平：誌面講義　知ってナットク！　医療ガス取り扱いの「お作法」（Lecture2）ボンベの運搬とボンベの取り扱い．呼吸器ケア 2013；11（8）：851-855.

【表7 酸素療法中の観察ポイント】

観察ポイント	根拠とケア
患者の呼吸状態・全身状態	●患者さんの呼吸状態や全身状態は、酸素療法中だけでなく酸素療法開始前にも観察する 根拠 酸素療法開始前と酸素療法中の状態を比較することで酸素療法の効果をアセスメントすることができる
呼吸困難などの自覚症状	●バイタルサイン、SpO_2、呼吸パターン(呼吸回数、呼吸のリズム、呼吸の深さ)、呼吸音、チアノーゼの有無、動脈血ガス分析のデータなどを観察する ●呼吸困難、酸素マスク、鼻カニューレによる違和感や苦痛がないか問診する 根拠 患者さんの自覚症状がなくても数値で異常を発見するため、または数値が正常であっても患者さんに苦痛があれば改善が必要であるため
酸素吸入による副作用(表8)	●CO_2ナルコーシス、酸素中毒、無気肺、未熟児網膜症などの有無を観察する 根拠 酸素療法で使用する酸素は薬剤と同様であり副作用があるので観察が必要であるため
指示された酸素流量が供給されているか	●酸素流量は、訪室時やケア前後に必ず確認する 根拠 何らかの原因で酸素流量計のつまみが動いてしまうと、容易に流量が変わってしまうため ケア 酸素流量計と酸素チューブの接続部が確実に接続されているか、ゆるみはないかを確認する。鼻カニューレや酸素マスクに手をかざし、酸素が流れていることを確認する。さらに、指示された酸素流量とフロートの示している酸素流量が一致しているかを確認する
チューブの屈曲や閉塞はないか	●酸素チューブが何かに挟まって閉塞したり、患者さんの体の下になって押しつぶされていないかを確認する 根拠 チューブは柔らかい素材でできており、つぶれたり屈曲すると閉塞してしまう。チューブが閉塞すると酸素が患者さんに供給されない
加湿ボトルの水量は適切か	●滅菌蒸留水の量が適正範囲内かどうかを確認する。水の量が少ない場合でも追加注入しない 根拠 水の量が少ないと十分な加湿が得られない。水を追加注入すると雑菌などの混入により感染源となることがある ケア 加湿ボトルを使用している場合は新しい加湿ボトルに適正量の滅菌蒸留水を入れて使用する。使用した加湿ボトルは消毒・乾燥させておく。閉鎖式ボトルを使用している場合は新しい閉鎖式ボトルに交換する。同一の加湿ボトルや閉鎖式ボトルを使い続けることによって感染源となることもあるため定期的に交換する
酸素吸入器具の圧迫による皮膚障害は起こっていないか	●マスクやチューブが接触している耳介や鼻腔の皮膚の状態を観察する 根拠 耳介や鼻腔では、マスクの固定用ゴムバンドやチューブの接触や圧迫による皮膚障害が起こりやすいため ケア 固定用ゴムバンドを幅の広いものに交換したり、接触・圧迫部位に厚みのあるドレッシング材を使用するとよい(**P.73**を参照)
酸素吸入器具は清潔か	●喀痰や鼻汁などによる汚染がみられたら酸素吸入器具を交換する 根拠 喀痰や鼻汁が付着している場合には感染の原因となる。とくに酸素吸入器具は口や鼻に接触して汚染しやすいため、清潔かどうかを観察して必要時交換する
(酸素ボンベ使用中)酸素の残量は十分か	●酸素ボンベ使用開始前には酸素ボンベの残量が十分かを確認する。酸素ボンベ使用中も定期的に残量確認をする 根拠 酸素流量の変更や想定よりも使用時間が長くなった場合には酸素の供給が止まってしまうおそれがある

【表8 酸素吸入による副作用】

CO_2ナルコーシス	酸素中毒	無気肺	未熟児網膜症
●通常呼吸は血中の二酸化炭素分圧で調節されているが、COPD*などの疾患で二酸化炭素分圧の高い状態が続いている患者さんでは、呼吸の調整は酸素分圧によって支配されている ●酸素分圧によって調節されている場合に高濃度の酸素を投与すると、呼吸抑制が起こり、呼吸停止が起こる。これをCO_2ナルコーシスという	●高濃度の酸素を長時間吸入すると、肺障害を起こす原因となる活性酸素が増加して炎症性の肺障害を起こすことがある。これを酸素中毒という ●呼吸困難などの呼吸障害のほかに、胸骨下の不快感、悪心・嘔吐、四肢の知覚麻痺、疲労などが出現する	●空気中に約78%含まれている窒素には肺胞の虚脱を予防する働きがある ●高濃度の酸素療法によって吸入する窒素の量が減少すると、肺胞虚脱を促進してしまい無気肺を生じることがある ●肺音を聴取し、肺音の減弱などがないかを観察する	●高濃度の酸素を未熟児に投与すると網膜の血管の発達が妨げられ、網膜剥離が起こる。これにより、成長過程で斜視、弱視や近視、最悪の場合には失明に至る

援助計画立案のポイントと根拠

【表9 酸素療法中の患者さんの援助計画のポイントと根拠】

● 呼吸が安定した状態で過ごすことができる	● 鼻腔や口腔内の乾燥を起こさない	● 皮膚トラブルを起こさず酸素療法を受けることができる
根拠 呼吸困難やチアノーゼなどの症状やSpO_2の低下は呼吸状態の指標となる。さらに、どのような状況でこれらが不安定となるのかや出現するパターンを把握し、安定した呼吸状態が維持できる援助を検討する。	根拠 酸素療法中は鼻腔や口腔内の乾燥が起こりやすいので、加湿していない場合は加湿器の使用を検討する。口腔内の乾燥には口腔ケアや含嗽の援助を行う。	根拠 酸素療法が長期間になると、チューブやゴムバンドによって顔の皮膚が圧迫されて皮膚障害が起こりやすくなる。皮膚の発赤など皮膚トラブルの前兆を見逃さないよう観察する。

*【COPD】chronic obstructive pulmonary disease:慢性閉塞性肺疾患

Part 1 術前日
≫ Part 2 術直前
≫ Part 3 手術中
≫ Part 4 術直後
≫ Part 5 術後
≫ Part 6 機器・ルート別
≫ Part 7 基礎疾患別
≫ Part 8 疾患別

深部静脈血栓症(DVT)の予防②：フットポンプ・カーフポンプ

深部静脈血栓症の理学的予防法に看護師が果たす役割は大！

深部静脈血栓症（DVT*）の予防法には**理学的予防法**と**薬物学的予防法**があります（**P.26で解説**）。理学的予防法は看護師が積極的にかかわることができる予防法です。P.26の弾性ストッキングに続き、ここでは理学的予防法である**間欠的空気圧迫法のフットポンプ・カーフポンプ**についてマスターしていきましょう。

―――― まず知っておきたい！ 基本知識 ――――

フットポンプ・カーフポンプってなに？

フットポンプ・カーフポンプは、深部静脈血栓症（DVT）を予防するための理学的予防法のうち、**間欠的空気圧迫法**とよばれる予防法に用いられる機器をいいます。

狭い意味では、フットポンプはおもに**足底**を圧迫するもの、カーフポンプはおもに**腓腹部（ふくらはぎ）**を圧迫するものを指しますが、広い意味では間欠的空気圧迫法で使用する機器全般を指してフットポンプとよぶ場合があります。

ここで取り上げる機器は、足底やふくらはぎだけでなく、**大腿**まで対応している機器であることから、フットポンプ・カーフポンプと区別せずに、広い意味でのフットポンプという言葉を用いて解説します。

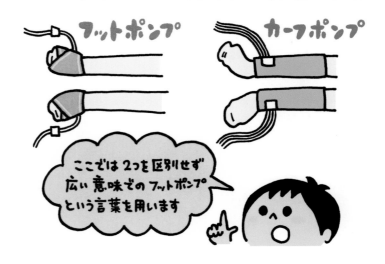

ここでは2つを区別せず広い意味でのフットポンプという言葉を用います

―――― 写真でわかる！ 手技と根拠 ――――

今回は、**P.26**で取り上げた弾性ストッキングと並んでDVTの予防のために看護師の介入が重要とされる、フットポンプによる間欠的空気圧迫法を取り上げます。

間欠的空気圧迫法では、フットポンプとよばれる機器を使用します。下肢に巻いたスリーブに機器から空気を送ったり抜いたりして下肢に圧をかけることで**静脈血の還流を促進し、血液が静脈内にうっ滞することを予防**します。

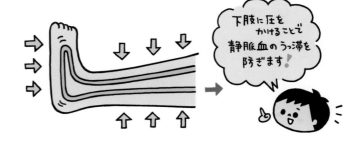

下肢に圧をかけることで静脈血のうっ滞を防ぎます！

*【DVT】deep vein thrombosis

フットポンプとスリーブの種類

Kendall SCD™700シリーズ（日本コヴィディエン株式会社）

フットポンプの**スリーブ**には**足底タイプ**、**膝丈タイプ**、**大腿丈タイプ**があります。ここでは膝丈タイプの装着方法を説明します。さらに何らかの理由で膝丈タイプが使用できない際に使える足底タイプについても説明します。

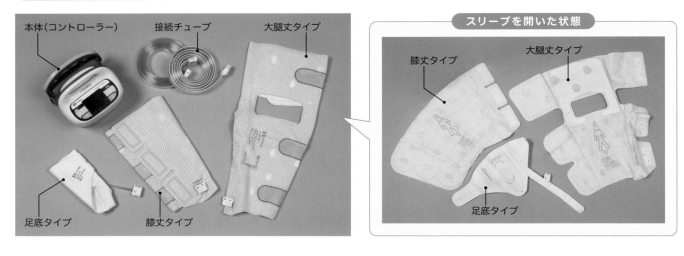

本体（コントローラー）　接続チューブ　大腿丈タイプ
足底タイプ　膝丈タイプ

スリーブを開いた状態
膝丈タイプ　大腿丈タイプ
足底タイプ

採寸・スリーブの選択

スリーブには複数のサイズがありますので、腓腹部（ふくらはぎ）の周囲径（太さ）を測定し、適切なサイズのスリーブを準備します。

膝丈スリーブの履かせかた

❶

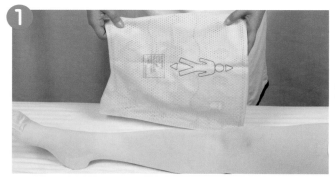

スリーブの裏面に描かれているイラストを参考にして、上下・裏表を間違えないようにする。本製品ではイラストの描かれている面が患者さんの皮膚に触れる面で、イラストの頭の方向と患者さんの頭の方向が一致するようにする。

❷

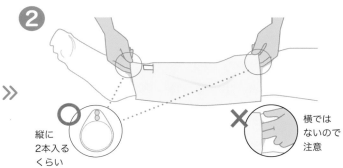

縦に2本入るくらい

横ではないので注意

スリーブを下肢に巻きます。スリーブの上端と下端に看護師の指が**縦に2本入るくらいの緩み**を目安に巻き付けてマジックテープを貼り付ける。

根拠 スリーブに指が縦に2本入るくらいの緩みがないと、下肢に適切な圧を加えることができないため。

❸ 装着し終わったら、マジックテープがきちんと貼り付いているか、スリーブで腓骨頭を圧迫していないかを確認する。

根拠 マジックテープがしっかりと貼り付いていないと、フットポンプ使用中にスリーブが外れてしまうため。
スリーブをきつく巻いて腓骨頭が圧迫され続けると、腓骨神経麻痺を起こすリスクがあるため。

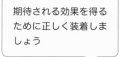

期待される効果を得るために正しく装着しましょう

足底スリーブの履かせかた

①

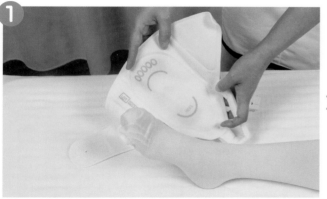

スリーブ裏面のイラストを参考にして、患者さんに装着する。

③ かかとのストラップを巻き付け、マジックテープを貼り付ける。

②

スリーブ上端と下端に指が1本入るくらいの緩みを目安に巻き付けてマジックテープを貼り付ける。

根拠 スリーブに指が1本入るくらいの緩みがないと、足底に適切な圧を加えることができないため。

本体に接続し電源を入れる

①

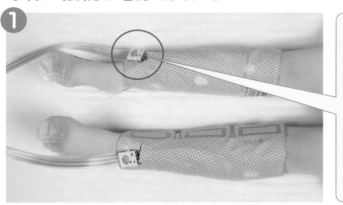

スリーブとチューブ、チューブと本体を確実に接続する。スイッチを入れる前に、**チューブのねじれや屈曲がないか、チューブが足の下に入っていないか**を確認する。

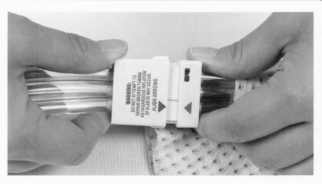

根拠 チューブにねじれや屈曲があると機器からスリーブに空気が送られなかったり、適切な圧がかからないため。また、足の下にチューブが入っているとチューブによる皮膚の圧迫で褥瘡（医療機器関連圧迫創傷：MDRPU*）などの皮膚障害を起こしてしまうため。

②

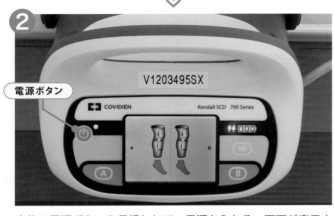

電源ボタン

本体の電源ボタンを長押しして、電源を入れる。画面が表示され、スリーブが加圧されることを確認する。さらに、スリーブの加圧と圧の開放が繰り返されることを確認する。

知りたいなぜ

間欠的空気圧迫法の「間欠的」とは?

　一定の時間をおいて起こったりやんだりするさまを間欠的といいます。しかし、この機器はただ決まった一定時間での圧迫と開放を繰り返しているわけではありません。SCD700シリーズには下肢静脈の圧迫を開放してから血液が再び静脈に満たされるまでの時間を測定する機能があり、患者さんの状態に合わせて適切な時間の圧迫が繰り返されるように設計されています。

この機器では、自動でスリーブの種類を検知し、装着しているスリーブの種類がディスプレイに表示されます

*【MDRPU】medical device related pressure ulcer

Part1 術前日
Part2 術直前
Part3 手術中
Part4 術直後
Part5 術後
Part6 機器・ルート別
Part7 基礎疾患別
Part8 疾患別

ワンポイント 何らかの理由で膝丈タイプが 片足しか装着できない場合は？

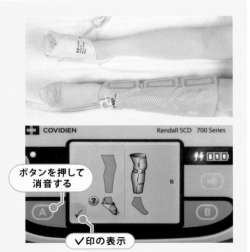

ボタンを押して
消音する

✔印の表示

膝に創があるなど何らかの理由で両側に膝丈タイプのスリーブが装着できない場合は、左右に異なる形状のスリーブを使用することができます。

左右に異なる形状のスリーブを装着した場合には、電源スイッチを入れた直後に写真のような画面表示（異なるスリーブ形状が表示され、足底タイプを装着している側に✔印が表示される）となり、アラーム音が鳴ります。このような場合には、✔印が表示されている側のボタン（AまたはBボタン）を押すと消音することができます（写真下）。ただし、アラームが鳴った場合には勝手に消音するようなことはせず、必ず教員か臨床指導者に指示を仰ぎましょう。

スリーブとチューブの接続の外しかた

スリーブとチューブの接続を外すときは、必ず接続コネクターを両手で持って、左右に分かれるように引き離します。

根拠 コネクターをねじったりすると、接続部が破損するおそれがあるため。

──── 観 察 ア セ ス メ ン ト 、 ケ ア と 根 拠 ────

DVTを早期発見するための観察ポイント

D VTは、日々の観察による早期発見がとても重要です。DVTのおもな症状や徴候は**表1**のとおりです。ただし、DVTはその3分の2以上が無症候性（症状がまったく現れない）といわれているため、肺血栓塞栓症（PTE*）が

突然発症することもあります。症状がないからといって安心せずに、後述する「援助計画立案のポイントと根拠」を参考に、観察やケアの計画を立案してください。

【表1　DVTの症状・徴候の観察】

症状・徴候	観察のしかた
浮腫	●下肢脛骨または足背を指で5秒以上圧迫する。指を離した後に左右どちらかの下肢だけに圧痕が残る場合はDVTを疑う 根拠 心不全などでは全身浮腫によって両足に浮腫が現れるが、DVTではDVTが起こっている側の足だけ静脈が閉塞するので片足のみに浮腫（圧痕）が現れる
ホーマンズ徴候	●患者さんを仰臥位または長座位とし、看護師が膝を軽く押さえながら足関節を背屈させる。このとき、腓腹部（ふくらはぎ）に痛みが現れる場合はDVTを疑う 根拠 DVTによって不完全に閉塞されている静脈が、足の背屈運動によって完全に閉塞されて急激に静脈還流圧が上昇するために痛みが出現する 足関節の背屈で痛みがあればDVTを疑います

＊【PTE】pulmonary thromboembolism

ローエンベルグ徴候	●患者さんの下腿に血圧計のマンシェットを巻いて加圧する。**60〜150mmHgの圧迫で痛みが現れる場合はDVTを疑う** 60〜150mmHgで痛みがあるか (根拠) DVTによって不完全に閉塞されている静脈が、下腿の圧迫によって完全に閉塞されて急激に静脈還流圧が上昇するために痛みが出現する
腫脹	●左右の下肢の周囲径（太さ）を測定する。**左右を比較して1cm以上の差がある場合はDVTを疑う** (根拠) DVTによって静脈が閉塞されていたり不完全に閉塞されていると静脈還流が低下するために、静脈血のうっ滞による腫脹がみられる
皮膚の変色	●急激に下肢が腫れ、皮膚の色が赤や紫色に変色していく場合はDVTを疑う (根拠) DVTによって静脈が閉塞すると静脈血の流出路が塞がれることで続く動脈血の流入も不可能となる。そのため皮膚が赤や紫色に変色する

弾性ストッキング装着中、フットポンプ実施中の注意点とケア

弾 性ストッキング装着中やフットポンプ実施中に注意したいのが、圧迫による**腓骨神経麻痺**と**コンパートメント症候群**、**皮膚トラブル**です（**表2**）。

【表2 腓骨神経麻痺・コンパートメント症候群、皮膚トラブル】

腓骨神経麻痺・コンパートメント症候群	皮膚トラブル
腓骨神経麻痺とは ●腓骨神経が圧迫され続けると、腓骨神経麻痺を起こす。腓骨神経麻痺を起こさないためには、腓骨頭を圧迫しないことが重要である。腓骨神経麻痺を起こすと、下腿外側から足背、第5趾以外の足趾背側にかけて、しびれや触った感覚が鈍くなるなどの症状が起こる。また、足の背屈ができなくなる下垂足という症状が起こる	**皮膚トラブルとは** ●弾性ストッキングやスリーブを装着している下肢の皮膚に瘙痒感（かゆみ）、発赤、潰瘍などが出現することがある。また、蒸れることによって、においが発生することがある

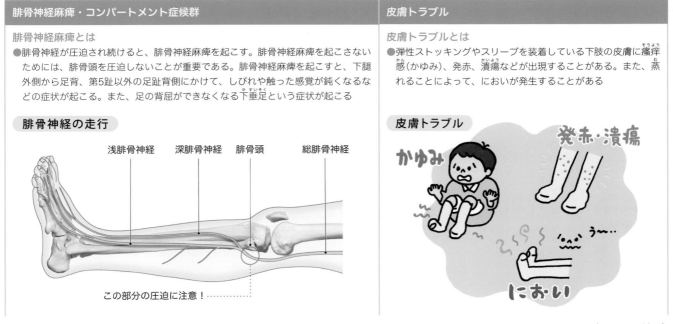

腓骨神経の走行

浅腓骨神経　深腓骨神経　腓骨頭　総腓骨神経

この部分の圧迫に注意！

皮膚トラブル

かゆみ　発赤・潰瘍　う…　におい

（P.84へ続く）

（表2つづき）

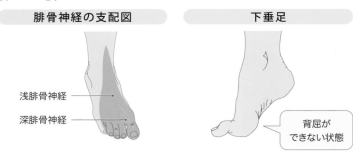

腓骨神経の支配図

浅腓骨神経
深腓骨神経

下垂足

背屈が
できない状態

コンパートメント症候群とは
●下肢の筋肉は膜状の壁でいくつかの区画に分けられており、これをコンパートメントという。下肢が過度に圧迫されてコンパートメント内部の圧が上昇し循環障害を起こすと、神経や筋肉に機能障害が起こる。これをコンパートメント症候群という

ケア
●弾性ストッキングでは患者さんのサイズに合ったものを選び、しわなどによって圧迫される力が部分的に強くなるようなことがないように注意する
●フットポンプでは、スリーブ装着の際に締めつけすぎないように、スリーブと下肢の間に指が縦に2本入るくらいの緩みをもたせる
【根拠】弾性ストッキングのしわが寄った部分の下肢は強い力で圧迫される。しわが腓骨頭にあって圧迫され続けると、腓骨神経麻痺を起こす。フットポンプによる過度の圧迫はコンパートメント症候群を起こす危険がある

ケア
●弾性ストッキングやフットポンプは24時間継続して使用することが望ましいとされる。しかし、皮膚トラブルの早期発見や皮膚の清潔保持の目的から、1日に2回程度は一時的に中断し、弾性ストッキングを脱いだり、スリーブを外したりして直接皮膚を観察する必要がある。清拭時は観察と清潔保持ができる絶好の機会である
【根拠】頻回の観察が大切な場合もあるが、DVTの予防目的のためには弾性ストッキングや間欠的空気圧迫法を中断することはよくない。できるだけ患者に負担をかけず、かつ中断する回数を少なくすることを考えると、必要なケアをするときに同時に観察をするのが望ましい

ケアを行うときにいっしょに
観察もできるとよいでしょう

援助計画立案のポイントと根拠

【表3　DVT予防の援助計画のポイント】

手術前	手術当日	手術後
●弾性ストッキングやフットポンプの必要性が理解できる 【根拠】患者さんがどのようなものを着用・装着するかイメージできるように説明する。とくにストッキングに慣れていない男性は、実際に着用したときに不快に感じることもあるので、どうしてストッキングが必要なのかを理解できることが重要である。弾性ストッキングに締めつけられることに苦痛を感じ、いつまでこんな状態が続くのかと、術後に苛立ちを訴える患者さんもいるので、どれくらいの期間着用するのかもあらかじめ説明しておく。フットポンプは空気を送り込むためのポンプ音が生じ、これが睡眠を阻害することもあるため、事前にどのようなものかを説明する。 ●正しいサイズの弾性ストッキングを着用することができる 【根拠】弾性ストッキングのサイズが正しくないと十分な効果が得られない。また、小さいサイズの弾性ストッキングを無理して履いた場合には、皮膚潰瘍などの皮膚トラブルを起こす危険もある。	●手術直前から正しく弾性ストッキングを着用することができる 【根拠】DVTを予防するためには、手術中から弾性ストッキングを着用する必要がある。そのため手術室へ向かうための準備のひとつとして、眼鏡や義歯を外すことや術衣を着用するのと同じように弾性ストッキングの着用も確認する。 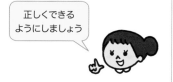正しくできるようにしましょう	●肺血栓塞栓症（PTE）を起こさずに早期離床ができる 【根拠】DVTを予防するためには、できるだけ早期に歩行を開始することがよいとされている。しかし、PTEを起こす危険が高くなるのは、術後の安静の後に初めて歩行するときであるため、術後安静後の初回歩行では患者さんを慎重に観察しながら離床を進める必要がある。離床をする前に下肢の観察を行い、DVTが起こっていないか確認してから離床を開始する。歩行中にはPTEが起こっていないか、または起こした場合にできるだけ早く対処できるように、PTEの症状である"突然に起こる呼吸困難、胸痛、チアノーゼ、咳嗽、SpO_2の急激な低下"の観察を怠らないようにする必要がある。

知りたいなぜ

弾性ストッキングの装着や間欠的空気圧迫法はいつからいつまで行うの？

　DVTは術後に発症することが多いといわれていますが、理学的予防法は手術中から実施することが望ましいといわれています。よって、病棟から手術室へ行くときには、すでに弾性ストッキングが装着されているという状態がよいでしょう。
　離床が進み歩行ができるようになったら、弾性ストッキングや間欠的空気圧迫法は一般的に不要となります。

＜参考文献＞
1. 太田覚史 編：特集　ナースが防ぐ！　深部静脈血栓症（DVT）．エキスパートナース 2013；3：34-61.
2. 肺血栓塞栓症/深部静脈血栓予防ガイドライン：肺血栓塞栓症および深部静脈血栓症の診断，治療，予防に関するガイドライン（2017年改訂版）2018．https://js-phlebology.jp/wp/wp-content/uploads/2019/03/JCS2017_ito_h.pdf（2020/08/20閲覧）
3. 山勢博彰：EBNursing 2007；7(3)：34-54.

ドレーン管理①：閉鎖式ドレーン

まず知っておきたい！ 基本知識

ドレナージとは？

感 染を起こさないように、または圧を逃すために血液、膿、滲出液、消化液、空気などを体外に排出することをドレナージとよびます。ドレナージのために使用する管をドレーンといいます。目的は**表1**のように分けられます。

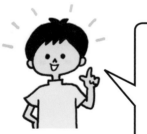

ドレナージに使用する管がドレーン

【表1 ドレーンの目的】

治療的ドレーン	●治療のために体内に貯留した血液、膿、滲出液、消化液などを体外に排出する目的で挿入されているドレーンのこと ●脳室ドレーン、胸腔内ドレーン、腹腔内ドレーン、経皮経肝胆管ドレナージ（PTCD*）、膿瘍内ドレーン、皮下ドレーンなど
予防的ドレーン	●手術後に血液、滲出液、消化液、気体などの貯留が予測される場合に、感染や縫合不全を防止するためにあらかじめ腹腔内や胸腔内に挿入しておくドレーンのこと ●腹腔内ドレーン、胸腔内ドレーン、消化管吻合部ドレーン、創部ドレーンなど
情報ドレーン	●体の表面からは見えないところで、出血、縫合不全、感染などの異常事態が発生した場合にそれを知らせるために挿入されているドレーンのこと ●消化管吻合部ドレーン、手術操作部ドレーンなど

＊【PTCD】percutaneous transhepatic cholangio drainage

閉鎖式ドレーンとは？

ド レーンには、**開放式**、**半開放式**、**閉鎖式**があります。

ドレーンをチューブで滅菌排液バッグにつなげ、排液が外界と接しないようにしたものを**閉鎖式ドレーン**といいます。重力によって排液が促されたり、ドレーンの種類によっては持続吸引をすることができます（**P.86表2**）。

閉鎖式ドレーンの利点は、**ドレナージ圧がコントロールしやすい**、**排液量の計測がしやすい**、**排液の性状が観察しやすい**、**逆行性感染を起こしにくい**、などが挙げられます。

閉鎖式ドレーンの欠点は、**閉塞しやすい**、**患者さんが動きにくい**、**事故抜去されやすい**、頑丈に固定するため**固定部の皮膚にトラブルが起こりやすい**、などが挙げられます。

【表2　臨床でよく出合う持続吸引ができる閉鎖式ドレーン】

J-VAC®ドレナージシステム（ジョンソン・エンド・ジョンソン株式会社）

●目的：体内に留置し、術後、創部の血液、破壊組織、滲出液などの排液を体外に吸引・排出する。

●しくみ
▶リザーバー（スタンダード型）＝スプリングの反発力によって、リザーバー内に陰圧（吸引圧）を生じさせ、術後創部の血液、体液などを吸引する。
▶リザーバー（バルブ型）＝容器の弾力性の反発力により、リザーバー内に陰圧（吸引圧）を生じさせ、術後創部の血液、体液などを吸引する。

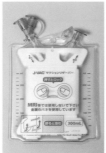
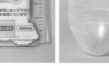

スタンダード型　　　**バルブ型**

SBバック®（住友ベークライト株式会社）

●目的：創部の血液、膿、滲出液、消化液、空気などの除去、減圧のために体内に留置したドレナージチューブを通して排出する。

●しくみ：ゴム球により吸引ボトル内を陰圧にし、バルーンを膨張させる。バルーンが元に戻るときに生じる吸引圧により、排液を排液ボトル内に吸引する。

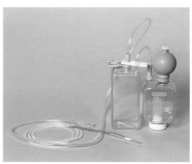

チェスト・ドレーン・バック（住友ベークライト株式会社）

●目的：胸腔ドレーンに接続し、胸腔から血液、空気、膿状分泌物を除去する。

●しくみ：胸腔ドレーンが接続された側から順に排液ボトル、水封室、吸引圧制御ボトルの三連ボトルが一体化したものである。最初のボトルに排液が、次のボトルで胸腔が陰圧になったときに空気が戻るのを防ぎ、最後のボトルで医師の指示以上の陰圧が胸腔内にかかるのを防いでいる。

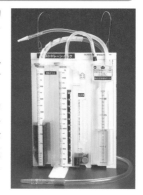

> あくまでもここでは使いかたの概要を説明したものなので、詳細な使用方法は添付文書などを確認しましょう

写真でわかる！ 手技と根拠

滅菌排液バッグの排液のしかた

菌排液バッグには複数の種類がありますが、どのバッグの場合でも排液の回収前にカルテなどから前回回収した排液の量と性状を把握します。これと比較しながら排液バッグ内にある排液の量や性状を観察し、異常が起こっていないかをアセスメントします（**表3**）。

【表3　排液前の観察】

排液量の確認	排液の性状の観察
●多くの医療施設では0時〜24時の間の決められた時刻に排液を回収している。この場合、1回の回収量は24時間で流出した排液の量となる ●1日に何度も排液を回収するような場合は、前回の回収から何時間が経過し、どれくらいの量が増加しているのかを観察する ●ドレーンの目的や何が排液されているかによって排液の量は一様ではないが、短時間で急激に増加するような場合には注意が必要である	●ドレーンの先端がどこに挿入されているかによって、排液の性状が異なる ●性状を表現するには、「血性」「淡血性」「淡々血性」「黄色」「淡黄色」「緑黄色」などの言葉を用いる ●感染を起こしていると、粘稠性があり、膿様の排液となる ●一度淡々血性となった排液が、急激に血性に変化したような場合は、出血を起こしている可能性がある

必要物品

❶マスク
❷プラスチックグローブ
❸ディスポーザブルエプロン
❹回収容器
❺アルコール綿
❻廃棄用のビニール袋
❼処置用シーツ

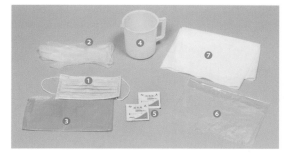

製品ごとに説明します

J-VAC®ドレナージシステム：スタンダード型

❶ 患者さんに排液バッグ内の排液を回収することを説明し同意を得る。

❷ 排出口のキャップを開ける（リザーバーの中に空気が入り、リザーバーが最大に膨らんだ状態となる）。
根拠 側面にある目盛りはリザーバーが最大に膨らんだ状態での排液量に対応しているため。

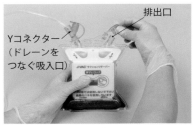

Yコネクター（ドレーンをつなぐ吸入口）　排出口

❸ 逆流防止弁がついているため、ドレーンを閉塞する必要はない。リザーバーを床面に対し垂直に持ち、排液の性状を確認し、側面の目盛りでおおよその排液量を計測する。
根拠 逆流防止弁がない場合はドレーンを閉塞しないと逆行性感染を起こすおそれがある。

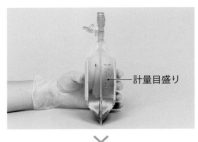

計量目盛り

❹ リザーバーを傾け、排出口から排液を回収する。
根拠 リザーバーの上部に排出口があるため。

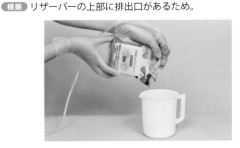

❺ リザーバー表面にある親指マークの上に、マークと同じように両手の親指を置き、強く押し、リザーバーが平たくなって手を離しても膨らんでこないようにロックする。
根拠 J-VAC®ドレナージシステム（スタンダード型）は内部にあるスプリングの反発力によって、リザーバー内に吸引圧を生じさせる方法であるため。

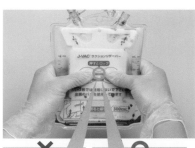

真上から押してもロックできない

①上へスライド
②下に落ちる
③ロック完了

❻ 血液などによるすべりが原因で、ロックが外れることがあるため、フラップを親指マークが書いてある面とは逆の方向に少し折り曲げて（フラップダウン）ロックを確実にする。
根拠 排液口のキャップを閉める前にロックが外れてしまうとスプリングが縮まらず吸引圧がかからなくなってしまうため。

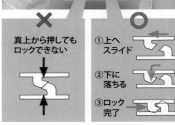

フラップ

❼ 排出口のキャップをしっかり閉める。
根拠 排液を漏らさないため、また吸引圧がかかるようにするため。

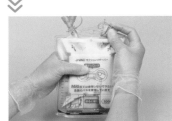

❽ 吸引を開始するために、❻で親指マークの面とは逆方向に折り曲げておいたフラップを、今度は親指マークのある面のほうに向かって折り曲げる（フラップアップ）。
根拠 これによって、ロックが解除され、リザーバー内部のバネが伸び、リザーバーが膨らむことで吸引が開始される。

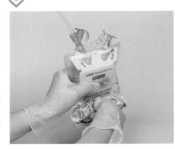

Part1 術前日
Part2 術直前
Part3 手術中
Part4 術直後
Part5 術後
Part6 機器・ルート別
Part7 基礎疾患別
Part8 疾患別

⑨ 再度きちんと吸引されている
かを確認する。

●ロックを解除して
すぐにリザーバー
が最大まで膨らむ
ような場合は、ど
こかから空気が漏
れている可能性が
ある。

J-VAC®ドレナージシステム：バルブ型

① 患者さんに排液バッグ内の排液を回収することを説明し同意を得る。

⇓

② 排出口のキャップを開ける
（リザーバーの中に空気が
入り、リザーバーが最大に膨ら
んだ状態となる）。
根拠 側面にある目盛りはリザ
ーバーが最大に膨らんだ状態で
の排液量に対応しているため。

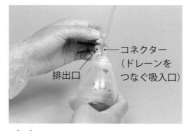
排出口 ─ コネクター（ドレーンをつなぐ吸入口）

⇓

③ 逆流防止弁がついているた
め、ドレーンを閉塞する必
要はない。リザーバーを床面に
対し垂直に持ち、排液の性状を
確認し、側面の目盛りでおおよ
その排液量を計測する。
根拠 逆流防止弁がない場合は
ドレーンを閉塞しないと逆行性
感染を起こす恐れがある。

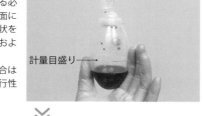
計量目盛り ──

⇓

④ リザーバーを静かに傾けて
握り、排液を回収する。
根拠 リザーバーの上部に排出
口があるため。

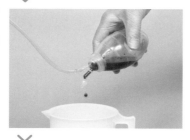

⇓

⑤ 排液口のキャップをそのまま開け
た状態でリザーバーを絞るように
押しつぶし、押しつぶした手を緩めな
いように保ちながら、反対の手で排出
口のキャップをしっかりと閉じる。
根拠 J-VAC®ドレナージシステム（バ
ルブ型）はリザーバーの容器自体の弾
性で膨らむことでリザーバー内に吸引
圧を生じさせる方法であるため。

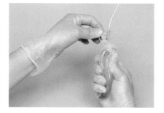

⑥ 排出口のキャップを閉めたことを確認したら、押しつぶした手を離す。
リザーバーが反発することで吸引が開始される。
根拠 キャップを閉めないと外気によって膨らみ吸引圧がかからないため。

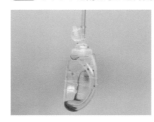

●押しつぶした手を
離した直後にリザ
ーバーが膨らんだ
場合は、どこかか
ら空気が漏れてい
る可能性がある。
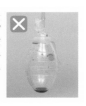

SBバック®

SBバック®の各部位名称

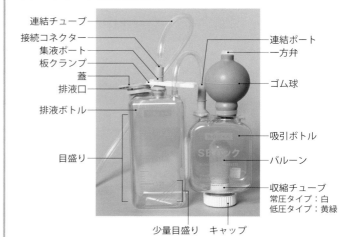

連結チューブ
接続コネクター
集液ポート
板クランプ
蓋
排液口
排液ボトル
目盛り
連結ポート
一方弁
ゴム球
吸引ボトル
バルーン
収縮チューブ
常圧タイプ：白
低圧タイプ：黄緑
少量目盛り　キャップ

☆常圧タイプと低圧タイプがあり、低圧タイプのみ「低圧タイプ」と表示がある。

① 患者さんに排液バッグ内の排液を回収することを説明し同意を得る。
排液ボトルの目盛りでおよその排液量を計測する。

⇓

② 板クランプで集液ポートを
しっかり閉じる。
根拠 逆行性感染を防止するた
め。

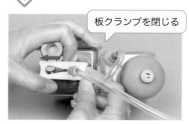
板クランプを閉じる

⇓

③ 排液口の蓋を開け、排液ボトルを傾け排液を回収する。
根拠 排液ボトルの上部に排出口があるため。

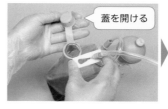
蓋を開ける

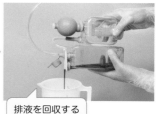
排液を回収する

❹ 集液ポートの板クランプは動かさず閉じたままで、排液ボトルの蓋を
しっかり閉じる。

（根拠）板クランプを開いた状態でバルーンを膨張させると創部に過度な吸
引圧がかかるおそれがあるため。

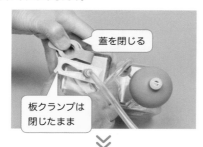

蓋を閉じる

板クランプは
閉じたまま

❺ 吸引ボトルのゴム球をポンピングし、吸引ボトル内のバルーンを膨ら
ます。

（根拠）製品の性質は、ゴム球を使って吸引ボトル内を陰圧にすることで、
バルーンが膨張し、そのバルーンがしぼんでいくときに生じる吸引圧によ
って排液を排液ボトル内に吸引するというしくみである。

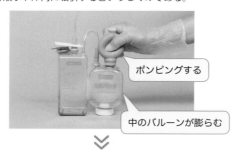

ポンピングする

中のバルーンが膨らむ

❻ 板クランプを開く。

（根拠）板クランプを開放することで吸引が開始する（最高陰圧：吸引
開始時の吸引圧は27kPa）。

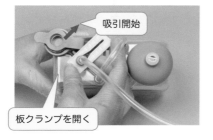

吸引開始

板クランプを開く

排液実施中の注意事項

ここではJ-VAC®ドレナージシステム：スタンダード型を使
って説明しますが、以下の注意事項はすべての滅菌排液バッグ
に共通する注意事項です。

● 排液バッグを傾けるなどして排液バッグ内が完全に空になるよう
にする。

（根拠）完全に空にならないと排液量が正確ではなくなり、また排液
が長時間とどまっていることは感染源となるため。

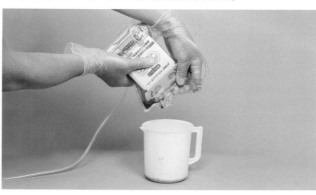

● 排液中に、排液口が回収瓶に接しないようにする。

（根拠）瓶に接することによって感染性微生物が伝播する可能性が高
くなる。つまり、交差感染を起こす危険があるため。

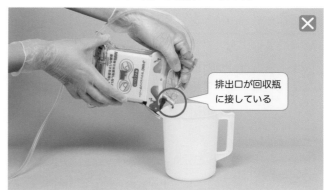

排出口が回収瓶
に接している

知りたいなぜ

ドレーンのミルキング、する? しない?

ミルキングとは、ドレーンの閉塞を防ぐために、用指的またはミル
キングローラーでチューブをしごくことをいいます。

まず確認することは、ミルキングをしてもよい素材のドレーンであるかどうかで
す。J-VAC®ドレナージシステムなど一部のドレーンでは、シリコン製で傷つきや
すいため、ミルキングローラーを用いた強いミルキングを避ける必要があります。
またミルキングが可能なドレーンであっても、強いミルキングによるチューブの破
損や事故抜去などには十分に注意する必要があります。

ドレーンの挿入されている部位やその目的によって、基本的にミルキングをしな
いドレーンもあります。

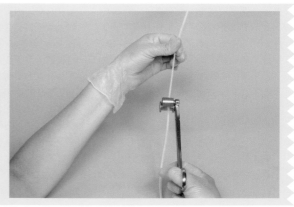

Part1 術前日
Part2 術直前
Part3 手術中
Part4 術直後
Part5 術後
Part6 機器・ルート別
Part7 基礎疾患別
Part8 疾患別

ドレーンを固定している皮膚の観察

ド レーンを体に固定している皮膚の観察を行います。発赤やびらんがあるような場合には、テープの固定位置を変えたり、管が皮膚に直接あたるような箇所にガーゼを挟んだり、ドレッシング材を使用したりという工夫をします（図1）。

【図1 ドレーンの固定の工夫】

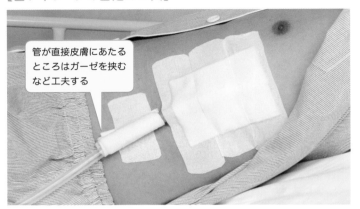

管が直接皮膚にあたるところはガーゼを挟むなど工夫する

排液の量、性状の観察

排 液を回収する前に排液量を観察していますが、ドレーンバッグそのものについている目盛りは精密に量を測定できるものではないため、排液を回収したあとに、正確に量を測定できる容器に移すなどして排液量を確実に観察します。

　また排液を回収する前に排液の性状も観察していますが、ドレーンバッグそのものが透明ではないこともあるので、排液を回収したあとにも必ず排液の性状を直接見て確認する必要があります。

排液は、量だけでなく色や粘稠度などのさまざまな情報が含まれています

援助計画立案のポイントと根拠

ド レーンは、折れ曲がったり排液の流出を妨げるような位置を避けて固定します。また、患者さんはドレーンによって拘束されているように感じることがあるので、精神的なケアも心がける必要があります。

【表4 ドレーン留置中の患者さんへの援助計画立案のポイント】

● 事故抜去の防止
▶ドレーンが抜けないようにしっかりと皮膚に固定する。
　根拠 ドレーンが抜けると再挿入のためには手術が必要となり、患者さんに負担をかけることになるため。
▶テープ固定は1か所ではなく最低2か所で皮膚に固定する。
▶ループをつくれるドレーンの場合は、ループをつくって皮膚に固定するようにする。
　根拠 ドレーンに引っ張られる力が加わった場合に2か所で固定してあればより外れにくくなる。またループにしていると力が加わっても直接刺入部に力がかかることを避けることができるため。

● 皮膚トラブル防止
▶毎日定期的に皮膚の状態を観察する。発赤、びらん、かゆみなどが起こっていないか視診、問診を行い記録する。
　根拠 皮膚トラブルの早期発見のため。
▶ドレーン類が直接皮膚に当たらないようにテープ固定のしかたを工夫する。例えば、オメガ貼りやドレーン類をガーゼで包むなどの方法がある。
　根拠 ドレーンなどのテープ類が直接皮膚に当たることは皮膚トラブルの原因となるため。
▶ドレーンと皮膚を圧迫しない下着や寝衣を選ぶ。
　根拠 下着や寝衣のゴムの部分がドレーンを圧迫して皮膚トラブルを起こすことがあるため。
▶テープ類を毎日貼り替える。
　根拠 同じテープを同じ皮膚に貼り続けていると皮膚トラブルの原因になるため。また皮膚の観察をするため。

● ドレナージ実施中の患者さんへの説明と理解
▶どのようなドレーンが、どこに入っているか、どのように取り扱うのか、体動時の注意事項などを説明し理解してもらう。
　根拠 排液バッグがベッドに固定されているような場合は歩行時に携帯してもらわなくてはならないため。忘れて歩行してしまうと事故抜去の危険がある。また誤った管理をすることで有効な排液ができなくなる可能性があるため。

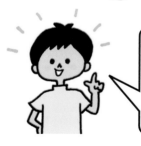

ドレーン管理②：胸腔ドレーン（低圧持続吸引）

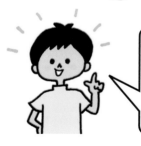

取り扱いは要注意！ 胸腔ドレナージの原理と管理をマスターしよう！

ここでは、胸腔内にドレーンを留置しドレナージをする**胸腔ドレナージ**を取り上げます。胸腔ドレナージは**取り扱いを間違えると重大な事故につながります**。排液を目的とする胸腔ドレナージに焦点を当てますので、その原理や管理方法をマスターしていきましょう。

--- まず知っておきたい！ 基本知識 ---

胸腔ドレナージの目的とは？

胸|腔ドレナージの目的はおもに以下の４つです。
①疾患や手術、外傷などで胸腔内が陽圧となってしまった場合に圧を正常に戻す
②胸腔内に血液や膿、胸水などが貯留した場合にそれらを体外に排出する
③開胸術後などに、体の表面からは見えないところでの出血や縫合不全、感染などの異常事態の有無の確認
④手術後の創部の癒合状態の確認

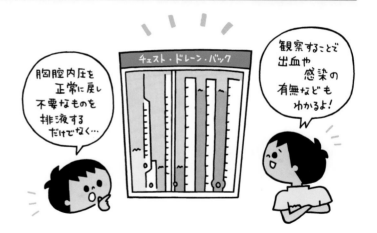

胸腔ドレナージが必要な患者さんとは？

自|然気胸、外傷性気胸、緊張性気胸、膿胸、血気胸、開胸術後など、何らかの原因で胸腔内が陰圧に保たれなくなった場合、または胸腔内に気体や液体が溜まり、そのために肺が広がらなくなった場合に胸腔ドレナージを行います。胸腔内圧が高いままだったり、肺が十分に広がらない場合には、**呼吸困難**や**縦隔偏位**を起こし**循環機能、呼吸機能に重大な影響を及ぼします。**

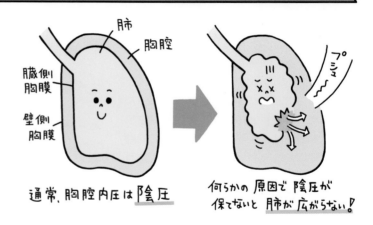

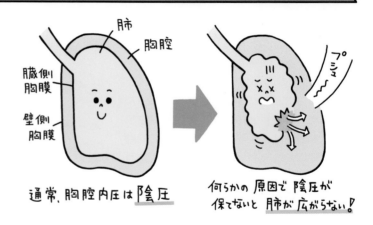
通常、胸腔内圧は陰圧

何らかの原因で陰圧が保てないと 肺が広がらない！

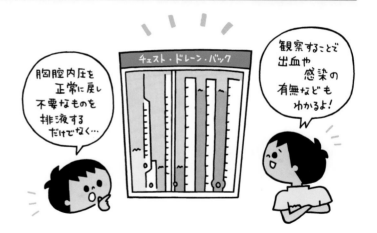
胸腔内圧を正常に戻し不要なものを排液するだけでなく…

チェスト・ドレーン・バック

観察することで出血や感染の有無などもわかるよ！

肺
胸腔
臓側胸膜
壁側胸膜
プシュ

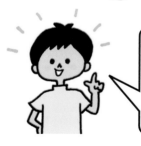

Part1 術前日
Part2 術直前
Part3 手術中
Part4 術直後
Part5 術後
Part6 機器・ルート別
Part7 基礎疾患別
Part8 疾患別

胸腔ドレナージでは、患者さんに胸腔ドレーンを挿入・留置します。ドレーンとは、ドレナージに用いる管や紐状の医療用器具のことです。ドレナージの目的によって挿入される部位が異なります。

気胸の患者さんでは、脱気すること（気体を抜くこと）が目的なので、ドレーンの先端は肺尖部に向けて挿入されます。一方、漿液や血液などの液体を排出する目的では、ドレーンの先端は液体が貯留している胸腔の背側に向けて挿入されます。これは「空気は上に、液体は下に」貯留する性質に合わせて、より効果的にドレナージができるようにするためです（図1）。

【図1 胸腔ドレーンの挿入位置】

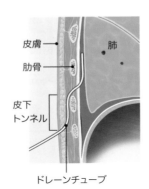

皮膚／肺／肋骨／皮下トンネル／ドレーンチューブ

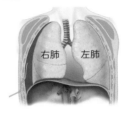

気体の排出（脱気）目的では肺尖部に向けて挿入

右肺　左肺

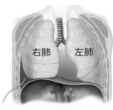

液体の排出目的では胸腔の背側に向けて挿入

右肺　左肺

ドレーンの排液の量と性状を観察することで、体の中で起こっていることを把握できます。疾病や患者さんの状態によっても異なりますが、淡血性〜漿液性で、1日100〜200mL以下が一般的です。突然に量が増えたり、性状が変わったりした場合は、患者さんに何か異変が起こっていると考えられます。

【表1 排液の量と性状と対処方法】

	正常	異常	原因	対処方法
色	淡血性〜漿液性	血性	出血	●バイタルサインの測定 ●医師への報告
		混濁、浮遊物	感染	●排液をグラム染色、培養 ●医師への報告
		気体	気胸	●接続部のゆるみやドレーンが抜けていないかをチェック ●医師への報告
量	1日100〜200mL以下（目安）	血胸や術直後の場合で1時間に200mL以上の血性排液	出血	●直ちに医師に報告 ●バイタルサインのチェック

清水潤三、曽根光子：はじめてのドレーン管理. メディカ出版、大阪、2007：41より一部改変

三連ボトル方式の場合

排液ボトル、水封室、吸引圧制御ボトルの3つの部分に分かれており、三連ボトル方式はこの3つがセットになったものです。排液ボトルには、排液が溜まります。水封室は、水が弁の役割をして胸腔内圧が陰圧となっても大気が胸腔内に流れ込まないようになっています。吸引圧制御ボトルは、吸引圧を調整しています。

例：三連ボトル方式のチェスト・ドレーン・バック（Q-1タイプ）
（住友ベークライト株式会社）

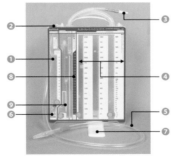

❶吸引圧制御ボトル：この水位によって吸引圧を調整することができる
❷注水口（空気導入口）：吸引圧制御ボトル内に滅菌蒸留水を入れるための注水口
❸吸引装置接続チューブ：吸引器を接続する
❹排液ボトル：出血や胸水などの排液が溜まるボトル
❺胸腔ドレーン接続チューブ：患者さんに挿入されている胸腔ドレーンと接続する
❻サイレンサー：気泡が発生する音を小さくする
❼スタンド
❽胸腔内圧測定目盛り
❾水封室：水封することで外界と胸腔内を遮断し、水が弁の役割をして大気が胸腔内に流れ込むことを防ぐ

低圧持続吸引器の場合

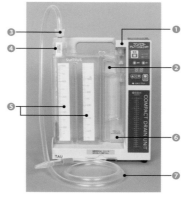

例：コンパクトドレーンユニット
（住友ベークライト株式会社）

吸 引ポンプ機能を内蔵している電動式の持続吸引器です。低圧持続吸引器には、それぞれ専用の排液ボトルがあります。排液ボトルは排液が溜まる排液部と水封部からなります。圧を設定できる吸引ポンプを内蔵しているため、吸引圧制御ボトルに相当する部分はありません。

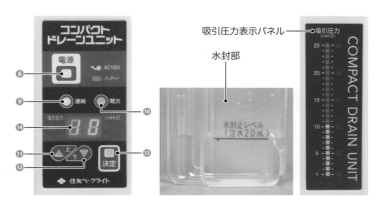

吸引圧力表示パネル

水封部

❶本体
❷移行防止部
❸キャップ
❹封印ラベル
❺排液部
❻水封部
❼コネクティングチューブ

❽電源スイッチ：スイッチを押すとすべてのランプが2秒間点灯し、その後、❾連続吸引スイッチ、❿間欠吸引スイッチが点滅する。＊連続吸引を行う場合には→❾連続吸引スイッチを押すとランプが点灯する。⓫アップスイッチ、⓬ダウンスイッチ、⓭決定スイッチ、⓮設定値表示、が点滅する。⓫・⓬スイッチを押して吸引圧力の設定を行い、最後に⓭決定スイッチを押すと吸引が開始される。

写真でわかる！ 手技と根拠

バック交換時の方法

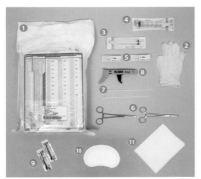

必要物品
❶新しいチェスト・ドレーン・バック
❷プラスチックグローブ
❸30mLのカテーテルチップ
❹20mLのシリンジ
❺滅菌蒸留水
❻チューブ鉗子2本
❼ナイロン結束バンド
❽タイガン
❾イソジン綿棒
❿膿盆
⓫処置用シーツ

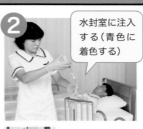

2 水封室に注入する（青色に着色する）

規定量の滅菌蒸留水を吸引圧制御ボトル、水封室に注入した状態

吸引装置接続チューブから20mLのシリンジを使用して滅菌蒸留水を規定量水封室に注入する（青色に着色する）。次に、吸引圧制御ボトルへ注入口から30mLのカテーテルチップを使用して滅菌蒸留水を設定圧の高さまで注入する（黄色に着色する）。新しいチェスト・ドレーン・バックの準備ができたら、患者さんに接続する前に必ず気密性※を確認する。

（根拠）外気が胸腔内に流入しないように水封する必要がある。また胸腔内と通じているチェスト・ドレーン・バック内を清潔に保つため滅菌蒸留水を使用する。

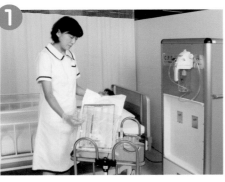

1 プラスチックグローブを着用して包装袋から新しいチェスト・ドレーン・バックを取り出す。

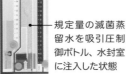

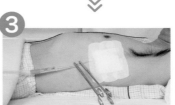

3 患者さん側の胸腔ドレーンをチューブ鉗子で2か所クランプする。

（根拠）通常胸腔内は陰圧に保たれているため、胸腔ドレーンをクランプしないままバック交換をした場合、胸腔内に空気が流入してしまう。1か所クランプしただけでは万が一それが外れた場合、患者さんに危険が及ぶので念のために必ず2か所クランプする。

※【気密性の確認の方法】①チェスト・ドレーン・バックのドレーン接続チューブをチューブ鉗子でクランプする。②吸引装置側のコネクティングチューブをチェスト・ドレーン・バックの吸引装置接続チューブとつなぐ。③吸引装置のスイッチを入れ、徐々に圧を上げると水封室と吸引圧制御ボトルから気泡が出る。水封室からの気泡がなくなったのち、吸引圧制御ボトルから気泡が発生する。④気泡が確認できたら、吸引のスイッチを切り、吸引装置接続チューブを吸引装置から外す。このとき水封室の水が水封室に向かって右側にある細い管の中を上昇し、20～30秒そのまま静止すれば気密性が確保できている。この上昇がみられない場合は別の新しいものと交換する必要がある。⑤①でクランプしたドレーン接続チューブのクランプを外し、水封室の水位が元の位置に戻ることを確認する。

Part1 術前日
Part2 術直前
Part3 手術中
Part4 術直後
Part5 術後
Part6 機器・ルート別
Part7 基礎疾患別
Part8 疾患別

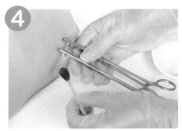

④ 圧をかけていた吸引装置のスイッチを切り、吸引装置接続チューブを外す。患者さんに挿入されているドレーンから古いチェスト・ドレーン・バックを外し、接続部をイソジン綿棒で消毒する。消毒後に新しいチェスト・ドレーン・バックの胸腔ドレーン接続チューブと接続する。新しいチェスト・ドレーン・バックの吸引装置接続チューブに吸引装置を接続する。

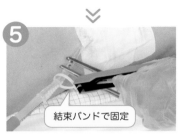

結束バンドで固定

⑤ 接続部が外れないようにチェスト・ドレーン・バックのコネクターと胸腔ドレーンが重なっている箇所をナイロン結束バンドで留める。さらに、タイガンを使用してナイロン結束バンドを強固に締めつける。

（根拠）通常胸腔内は陰圧に保たれているので、接続が外れると大気が胸腔内に流入し胸腔内が陽圧になり呼吸状態に重大な影響を及ぼすため。

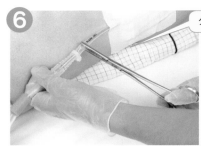

クランプを緩める

⑥ 患者さん側の胸腔ドレーンをクランプしていたチューブ鉗子を外す。次に、残りのチューブ鉗子を徐々に緩め吸引を開始する。

（根拠）急激に陰圧をかけないようにするため。

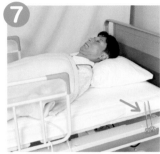

⑦ 2本のチューブ鉗子は、ベッドサイドに常に準備しておく。

（根拠）万が一接続が外れた場合に、すぐにドレーンをクランプすれば胸腔内への大気の流入を最小限にすることができる。すぐに対処できるように常にチューブ鉗子は2本ベッドサイドに準備しておく。

ドレーンのテープ固定の方法

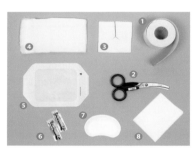

必要物品
- ❶テープ
- ❷はさみ
- ❸滅菌Yガーゼ
- ❹滅菌ガーゼ
- ❺フィルム剤（必要に応じて）
- ❻イソジン綿棒
- ❼膿盆
- ❽処置用シーツ

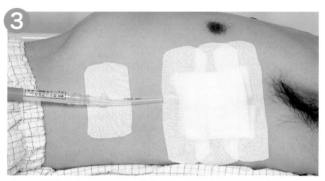

③ チューブが抜けないように、刺入部とは別にもう1か所テープ固定する。この際、テープ固定をする皮膚にあらかじめテープを貼り付けておき、その上からチューブをテープで貼り付け固定する。

（根拠）チューブが直接皮膚にあたると、潰瘍や水疱（すいほう）、皮膚剥離（はくり）の原因となる。

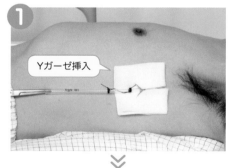

Yガーゼ挿入

① ドレーンの挿入部をイソジンで消毒したあと、滅菌Yガーゼを挿入し、その上を滅菌ガーゼで覆う。

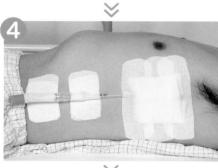

④ チューブがひっぱられても抜けることがないように必ず2か所以上テープで固定する。

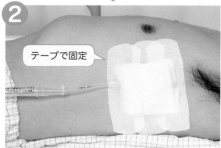

テープで固定

② テープでガーゼを固定する。

⑤ 皮膚の剥離や水疱、発赤がある場合は、フィルム剤等で保護する。

臥床中のドレナージの管理

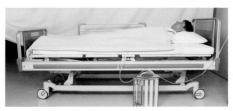

臥床中は患者さんの胸腔より低い場所にドレーンバックを置く。

根拠 患者さんの胸腔より高い位置に排液ボトルがあると、排液が患者さんの体内に逆流するおそれがある。逆流した場合には、上行感染を引き起こすことがある。

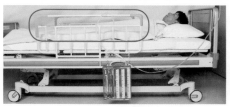

チューブが柵の間に挟まって閉塞しないように、また、チューブが柵を乗り越えないように注意する。

根拠 チューブの閉塞や屈曲が起こると、設定の圧がかからなくなったり、排液の流出が妨げられる。また、チューブが柵を乗り越えるような形になっている場合には、排液が胸腔内に逆流して上行感染の原因となる。

歩行中のドレナージの管理

❶低圧持続吸引器を使用している場合はバッテリーの残量を確認する。

根拠 歩行中にバッテリーが切れると、規定の陰圧がかからなくなる。

❷点滴スタンドなどを用意し、ドレーンバックを胸腔より低い位置にしっかりと固定する。

根拠 患者さんの胸部より高い位置に排液ボトルがくると、排液が患者さんの体内に逆流するおそれがある。またドレーンバックが倒れると水封がされなくなり大気が胸腔内に流入したり、指示された圧がかからなくなる。

❸チューブやドレーンバックが患者さんの動きを妨げていないか、歩行に危険はないか、チューブが過度にひっぱられていないかを確認する。

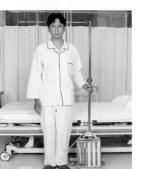

●患者さんの胸腔ドレナージの目的が排液であり、ドレーンバックやチューブに逆流防止弁がついていれば歩行中でもチューブ類のクランプの必要はない。しかし、逆流防止弁がない場合は2か所でクランプする。

根拠 逆流防止弁がない場合は、ドレーンバック内の排液が胸腔内に逆流する危険がある。

●脱気目的でドレナージを行っている場合、歩行中も胸腔内の空気を抜き続ける必要があるのでドレーンはクランプしない。

根拠 クランプしてしまうと指示の圧がかからなくなったり、肺の広がりを妨げてしまう。

観察アセスメント、ケアと根拠

三連ボトル方式の場合、低圧持続吸引器の場合、胸腔ドレナージ中の患者さんに共通するものに分けて**表2〜4**に示します。

【表2 観察ポイントとケア（三連ボトル方式）】

観察ポイント	根拠とケア
吸引圧制御ボトル内の水中に連続的に気泡が発生しているか	**根拠** 治療に必要な設定圧より高い吸引圧をかけていると気泡が出る。これは胸腔内にかかる圧を一定に保つように吸引圧制御ボトルによって余分な圧を逃がしているために外気が吸い込まれて気泡が発生する。気泡が出ない場合は設定圧が低すぎる状態であることを示す **ケア** 気泡が出る程度に圧を調整する
吸引圧制御ボトル内の水面の高さが医師の指示どおりになっているか	**根拠** 吸引圧制御ボトル内の水の高さが治療のための設定圧を示している目盛りより高かったり低かったりすると設定どおりの吸引圧にならない **ケア** 医師の指示どおりの圧で吸引できるように、滅菌蒸留水を追加したり、または抜き取ったりする

【表3 観察ポイントとケア（低圧持続吸引器）】

観察ポイント	根拠とケア
バッテリーの残量は十分か	**根拠** 急な停電が起こったときや患者さんが移動する場合にはバッテリー運転となる。バッテリーが十分でないと器械が停止し、陰圧がかからなくなる **ケア** 器械のメンテナンスを普段からしっかり行う。使用しない期間でも定期的に点検し、いつでも使用できるように充電しておく必要がある
使用環境は問題ないか	**根拠** 動作に電気を使用しておりコンピューター制御でもあるため、湿気や振動、直射日光などによって誤作動する可能性がある。点滴ボトルの真下に置いた場合は点滴液が漏れて器械を濡らしてしまう危険があるため使用する環境を整える必要がある

【表4 胸腔ドレナージ中の患者さんに共通する観察ポイントとケア】

観察ポイント	根拠とケア
水封室の水が指示された量になっているか	**根拠** 水が足りないときちんと水封されないため、大気が胸腔内に流入するおそれがある
水封室にエアリークがあるか （水封室の水の中に気泡がでてきているか） **エアリーク**	**根拠** 気胸のように胸腔内で空気が漏れるとエアリークが生じる。エアリークは2～3日で消失するが、それ以上続く場合は患者さんに問題が生じている可能性がある。また、エアリークが続く場合、ドレーンに穴がある、抜けている、接続が緩んでいる可能性もある **ケア** バイタルサインの測定を行い、とくに呼吸状態を注意深く観察する。呼吸音を聴診し、呼吸音が聴こえないようなことがないことを確認する。また、チューブに穴や亀裂が入っていないか、接続が緩んでいないか確認する
水封室の水に呼吸性移動があるか 呼吸性移動は管内の液の動きで確認	**根拠** 呼吸性移動がない場合には、ドレーンが閉塞・屈曲している可能性がある **ケア** ドレーンが屈曲していないか確認する。またドレーンをミルキングする、体位変換をする、深呼吸を促すなどして再度呼吸性移動があるかどうか確認する
排液ボトル内の排液の量と性状が急激に変化していないか（P.92表1も参照）	**根拠** 急激な量の増加や性状の変化がある場合、患者さんに異常が生じている可能性がある **ケア** 出血が多い場合はショックとなるリスクがあるため、バイタルサインを測定し医師に報告する
胸腔ドレーンの挿入部周辺に皮下気腫ができていないか	**根拠** 肺から漏れた空気が皮下に移動すると皮下気腫となる。皮下気腫は患者さんの皮膚を触診すると雪を踏むような（握雪感）感触がある。皮下気腫はほとんどの場合自然に消失するが、程度がひどい場合や皮下気腫の範囲が広がる場合は処置が必要となる **ケア** 皮膚を触診し、皮下気腫がどこまで広がっているかマーキングをし、その後の広がりがないかどうか注意深く観察していく必要がある
胸腔ドレーンが縫合糸でしっかりと皮膚に固定されているか	**根拠** 縫合糸が外れているとドレーンが抜去されてしまう危険がある。自然に抜去されて気がつかないでいると患者さんに呼吸障害が起こることもある **ケア** 毎日1度はドレーンの挿入部を観察し、しっかりと皮膚にドレーンが固定されているかどうか確認する
胸腔ドレーンがテープできちんと固定されているか	**根拠** ドレーンが抜去されてしまう危険がある **ケア** 必ず2か所以上の部位でしっかりと固定する

援助計画立案のポイントと根拠

【表5 胸腔ドレナージの管理における援助計画立案のポイントと根拠】

● 異常の早期発見

根拠 胸腔ドレナージ中に緊張性気胸を起こしたり、心停止が起こる場合があるため。また、ドレーンの閉塞や接続部のゆるみ、抜去事故が起きることがあるため。

ケア バイタルサインの変化、とくにSpO2や呼吸回数、呼吸困難の訴えがないかどうか注意深く観察する。呼吸音を聴診したり、呼吸状態を観察することで異常を早期に発見することができる。また先に挙げた胸腔ドレナージの観察点をすべて確認し、どれか1つでも異常があった場合には対処、報告する必要がある。

● 精神的な苦痛の緩和

根拠 体動制限による精神的苦痛を最小限に抑える必要がある。胸腔ドレナージ中の患者さんは、体動を制限されるために不眠となることや精神的な苦痛を感じることがある。

ケア 苦痛を表出できないでいるとストレスが強くなり、最終的に治療を継続することが困難になる場合もあるため、ストレスを溜めないような工夫が必要となる。患者さんはドレナージをしているために、ベッド上で過ごす時間が多くなるが、状態によってはまったく歩行ができないというわけではない。治療の妨げにならない範囲でベッドから離れる時間をつくることも大切である。

● 皮膚トラブルの予防

根拠 胸腔ドレナージをしている患者さんは、テープ固定による皮膚トラブルを起こしやすくなっている。

ケア テープ固定をしている箇所の皮膚の観察を注意深く行い、早めの対処を心がける必要がある。

＜参考文献＞
1. 佐藤憲明：ドレナージ 管理＆ケアガイド. 中山書店, 東京, 2008：64.　　2. 竹末芳生, 藤野智子：エキスパートナース・ガイド 術後ケアとドレーン管理. 照林社, 東京, 2009：272.

Part

術後（術後1日目〜）

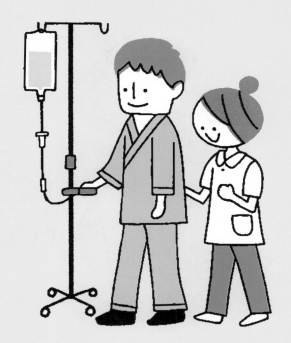

CONTENTS

❶ みてわかる 術後1日目〜の患者さん

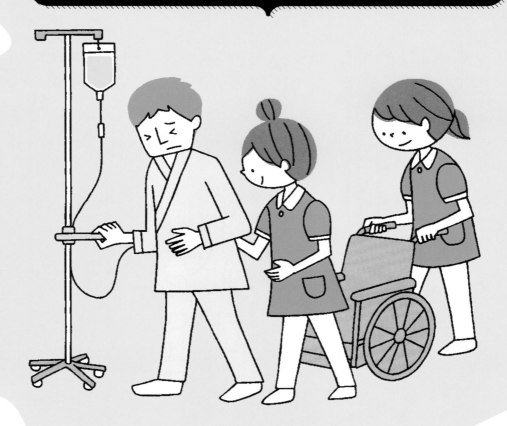

かかわりかたのポイント

- 術後1日目以降もさまざまな合併症が起こるリスクがあります。どの合併症を起こすリスクが高いか、一般的に出現するといわれている合併症と患者さんの既往や生活習慣などの情報を合わせてアセスメントし、**観察やケアの優先度の高い合併症を把握する**ことが重要です。
- 術後合併症は早期発見だけではなく予防も大切で

す。観察だけではなく同時に**予防のためのケア**も計画していきましょう。

- この時期には回復促進のために離床も開始されます。術後の初回離床にはさまざまなリスクが潜んでいます。**患者さんの安全を確保できる離床方法**を計画することが大切です。

Part1 術前日
Part2 術直前
Part3 手術中
Part4 術直後
Part5 術後
Part6 機器・ルート別
Part7 基礎疾患別
Part8 疾患別

❷ 術後の観察項目とポイント

── 術後1日目の患者さんの状態 ──

強い疼痛により深呼吸や痰の排出ができないため**無気肺**になるリスクがあります。**術後出血**のリスクも高い状態です。体温と脈拍は増加し、腸蠕動は停止または微弱であり、**高血糖**となります。さらにサードスペースへの水分の移行によっ

て尿量は減少します。これらの変化は手術侵襲による正常な生体反応と捉えることができます。安静解除となれば離床を進めます。術後初めての離床では、**深部静脈血栓症による肺血栓塞栓症**を起こす危険があります。

項目	観察ポイント	ケアのポイント	経過でみるポイント
術後出血	●【術後出血（術直後［術当日］）の観察ポイント（**P.65**）】を継続 ●血液検査データ（赤血球数［RBC*］、ヘモグロビン［Hb*］、ヘマトクリット値［Ht*］）	●【術後出血（術直後［術当日］）のケアのポイント（**P.65**）】を継続	●【術後出血（術直後［術当日］）の経過でみるポイント（**P.65**）】を継続
呼吸器合併症（無気肺）	●呼吸回数、呼吸のリズムや深さ、呼吸音、SpO_2*、痰の有無や性状、血液ガス検査、胸部X線写真	●術前に練習した排痰法と呼吸訓練を実施する。創痛のため咳嗽反射ができない場合は、創部を押さえるなどの痛みをやわらげる工夫をする ●自力での排痰が困難な場合は吸引を行う ●意識的に深呼吸の回数を増やすよう促す	●術後は痰などの分泌物で末梢気管支が閉塞し、創痛により浅い呼吸を繰り返すため**無気肺**を発症しやすい ●無気肺を防ぐために患者さん自身に**痰**を排出してもらい、意識的に**深呼吸**をしてもらう
急性疼痛	●疼痛の程度やパターン ●鎮痛薬の使用状況や効果	●痛みの少ない体位を工夫する ●痛みのパターンを把握して鎮痛薬を効果的に使用する	●ベッド上臥床では痛みは小さいが、体動により痛みが出現する ●疼痛が動作の妨げとならないようにする
深部静脈血栓症（肺血栓塞栓症）	●【深部静脈血栓症（肺血栓塞栓症）（術直後［術当日］）の観察ポイント（**P.66**）】を継続 ●離床や歩行時に肺血栓塞栓症の症状（突然起こる呼吸困難、胸痛、チアノーゼ、咳嗽、SpO_2の急激な低下）がないか観察する	●早期離床で深部静脈血栓症を予防できることを説明し離床や歩行を促す ●離床が進まない場合には弾性ストッキングや間欠的空気圧迫法を継続し、下肢の底屈・背屈運動を促す ●【深部静脈血栓症（肺血栓塞栓症）（術直後［術当日］）のケアのポイント（**P.66**）】を継続	●肺血栓塞栓症は術後、離床や歩行開始時に発症しやすいため、初回歩行の前には深部静脈血栓症の有無の観察を行う ●離床や歩行をする患者さんの呼吸状態を観察し、異常があればすぐに対処する
皮膚トラブル	●手術の際の消毒液や血液が皮膚に残っていないか ●ドレッシング材やドレーンを固定するテープによる発赤やかぶれなどの皮膚トラブルが起こっていないか	●全身清拭を行い、消毒液や血液を完全に落とす ●テープによる発赤やかぶれなどの皮膚トラブルがあれば、テープの固定位置を変える	●術後の全身清拭は皮膚トラブル予防を目的に行う
外科的糖尿病	●血液検査（血糖値）、意識レベル、尿中ケトン体・血中ケトン体、低血糖症状	●医師の指示で血糖値を定期的に測定する ●スライディングスケールの指示がある場合にはインスリンを投与する	●麻酔や手術の強いストレスが作用して、術後は高血糖状態が数日間続く。高血糖が続くと創傷治癒の遅延や易感染の助長、後に縫合不全を起こすリスクが高くなるため血糖コントロールを行う

＊【RBC】red blood cell
＊【Hb】hemoglobin
＊【Ht】hematocrit
＊【SpO_2】saturation of percutaneous oxygen：経皮的酸素飽和度

項目	観察ポイント	ケアのポイント	経過でみるポイント
急性腎不全	●1時間ごとの尿量【急性腎不全（術直後[術当日]）の観察ポイント（**P.66**）】参照 ●血液検査データ（尿素窒素[BUN*]、クレアチニン[Cr*]）	●【急性腎不全（術直後[術当日]）のケアのポイント（**P.66**）】を継続	●【急性腎不全（術直後[術当日]）の経過でみるポイント（**P.66**）】を継続
術後感染（点滴刺入部からの感染）	●点滴刺入部の発赤や膿様の付着物の有無 ●点滴ルートや点滴針の接続部が外れていないか、点滴針を固定しているテープに血液や点滴液のしみだしがないか ●点滴刺入部の静脈に発赤や熱感がないか	●離床や歩行により点滴ルートが外れないよう注意する ●点滴液のしみだしがみられた場合は、しみだしの原因を確認する	●術前の栄養状態不良、血糖コントロール不良、喫煙、ステロイド薬使用がある場合にはとくに感染の早期発見に努める ●点滴を扱う際にはすべて無菌操作で行う
術後感染（創部感染）	●創部の発赤、ドレーンの排液の性状、体温	●閉鎖式ドレーンでは清潔操作で排液を廃棄する ●ミルキングが可能な閉鎖式ドレーンではミルキングを行い排液が滞らないようにする ●開放式ドレーンでは無菌操作でガーゼ交換を行う	●術前の栄養状態不良、血糖コントロール不良、喫煙、ステロイド薬使用がある場合にはとくに感染の早期発見に努める ●創部やドレーンを扱うときはすべて無菌操作で行う
術後感染（尿路感染）	●尿道留置カテーテル挿入部の発赤や分泌物の有無 ●尿の混濁や浮遊物の有無	●毎日陰部洗浄を行う ●採尿バッグの尿は清潔操作で廃棄する	●尿道留置カテーテルは留置期間が長くなるほど尿路感染症のリスクが高くなるため、早期に抜去する。留置中は感染予防のために陰部洗浄を行う ●術前の栄養状態不良、血糖コントロール不良、喫煙、ステロイド薬使用がある場合にはとくに感染の早期発見に努める
精神状態（不安の除去）	●不安や緊張、疼痛をがまんしている表情やしぐさ ●苦痛の訴えや悲観した言動	●痛みはがまんしなくてよいことを伝える ●チューブ類は徐々に少なくなることを説明する ●回復の兆しがあれば、患者さんに知らせる ●家族との面会を勧める	●創部痛やドレーン類が挿入されていることによる体動の制限などにより苦痛を強いられ、恐怖や不安が強くなっている ●ムーアの分類（第1相）では無関心、無欲求の時期であり、離床や清拭を勧めても関心を示さないことがあるため、早期回復のための援助を受け入れてもらえるように説明する
早期離床	●離床前の観察：疼痛の有無や程度、SpO₂、深部静脈血栓症の徴候の有無 ●離床中の観察：血圧、脈拍、顔面蒼白、冷汗、めまい、嘔気、耳鳴り、視野狭窄	●術前に訓練した離床方法で離床を進める ●術前に訓練はしているが、実際の離床では体動時に疼痛が出現したり、ドレーンや点滴などのチューブ類が患者さんの動作を妨げたり、またバイタルサインが安定していないこともあるため段階的に離床を進めるようにする ●**ファウラー位➡長座位➡端座位➡ベッドサイド立位➡ベッドサイド足踏み➡病室内歩行➡病棟内歩行**のように段階的に離床を拡大していく ●初回歩行では足取りがしっかりしないことや、迷走神経反射や起立性低血圧から気分不快が起こる可能性があるため、歩行中は車椅子を常に使える工夫をしておく（車椅子を押した看護師を併走させるなど）	●術後24時間程度は安静に過ごすが、可能であれば術後1日目には離床を開始する ●離床を開始したときが深部静脈血栓症による肺血栓塞栓症を起こすリスクが最も高い（**P.66**「深部静脈血栓症（肺血栓塞栓症）」参照） ●術後初回の歩行では、迷走神経反射や起立性低血圧から気分不快や失神を起こすリスクが高い ●患者さんが転倒するようなことがないように常に患者さんを観察し、症状が少しでも現れたらただちに臥床させるようにする

＊【BUN】blood urea nitrogen
＊【Cr】creatinine

【図1 手術侵襲に伴う神経・内分泌反応】

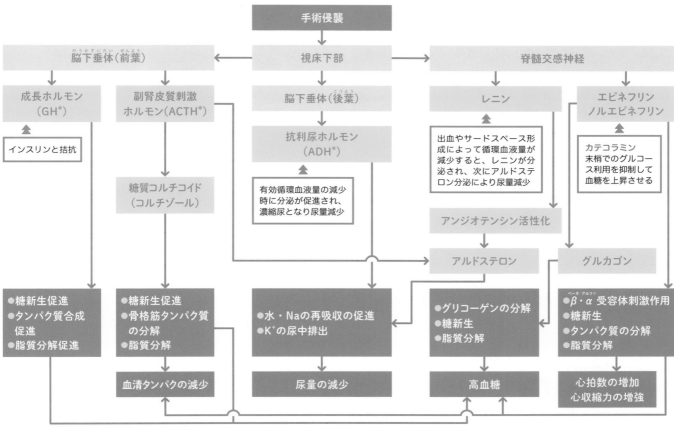

鎌倉やよい，深田順子：周術期の臨床看護判断を磨く 手術侵襲と生体反応から導く看護. 医学書院，東京，2008：4. 図1-3より一部改変し，転載
＊【GH】growth hormone ＊【ACTH】adrenocorticotropic hormone ＊【ADH】antidiuretic hormone

手術侵襲に伴う免疫反応

- 生体は手術侵襲を受けると、**図1**のような神経・内分泌反応が起こると同時に免疫反応も起こります。免疫反応は外部から侵入してきたウイルスや細菌などを攻撃して体を守ることですが、ここでサイトカインと総称される生理活性タンパク質がかかわり免疫反応を増強させます。
- サイトカインとは侵襲の情報を全身に伝達する物質で、侵襲時には白血球や血管内皮細胞などさまざまな箇所から生産されます。
- サイトカインには炎症反応を高める**炎症性サイトカイン**と、過剰な炎症反応を抑制する**抗炎症性サイトカイン**とがあります。手術によって創部ができると局所で炎症性サイトカインが生産されます。術後の体温の上昇、急性期タンパク質（CRP＊など）の増加に関与しています。手術侵襲が大きいと炎症性サイトカインが過剰に生産され

局所から全身にめぐり、正常な細胞も攻撃してしまいます。これを抑制するのが抗炎症性サイトカインです。これらがバランスをとりながら侵襲を受けた生体の恒常性を保とうとします。

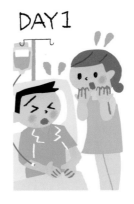

DAY1

＊【CRP】C-reactive protein：C反応性タンパク

Part1 術前日
Part2 術直前
Part3 手術中
Part4 術直後
Part5 術後
Part6 機器・ルート別
Part7 基礎疾患別
Part8 疾患別

術後2日目の患者さんの状態

無気肺、急性腎不全のリスクが高い状態ですが、疼痛は術後1日目より減少し、術後出血のリスクは下がります。体温の上昇、頻脈、腸蠕動音の停止または微弱、高血糖、尿量減

少という生体反応は続きます。疼痛をコントロールし離床を進めます。

項目	観察ポイント	ケアのポイント	経過でみるポイント
術後出血	●【術後出血（術直後[術当日]）の観察ポイント（**P.65**）】を継続	●【術後出血（術直後[術当日]）のケアのポイント（**P.65**）】を継続 ドレーンの排液の量や症状だけでなく、ドレーン挿入部や周辺の皮膚の観察も重要です	●術後出血のリスクは低下するが引き続き観察し早期発見に努める ●こまめなバイタルサイン測定を行う。ドレーン排液・量の観察【術後出血（術直後[術当日]）の経過でみるポイント（**P.65**）】参照 ●ドレーンの挿入されている部位によって排液の性状や量は異なるが、術後2日目では淡血性〜淡々血性となる
呼吸器合併症（無気肺）	●呼吸回数、呼吸状態、呼吸音、SpO₂、痰の有無や性状、血液ガス検査	●離床が進むと呼吸や排痰がしやすくなる ●【呼吸器合併症（無気肺）（術後1日目）のケアのポイント（**P.99**）】を継続	●気管からの分泌物が多く、排出が困難であれば無気肺のリスクは続く ●無気肺の予防には離床を進め呼吸や排痰がしやすいようにすること、術前から練習した呼吸訓練や排痰法を継続することが大切である
急性疼痛	●疼痛の程度やパターン ●硬膜外麻酔のカテーテルが抜去された場合には疼痛が増強する可能性があるため、疼痛のパターンを把握し、鎮痛薬を使用するタイミングに役立てる	●痛みの少ない身体の動かしかたを工夫する。そのためにギャッチベッドを最大限に利用する ●【急性疼痛（術後1日目）のケアのポイント（**P.99**）】を継続	●疼痛は断続的な痛みとなり、体動に合わせて痛みが出現する程度となるが、硬膜外麻酔のカテーテルが抜去されると、術後1日目に自制内であった疼痛が急に増強することがある ●離床を進め、排痰法や呼吸訓練を継続する必要がある時期であるため、疼痛をコントロールし重篤な術後合併症を予防する
深部静脈血栓症（肺血栓塞栓症）	●【深部静脈血栓症（肺血栓塞栓症）（術後1日目）の観察ポイント（**P.99**）】を継続	●深部静脈血栓症が疑われたらすぐに離床を中止し、医師に報告する ●歩行距離が延びたら弾性ストッキングの着用と間欠的空気圧迫法を中止する ●脱水にならないように輸液が適切に行われているか管理する	●術後1日目に離床がほとんど進まなかった患者さんでは、引き続き離床や歩行を開始する前に深部静脈血栓症が起こっていないことを確認し、歩行中の患者さんの呼吸状態を常に注意し、異常があればすぐに対処する
外科的糖尿病	●【外科的糖尿病（術後1日目）の観察ポイント（**P.99**）】を継続	●【外科的糖尿病（術後1日目）のケアのポイント（**P.99**）】を継続	●【外科的糖尿病（術後1日目）の経過でみるポイント（**P.99**）】を継続
術後感染（点滴刺入部からの感染）	●【術後感染（点滴刺入部からの感染）（術後1日目）の観察ポイント（**P.100**）】を継続 ●白血球数（WBC*）、CRP、発熱	●【術後感染（点滴刺入部からの感染）（術後1日目）のケアのポイント（**P.100**）】を継続	●【術後感染（点滴刺入部からの感染）（術後1日目）の経過でみるポイント（**P.100**）】を継続
術後感染（創部感染）	●【術後感染（創部感染）（術後1日目）の観察ポイント（**P.100**）】を継続 ●白血球数（WBC）、CRP、発熱	●【術後感染（創部感染）（術後1日目）のケアのポイント（**P.100**）】を継続	●【術後感染（創部感染）（術後1日目）の経過でみるポイント（**P.100**）】を継続

＊【WBC】white blood cell

項目	観察ポイント	ケアのポイント	経過でみるポイント
術後感染 （尿路感染）	●【術後感染（尿路感染）（術後1日目）の観察ポイント（**P.100**）】を継続 ●尿道口の不快感や発熱がないか観察する ●白血球数（WBC）、CRP	●【術後感染（尿路感染）（術後1日目）のケアのポイント（**P.100**）】を継続	●【術後感染（尿路感染）（術後1日目）の経過でみるポイント（**P.100**）】を継続
精神状態 （不安の除去）	●硬膜外麻酔のカテーテルが抜去されたことによる痛みの増強が不安を与えていないか ●【精神状態（不安の除去）（術後1日目）の観察ポイント（**P.100**）】を継続	●痛みの増強は硬膜外麻酔のカテーテルを抜去したためであることを説明し、状態が悪くなっているのではないことを説明する ●回復の兆しがあれば、患者さんに知らせる ●家族との面会を勧める	●ドレーンやチューブ類による体動制限などで苦痛を強いられ、硬膜外麻酔のカテーテルが抜去されたことによる疼痛の増強がさらに恐怖や不安を強くさせる ●早期回復のための援助を受け入れてもらえるよう説明する【精神状態（不安の除去）（術後1日目）の経過でみるポイント（**P.100**）】参照
早期離床	●【早期離床（術後1日目）の観察ポイント（**P.100**）】を継続	●患者さんと話し合って前日より歩行距離を延ばすような目標を立てる ●前日に離床が進まなかったり、疼痛が増強している場合は、迷走神経反射や起立性低血圧によって気分不快が起きる可能性が高いため、歩行中は車椅子を常に使える工夫をしておく	●引き続き離床を進める ●前日に離床が進んでいない場合は深部静脈血栓症による肺血栓塞栓症を起こすリスクがある（**P.99**「深部静脈血栓症（肺血栓塞栓症）」参照） ●術後初回の歩行では、迷走神経反射や起立性低血圧から気分不快や失神を起こすリスクが高い ●前日よりも歩行距離が延ばせるように援助する

> 患者さんの既往や状態によって異なるため、この表は必ずしも優先順位が高い順に項目を挙げているのではないことに留意してください

術後合併症の"出現優先度"を考える

●術後合併症には一般的な出現時期があります。本書ではそれに従って説明をしていますが、患者さんのもつ既往歴や生活習慣などによって出現時期や期間が異なる場合があるため、どの術後合併症を起こしやすい状態かをアセスメントする必要があります。

●例えば術後出血は術後24時間を過ぎるとリスクが低下してきますが、術前から抗凝固薬を内服していた患者さんでは24時間を過ぎても注意して観察する必要がありますし、糖尿病の既往がある患者さんでは、一般的な外科的糖尿病の出現時期が過ぎても血糖値の観察を続ける必要があります。

●身体のどの部位にどのような手術を受けたかによって出現する合併症もあります。例えば膵臓の手術では膵液漏という合併症が出現することに注意しなくてはなりませ

んが、これを子宮頸がんの手術で考えてみると起こることはまずありません。

●周術期の実習では、**患者さんから得られるさまざまな情報をアセスメント**して、**今一番リスクが高いのは何かを**考え、その**優先度に合った観察やケアを計画していく**ことが重要です。

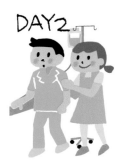

DAY2

Part1 術前日
Part2 術直前
Part3 手術中
Part4 術直後
Part5 術後
Part6 機器・ルート別
Part7 基礎疾患別
Part8 疾患別

術後3日目の患者さんの状態

まだ疼痛はありますが、歩行距離は延びてきて深部静脈血栓症のリスクは低下します。体温・脈拍は正常に戻り、腸蠕動が回復して排ガスがみられます。利尿期に入るため尿量が増加します。十分に排痰ができないと**肺炎**のリスクが高くなります。また**感染**があると創部やドレーンから膿様の滲出液が排出され発熱などの徴候が現れます。

項目	観察ポイント	ケアのポイント	経過でみるポイント
呼吸器合併症（肺炎）	●発熱、呼吸回数、呼吸状態、呼吸音（副雑音の有無）、SpO₂、痰の量や性状、白血球数（WBC）、CRP	●離床を進めることで呼吸や排痰が容易になる ●排痰法を実施する ●自力での排痰が困難な場合は吸引を行う	●排出できずに末梢気管支に残った痰に細菌が繁殖し肺炎を起こすリスクが高くなる ●離床を進めて呼吸や排痰を容易にし、排痰法を継続する
術後感染（点滴刺入部からの感染）	●【術後感染（点滴刺入部からの感染）（術後1日目）の観察ポイント（P.100）】を継続 ●発熱	●【術後感染（点滴刺入部からの感染）（術後1日目）のケアのポイント（P.100）】を継続	●【術後感染（点滴刺入部からの感染）（術後1日目）の経過でみるポイント（P.100）】を継続
術後感染（創部感染）	●【術後感染（創部感染）（術後1日目）の観察ポイント（P.100）】を継続	●【術後感染（創部感染）（術後1日目）のケアのポイント（P.100）】を継続 ●必要であれば無菌操作により創部ガーゼまたはドレッシング材を交換する	●【術後感染（創部感染）（術後1日目）の経過でみるポイント（P.100）】を継続
イレウス	●腹部膨満、腹部打診音、腸蠕動音、悪心、嘔吐、腹痛、腹部膨満感、排ガスの有無、腹部X線検査	●離床を進め腸管運動を促進する ●創部を避けた腹部や背部の温罨法は腸管運動を促進する	●全身麻酔の術後は腸管運動が停止する。これは術後の生理的イレウスの状態で、通常は48〜72時間以内に回復する ●72時間を過ぎても排ガスや腸蠕動運動がない場合は麻痺性イレウスを疑う
早期離床	●疼痛の有無	●より歩行距離を延ばすような目標を立てて離床を進める	●歩行する距離をさらに延ばせるように援助する

手術前後では、何が正常で何が正常ではないかを見極めるのがコツ！

手術を受ける患者さんを受け持った学生は、侵襲を受けたことで急激に変化する患者さんの状態に右往左往してしまい、その変化の速さにもついて行けないといいます。そうならないためには、術後の回復過程で患者さんの身体に何が起こるのか、あらかじめ理解しておくことが重要です。

例えば、術後に起こる尿量減少や発熱は**手術に対する生体の正常な反応**で、手術を受けていない患者さんにみられる尿量減少や発熱とはその**意味が大きく異なる**のです。

手術前後では、とくに手術後に起こる身体の変化をきちんと理解して、**何が正常で何が正常ではないかを見極められるように準備**しましょう。

＜参考文献＞
1．下間正隆：エキスパートナースMOOK36　まんがで見る術前・術後ケアのポイント—カラー版．照林社，東京，2000．
2．竹内登美子 編著：＜講義から実習へ＞周手術期看護3　開腹術／腹腔鏡下術後を受ける患者の看護．医歯薬出版，東京，2000；46．
3．雄西智恵美，秋元典子 編：成人看護学　周手術期看護論 第3版．ヌーヴェルヒロカワ，東京，2014．

❸ 必要な看護の知識（早期離床とその後の経過）

── 術後数日経過してから出現する合併症 ──

● 術後3日以上が経過すると、術後早期に起こるとされている合併症のリスクは低下していきます。ここでは一般的な術後合併症の出現時期から説明していますが、既往歴や術前の生活習慣、離床の進み具合などによって、注意すべき合併症も一様ではありません。複数の情報から患者さんをアセスメントして、**引き続き起こりやすい術後合併症の予防と早期発見に努める**必要があります。

【表1　術後数日後に出現する合併症】

術後せん妄	● 術後のさまざまな要因によって、術後2〜5日後に急激に症状が現れる ● 高齢者に多く、幻覚や妄想、危険行動、精神的興奮、昼夜の逆転などが一過性にみられる ● 精神的興奮や異常行動によって安静が保持できないことで、術後回復の遅延の可能性もあるため注意が必要である ● おもな誘発原因には、手術による不安、麻酔薬の影響、術後疼痛、血液ガス異常、電解質異常、術後の環境などが考えられている 　ケア ● 術前から不安の強い患者さんには話を傾聴することや、できるだけそばにいる、タッチングをするなど不安の除去に努める 　● 入院生活のなかで休息や睡眠がとれるように環境を整える 　● 危険行動が起こるとドレーンやチューブ類の事故抜去や、ベッドからの転落などにつながり治療の妨げになるため、患者さんの安全確保に努める
腸閉塞	● 術直後の麻酔や筋弛緩薬の影響、開腹手術による刺激などによる消化管の蠕動運動の低下が術後2〜3日以降まで続き、排ガスがなく、腹部膨満が増強する場合には麻痺性のイレウスが疑われるが、この腸管麻痺（イレウス）とは異なり、腸管が機械的・物理的に閉塞する術後の腸閉塞が術後3日以降に出現することがある。原因はおもに開腹術後の癒着である。腹腔内の癒着によって腸管内腔が癒着し腸閉塞が起こる ● 腹部膨満、腹痛、嘔気・嘔吐、排便がなくなるなどの症状が出現する ● 腹部X線撮影では、異常な腸管のガス像、腸管の拡張、ニボー像がみられる ● 既往に開腹手術、帝王切開などがある場合は腸閉塞を起こしやすい 　ケア ● 腹部症状を観察し、早期発見に努める 　● 離床を進め、術前の日常生活行動にできるだけ早く戻すよう努める
縫合不全	● 術後に縫合部が十分に癒合せず、一部または全部が離開してしまう状態をいう。術後3日以降に発生する ● 局所的要因には、縫合部の血流障害、過度の緊張、内圧の上昇、感染、病変の残存などがある ● 全身的要因には、低酸素血症、低栄養、糖尿病、免疫の状態などが関係する ● 発熱、頻脈、白血球の増加、創痛、創部の発赤、腫脹、熱感、膿様の滲出液、ドレーンからの排液の性状の変化などがみられる 　ケア ● 術前から栄養状態をよくするために食事環境を整える 　● 術前から血糖をコントロールする 　● 術後の酸素療法を確実に行う 　● 創部やドレーンの排液の観察、バイタルサインや血液検査のチェックを行い早期発見に努める
術後感染	● 術後に発生する感染症で30日以内に発症したものを術後感染症という。術後3〜6日くらいに起こりやすい ● 手術操作が直接及ぶ部位に発症するものを手術部位感染とよび、手術創部の感染、縫合不全、腹腔内感染などがある ● 手術部位以外に発症するものを術野外感染とよび、呼吸器感染症、尿路感染症、カテーテル感染症、胆道感染症などがある ● おもな原因は術中開放となった消化管、皮膚の常在細菌による術野の汚染である 　ケア ● 術後感染症の発症には、手術創がどれだけ細菌に接触するかどうかが大きく影響するため、創部の管理（ドレッシング材の種類や交換方法、ドレーンの取扱いかたなど）が重要となる 　● 手術創以外に留置されているチューブ類や輸液を取り扱うときも無菌操作を徹底する

── 早期離床の重要性 ──

● 早期離床は多くの**術後合併症の予防**となり、また**患者さんが回復しているということを実感**できる重要な看護援助です（**P.106表2**）。
● 早期離床の必要性を説明し理解してもらい、患者さんが積極的に離床に取り組むよう準備します。

● 離床の前に**疼痛**の有無を確認し、疼痛があれば痛み止めを使用し、痛みがなくなる時間を狙って離床を促すようにします。
● **P.106表3**のように段階的に離床を拡大していきます。ドレーンや尿道留置カテーテルなどのチューブ類が抜けていくにしたがって行動範囲を拡大します。

【表2 早期離床の目的】

☐ **無気肺の予防**(排痰の促進による)
☐ **手術創の治癒促進**(横隔膜が下がることで肺への酸素の取り込みが増加する)
☐ **イレウスの予防**(腸蠕動の回復を促進し、排ガスを誘発し、経口摂取が可能となる)
☐ **尿路感染症の予防**(トイレ歩行ができることにより尿道留置カテーテルの早期抜去につながる)
☐ **深部静脈血栓症を予防**することで、**肺血栓塞栓症のリスクを下げる**(歩行によって下肢の筋肉のポンプ作用が回復)
☐ **腰背部痛の予防、褥瘡の予防**
☐ **気分転換、不眠の解消**

● 初めて患者さんが離床するときは、いきなり立位をとると起立性低血圧や迷走神経反射が起こる危険があるので、**表3**の順に離床をすすめます。次の体位をとる前に、患者さんに気分不快はないか、ふらふらしないかなどを聞き、立位になる前には一度血圧、脈拍、SpO_2を測定します。

【表3 早期離床の流れ】

❶ ファウラー位　　❺ ベッドサイドで足踏み
❷ 長座位　　　　　❻ 病室内歩行
❸ 端座位　　　　　❼ 病棟内歩行
❹ ベッドサイド立位

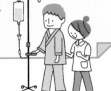

離床時に念頭におきたいリスク

● 術後初めての離床や歩行では、注意すべき観察点が複数あります。観察を怠ると患者さんが怪我をしたり、命にかかわるようなことにもなりかねません。**表4**のリスクを念頭において、離床の際は**患者さんの小さな反応も見逃さない**ように常に観察をしましょう。

【表4 離床時に念頭におきたいリスク】

迷走神経反射	☐ 冷汗 ☐ 気分不快 ☐ 顔面蒼白 ☐ 意識レベルの低下 ☐ 失神	● 痛み止めを使って疼痛コントロールができていても、離床に伴う体動によって激しい痛みを生じることがある。激しい痛みは迷走神経反射を引き起こし、末梢血管拡張による血圧低下、脈拍数の低下から脳に十分な血液が送れなくなるリスクがある ● 症状が観察されたら、すぐに離床を中止し、転倒しないように体を支え座位をとらせるか臥床させ、バイタルサインを測定し医師に報告する
起立性低血圧	☐ ふらつき ☐ 耳鳴り ☐ 視野狭窄 ☐ 頭痛	● 術後に循環血液量が減少していると起こりやすい。臥床安静から立位になることで重力によって血流が下肢に移行し血圧が低下する。左記の症状が出現し、立位や歩行が困難になるリスクがある ● 症状が観察されたら、すぐに離床を中止し、転倒しないように体を支え座位をとらせるか臥床させ、バイタルサインを測定し医師に報告する
肺血栓塞栓症	☐ 急激な呼吸困難 ☐ 胸痛	● 術中・術後の体動制限により、離床前の患者さんは深部静脈血栓症を起こしているリスクがある ● 気づかずに離床を進めると、静脈血栓が血流にのって移行し肺動脈を閉塞させ、突然死の原因となる ● ホーマンズ徴候やローエンベルグ徴候、下肢の観察をし深部静脈血栓症が疑われるときは離床を行わない ● 症状が観察されたら、すぐに離床を中止し、SpO_2を測定するとともに医師をよぶ

（表4つづき）

障害物による転倒	□転倒 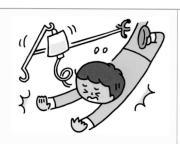	●初回の離床では、ドレーンや尿道留置カテーテルなどの**チューブ類**が留置されているまま行うことが多く、これらのチューブ類が体動や歩行の妨げになって転倒するリスクが高くなる ●ドレーンやチューブ類が事故抜去されると、再挿入や場合によっては再手術が必要になり患者さんへの負担が増す ●転倒により怪我をすると離床が進まなくなり回復の遅延につながる ●離床の前にドレーンやチューブ類の整理、ベッドサイドの環境整備、履物や寝衣の工夫をして転倒の原因になるものをあらかじめ避ける ●常に患者さんを支えられる位置に立って離床を進める

── 離床終了後のケア ──

●離床や歩行の終了後は、**表5**のケアを行います。患者さんの安全を守るために、最後までしっかり観察・ケアを行い、次回の離床に向けても意欲をもてるようかかわりましょう。

【表5　離床終了後のケア】

臥床までの確認	●病棟歩行など離床が終了し病室に戻ってきたら、患者さんが**ベッドに臥床するのを確認**する (根拠) 病室入り口からベッドまでは障害物も多く転倒の危険があるため。また途中で気分不快を起こす危険もあるため
ドレーン・チューブ類を戻す	●ベッドに患者さんが臥床したら、離床のため一時的に寝衣や点滴スタンドなどに移動させていた**ドレーンやチューブ類**をベッドサイドの適切な位置に戻す ●点滴は指示された量がきちんと滴下しているか確認する (根拠) ドレーンやチューブ類、点滴療法が機能しなくなってしまうと治療の妨げとなるため
酸素療法の再開	●酸素療法を行っている患者さんでは、離床中一時中止していた酸素療法を再開する ●離床中に酸素ボンベを使用して酸素療法を継続していた患者さんでは、中央配管に切り替える (根拠) 低酸素血症を防ぐため
問診、バイタルサイン測定	●離床中の痛みや気分不快を問診し、顔色や冷汗などがないか観察し、**バイタルサインを測定**する (根拠) 異常の早期発見のため
創部、ドレーンの確認	●**創部のドレッシングへのしみだし**、**ドレーンの排液の量と性状**を確認する (根拠) 術後出血の早期発見のため
ナースコールの準備	●ナースコールを患者さんの手元に置く (根拠) 異常を感じたときにすぐに看護師を呼ぶことができるため
患者さんへの声かけ	●離床ができたことに労いの言葉をかけ、次回の離床の計画を話し合う (根拠) 患者さんの回復への気持ちを高めるため

④写真でわかる！ 教科書には載っていない看護技術

持続的導尿の管理から抜去まで

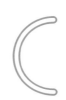

持続的導尿は管理が大切！

腎臓には**生体の代謝終末産物を排泄する**という大切なはたらきがあります。術中、術後と尿量を観察することで**手術によって変化する患者さんの身体的な情報を得る**ことができます。

術後はさまざまな理由から術中に引き続いて持続的導尿が実施されます。ここでは術後の持続的導尿の管理から抜去について説明します。

───── まず知っておきたい！ 基本知識 ─────

尿生成のしくみと尿量・性状

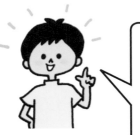 液が腎臓に送られ、糸球体で濾過されて原尿がつくられます。原尿は尿細管で電解質、タンパク質、水分など99％が再吸収され、残ったものが最終的に尿として体外に排出されます（**図1**）。成人の正常な尿量は**1〜1.5mL/kg体重/時**で、体重50kgの人では1時間に約50〜75mLの尿ができます。成人の排尿量は、**1日約1,000〜2,000mL**です。

尿の色は**淡黄色**、俗にいう麦わら色で澄んでいます。においもありませんが、空気中に長く放置したり、疾患に罹患していたりするとにおいがします。比重は**1.015〜1.025**です。

【図1 腎臓の尿生成（ろ過・分泌・再吸収）のしくみ】

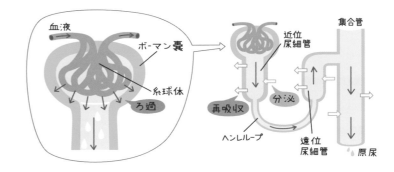

手術後に持続的導尿を必要とする理由は？

尿量を正確に把握する目的で留置する

[手] 術による**出血**や、開いた創部からの不感蒸泄、細胞外液の**サードスペース**への移行などにより循環血液量が減少すると、腎糸球体輸入動脈の血圧が低下し、傍糸球体細胞からレニンが分泌されます。**レニン→アンジオテンシン→アルドステロン**という一連の調整機構によって尿量は減少します。ムーアの第1相では尿量の減少が起こりますが、急性腎不全を起こさないように**最低限必要な尿量（0.5mL/kg体重/時）**が確保されているかを把握する必要があります。

離床困難の患者さんの排尿を助ける目的で留置する

ど んなに早期離床といっても手術後は適度な安静も必要です。手術直後では麻酔薬の残存による傾眠、創痛、嘔気、血圧低下、悪寒など身体の状態が安定しておらず、トイレまでの歩行は困難です。酸素マスク、点滴やド

レーン類が複数つながっていることも歩行の妨げとなります。持続的導尿によって体を動かすことなく排尿が可能となります。

創部の安静と感染防止目的で留置する

尿 道に創ができる手術では、創部の安静のために尿道留置カテーテルを留置します。また手術創の部位によってはトイレや尿器で排尿することで創部を汚染する危

険がある場合に、感染防止の目的で尿道留置カテーテルを留置します。

手術後の尿道留置カテーテル抜去のめやすは？

尿 道留置カテーテルは尿路感染を起こさないためにもできるだけ早く抜去することが望ましいです。術後の抜去の目安は離床が進み、患者さんが1人でトイレまで歩行できるようになることです。または歩行が困難な場合でも尿器などを使用して排尿ができるようになれば抜去されます。

創部の安静や感染防止が目的で留置されている場合は上記とは異なり、創部が治癒し医師の許可がでるまで留置が必要です。

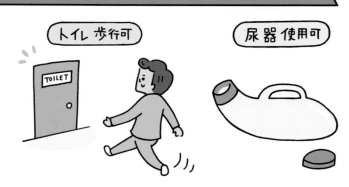

尿道カテーテル留置、持続的導尿中の感染経路

尿 道留置カテーテルの留置中に微生物が侵入すると考えられる経路は**図2**の**①**〜**④**で示す箇所です（**表1**）。

日々の尿廃棄や採尿をする際には注意が必要です。また外尿道口を清潔に保つケアも必要になります。

【図2 尿道カテーテル留置中の感染経路】

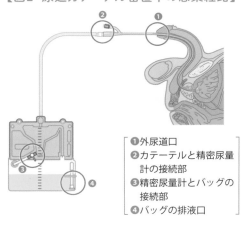

❶外尿道口
❷カテーテルと精密尿量計の接続部
❸精密尿量計とバッグの接続部
❹バッグの排液口

【表1 微生物の侵入経路】

カテーテル留置中、カテーテルと粘膜の間隙から微生物が侵入（図2❶）
接続部の閉鎖が破られカテーテル内に微生物が侵入（図2❷、❸）
排液口の細菌汚染により逆行性に微生物が侵入（図2❹）

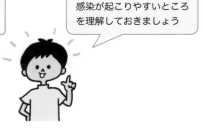

感染が起こりやすいところを理解しておきましょう

生 理食塩水は塩の結晶を生成することがあります。**図3**のようにバルーンに蒸留水を注入する管はとても細いため、生理食塩水を注入した場合に塩の結晶で管を詰まらせてしまい生理食塩水が抜けなくなることがあり、バルーンは膨らんだままになってしまいます。そのためバルーンを膨らますための水は滅菌蒸留水を使用します。また膀胱内は無菌状態であるため万が一、バルーンが破損した場合でも滅菌蒸留水を使用していれば微生物が侵入するリスクが低くなります。

【図3　尿道留置カテーテルの構造】

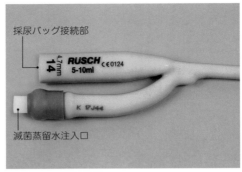
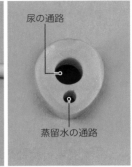

採尿バッグ接続部
滅菌蒸留水注入口
尿の通路
蒸留水の通路

写真でわかる！ 手技と根拠

持続的導尿の管理：採尿バッグの排液

ここでは持続的導尿の日々の管理の1つである排液の方法を示します。

必要物品

- ❶ サージカルマスク
- ❷ プラスチックグローブ
- ❸ ディスポーザブルエプロン
- ❹ 尿回収容器
- ❺ アルコール綿
- ❻ ゴミ袋
- ❼ アルコール手指消毒液

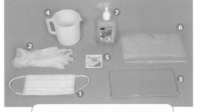

排液をするときは清潔操作と尿の観察を忘れないように

❶ 患者さんに尿を廃棄することを説明する。
注意 援助中の看護師は患者さんの視界に入らず、患者さんにとってはベッドサイドから「ごそごそ」と物音がするという不気味な状況となってしまうため、きちんと説明する。

説明がないまま排液を行うと…

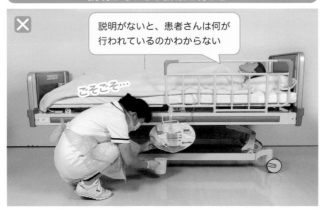

説明がないと、患者さんは何が行われているのかわからない

ごそごそ…

❷ 衛生学的手洗いを行い、プラスチックグローブ、ディスポーザブルエプロンとサージカルマスクを装着する。
根拠 尿が看護師の皮膚に触れて病原体に曝露しないようにするため。また、尿が看護師の衣服に付着して病原体を拡散しないようにするため。

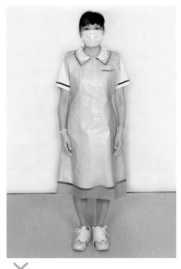

❸ 採尿バッグの排液口の下に尿回収容器を準備する。
根拠 排液口を開放したと同時に排液があるため。

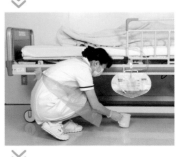

❹ 排液口を開放する。

ラウンドウロバッグの場合（株式会社メディコン）

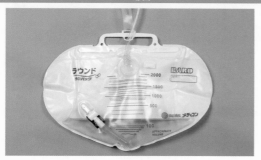

● 排尿チューブを少し曲げるようにしてホルダーに固定されている排出口を引き出す。

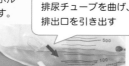

> 排尿チューブを曲げ、排出口を引き出す

● 排尿チューブを床側に傾け排出口を尿回収容器に向ける。

● 排尿チューブ側に倒してあるレバーコックを排出口側に倒して排出口を開放し、尿を排出させる。

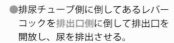

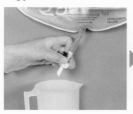
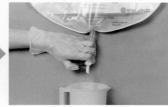

注意 排液中に排尿チューブを引っ張ったり、ねじったりしない。
根拠 破損のおそれがあるため。

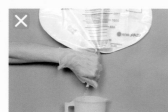

⑤ 採尿バッグを傾けるなどしてバッグ内の尿が完全に空になるように排液する。
根拠 尿は時間の経過とともに細菌繁殖のリスクが増大するため。また、時間尿量を正確に計測するため。
注意 排出口が尿回収容器に触れないように排液する。
根拠 尿回収容器に接触することで感染性微生物が伝播する可能性があり、逆行性感染の原因となるため。
注意 採尿バッグを膀胱より高い位置に持ち上げない。
根拠 尿が逆流して逆行性感染の原因となるため。

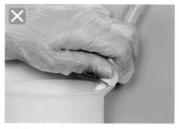

⑥ レバーコックを排尿チューブ側に倒し、しっかりと排出口を閉じる。
根拠 レバーコックを完全に閉じないと、尿が流出してしまうため。

⑦ 排出口をアルコール綿で拭く。
根拠 尿が付着していると雑菌が繁殖し逆行性感染の原因となるため。

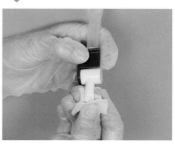

⑧ 排尿チューブを採尿バッグ側に倒し、排尿口をホルダーに戻す。
根拠 感染経路である排尿口を床からできるだけ離すことで感染を予防するため。

⑨ 患者さんに終了したことを告げ、尿の廃棄を行い、ディスポーザブルエプロン、サージカルマスク、プラスチックグローブを外して手指衛生を行う。

⑩ 尿量、尿の性状などを看護記録に記載する。
根拠 尿量や尿の性状は患者さんの身体の状態を知るために必要なデータであり、また医療スタッフで共有すべきデータでもあるため。

持続的導尿の管理：尿道留置カテーテルの抜去

ここでは尿道留置カテーテルを抜去する方法を示します。

必要物品

1 プラスチックグローブ
2 ディスポーザブルエプロン
3 サージカルマスク
4 シリンジ（10mL以上のもの）
5 未滅菌ガーゼ
6 防水シーツ
7 ゴミ袋
8 バスタオル
9 綿毛布
10 陰部清拭用清浄綿
11 尿器（カテーテル抜去後に患者さんが急に尿意を催したときに使用する）
12 採尿カップ（尿道留置カテーテル抜去後の最初の排尿を確認する際に使用する）
13 尿器カバー

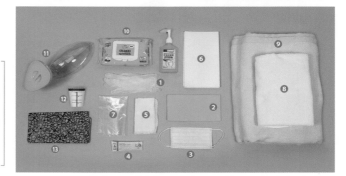

抜去

❶ 患者さんに尿道留置カテーテルを抜くことを説明する。
注意 抜去中、違和感があることもあらかじめ説明しておく。

❷ 衛生学的手洗いを行い、サージカルマスク、プラスチックグローブ、ディスポーザブルエプロンを着用する。
根拠 尿が看護師の皮膚に触れて病原体に曝露しないようにするため。また、尿が看護師の衣服に付着して病原体を拡散しないようにするため。

❸ 患者さんを仰臥位とし、防水シーツを患者さんの下半身の下に敷く。
根拠 仰臥位がもっとも作業のしやすい体位であるため。抜去の際、尿でシーツを汚染する危険があるため。

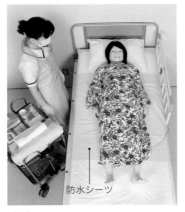
防水シーツ

❹ 患者さんを看護師側に水平移動させ、布団を綿毛布にかえる。おむつを開き、左足は綿毛布で、右足はバスタオルでくるむ。
根拠 患者さんの羞恥心に配慮し不必要な露出を避けるため。また患者さんの保温に努めるため。

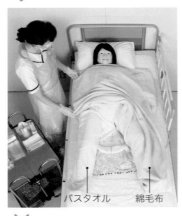
バスタオル　　綿毛布

❺ 採尿バッグの管内に残っている尿を採尿バッグ内に落としておく。
根拠 尿道留置カテーテルを抜去したときに尿が逆流してくることを防ぐため。

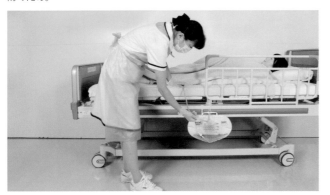

❻ 尿道留置カテーテルを固定してあるテープを除去する。
根拠 カテーテルをスムーズに抜去できるようにするため。
注意 テープを剥がすときはカテーテルを引っ張らないように注意する。

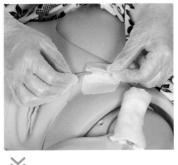

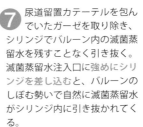

ここからは手順を見やすくするために、綿毛布とバスタオルを外して説明します

❼ 尿道留置カテーテルを包んでいたガーゼを取り除き、シリンジでバルーン内の滅菌蒸留水を残すことなく引き抜く。滅菌蒸留水注入口に強めにシリンジを差し込むと、バルーンのしぼむ勢いで自然に滅菌蒸留水がシリンジ内に引き抜かれてくる。

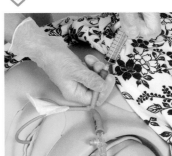

❽ シリンジ内に引き抜かれた滅菌蒸留水の量が増えなくなり、さらにシリンジの内筒を引いてもそれ以上滅菌蒸留水が引けないことを確認する。尿道留置カテーテルを挿入した際に注入した滅菌蒸留水の量の記録を参考にするとよい。
根拠 バルーンが膨らんだままカテーテルを抜去すると、尿道損傷を引き起こすため。

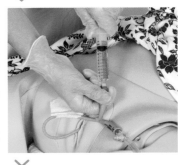

❾ 尿道留置カテーテルを引き抜くことを患者さんに告げる。このときに口で大きく息を吐くように伝える。
根拠 口で大きく息を吐くようにすると自然と身体の力が抜けるため。身体に力が入っているとカテーテルがスムーズに抜けないため。

❿ 陰部にガーゼをあて、ゆっくりと尿道留置カテーテルを引き抜く。
根拠 引き抜く速度は尿道の摩擦が少なく異常な抵抗をすぐに感じ取ることができるような速度とする。速度が速すぎると、異常に気づかず尿道損傷を引き起こす危険がある。
注意 カテーテルを引き抜く方向は、できるだけ尿道の解剖に逆らわないようにする。女性の場合は臥床しているベッドと水平方向に引き抜く。

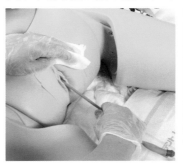

男性の場合

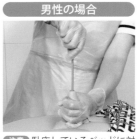

注意 臥床しているベッドに対して45~90°の方向に引き抜く。

抜去後のケア

❶ 尿道留置カテーテル抜去後は尿道口周辺に尿が付着しているので、清浄綿などを使用して陰部を清拭する。

注意 自分でできる患者さんには羞恥心に配慮し、自分でやってもらう。

❷ 尿道留置カテーテル抜去後、すぐに尿意を催す患者さんには準備しておいた尿器をあてる。

根拠 尿道留置カテーテルを抜去する際には膀胱内の尿をほとんど排出させた状態となっているが、カテーテルの刺激などによって尿意を訴える患者さんがいることから、安心させるために実際は排尿がなくても、すぐに尿器をあてる。

注意 尿道留置カテーテルが何らかの原因で閉塞してしまったために一時的に抜去し、新しい尿道留置カテーテルと入れ替えるような場合は、膀胱内に尿が充満している可能性があるため、尿器はすぐに使えるようにしておくとよい。

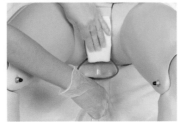

❸ 尿道留置カテーテル抜去後はトイレ歩行をする回数も増えるため、ベッドサイドの環境整備をしておく。

根拠 歩行の妨げになるようなものは転倒の原因となるため。

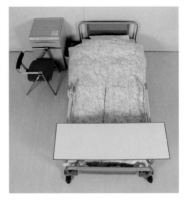

抜去後の採尿

❶ 尿道留置カテーテル抜去後の最初の排尿では、量・性状を観察するために採尿カップに全部の量の尿をとってもらうことを説明し、採尿カップをあらかじめ渡しておく。

根拠 尿意があっても実際の排尿が少ない場合は尿路感染や膀胱刺激症状を起こしている可能性が疑われるため、1回の尿量が尿意を感じる適切な量であったかを確認するため。

注意 採尿することを失念してしまう可能性のある患者さんには尿意を催したらナースコールで看護師を呼ぶように伝え、ナースコールで呼ばれた際に採尿カップを渡して採尿してもらうようにすると忘れることがない。

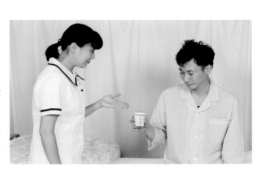

観察アセスメント、ケアと根拠

尿 道留置カテーテルを抜去したあとには重要な観察事項があります。**表2**の観察をしっかり行い、異常の早期発見、早期対処に努めましょう。

【表2 尿道留置カテーテル抜去後の観察のポイント】

尿路感染症	膀胱刺激症状	尿閉
●尿道口からの出血や分泌物の有無を観察する ●陰部や下腹部に痛みや違和感がないか問診し確認する ●バイタルサインを測定し発熱の有無を確認する ●検査データからCRPや白血球数（WBC）などの炎症反応を示す値が上昇していないか、尿中の白血球や細菌が増えていないか確認する **根拠** 尿路感染症を起こしていると上記のような症状が出現することがあるため **ケア** 医師に報告し引き続き患者さんの状態や尿を観察する。発熱や疼痛があれば冷罨法などの対症療法を実施する	●患者さんの訴える尿意とその頻度を観察する ●尿意のあとの排尿の1回量が200mL程度あるかを確認する **根拠** 抜去後すぐに頻回に尿意を訴えても排尿がほとんどない場合は、尿路感染や粘膜損傷による膀胱刺激症状を起こしている可能性がある。尿の1回量が少ない、またはほとんどないのは尿が膀胱に溜まって尿意を感じているのではないため **ケア** 医師に報告し引き続き患者さんの状態を観察する	●尿意の訴えの有無を観察する ●下腹部が緊満していないか観察する **根拠** 抜去後何時間経っても尿意を訴えない場合は尿閉を起こしている可能性があるため。また尿が膀胱内に多量に貯留していると下腹部が緊満するため **ケア** 尿が貯留している可能性があれば一時的導尿をする。また残尿測定を実施する

尿 道留置カテーテルを抜去するには、リスクを含めて患者さんの状態をアセスメントし、**抜去が可能かどうか**、**抜去後に異常が発生するリスクはないか**、援助計画を立案する必要があります（**表3**）。抜去後には、自然排尿

があったかどうかを確認する必要があります。単に排尿があればいいというわけではなく、1回の排尿量や尿道留置カテーテル抜去から排尿までの時間、尿意などに異常はないかも同時に観察しなくてはなりません（**表4**）。

【表3 カテーテル抜去時の援助計画立案のポイント】

● 医師の指示が出たから尿道留置カテーテルを抜去するのではなく、看護師として患者さんをアセスメントした結果、抜去してもよいという判断をする

根拠 医学的には尿道留置カテーテルを抜去できる状態であっても、トイレまで歩行することが困難である、自力で尿器を使うことができない、おむつの使用にあたり陰部の皮膚の状態に問題はないかなど、看護師としての視点を加えて判断する必要がある。

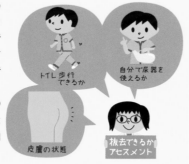

トイレ歩行できるか／自分で尿器を使えるか／皮膚の状態／抜去できるかアセスメント

● 尿道留置カテーテルを抜去することが決定したら、できるだけ午前中や午後の早い時間帯に抜去する

根拠 尿道留置カテーテルを抜去した後は、必ず1回目の自然排尿を確認する必要があり、自然排尿があるまでには数時間を要するため（下記「**こんなとき、実習でどうする？**」参照）、確認までを含めた時間配分を考える必要があり、また尿道留置カテーテルを抜去した後に尿閉などの異常を起こした場合には医師や看護師が多く勤務している時間帯であるほうが対処しやすいことから、上記時間帯に抜去を行うことが賢明である。

【表4 カテーテル抜去後の援助計画立案のポイント】

● 尿道留置カテーテル抜去後の最初の排尿では、量・性状を観察するために採尿カップに全部の量の尿をとってもらうことを説明し、採尿カップをあらかじめ渡しておく

根拠 尿意があっても実際の排尿が少ない場合は尿路感染や膀胱刺激症状を起こしている可能性が疑われるため、1回の尿量が尿意を感じる適切な量であったかを確認するため。
注意 採尿することを失念してしまう可能性のある患者さんには尿意を催したらナースコールで看護師を呼ぶようにお願いし、ナースコールが来たら採尿カップを渡して採尿してもらうようにすると忘れることがなくなる。

● 点滴やドレーン類の整理、ベッドサイドの環境整備をしておく

根拠 尿道留置カテーテル抜去後はトイレ歩行をする回数も増えるため、歩行の妨げになるようなものは転倒の原因となり、また点滴やドレーンの事故抜去にもつながるため。

知りたいなぜ **こんなとき、実習でどうする？**
尿道留置カテーテル抜去後の計画

① 臨床指導者が**10時00分**にあなたの受け持ち患者さんの尿道留置カテーテルを抜去しました。点滴はしていません。硬膜外麻酔なども入っていません。その後、あなたはどのような看護計画を立てますか？

Point 何時ごろに患者さんが尿意を訴えるのが理想的か考えていきましょう。

❶1時間の尿量はどれくらいか？
● 目安として1～1.5mL/kg体重/時といわれています。体重60kgの患者さんであれば、1時間で60～90mLです。

❷膀胱はどれくらい尿が溜まったら尿意を感じるか？
● 約150～300mLの尿が膀胱内に溜まると尿意を感じます（膀胱の内圧が20cmH_2Oを超える）。

❸上記❶❷の条件から、何時間で患者さんが尿意を訴えるのが正常か？
● 約3～4時間程度で尿意を訴えるのが正常です。

答え 10時00分にバルーンカテーテルを抜去したので、その

約3～4時間後、13時00分～14時00分くらいには患者さんが尿意を訴えるということが予測できます。

② 計画を立てても、予定どおりに患者さんが尿意を訴えるとは限りません。予定どおりではない場合は何らかの異常が起こっているということも視野に入れなくてはなりません。以下のA・Bのような異例の事態では、何が考えられますか？

A 尿道カテーテル抜去後すぐに尿意を訴えた。しかし排尿がほとんどない。しかも頻回に尿意を訴える。

答え 尿路感染、粘膜損傷などによる膀胱刺激症状を起こしているなどの可能性が考えられます。報告し、しかるべき処置をする必要があります。

B 何時間経っても尿意を訴えない。

答え 尿閉を起こしている可能性が高いので、下腹部が緊満しているか確認し（尿が膀胱内に多量に貯留していると下腹部が緊満する）、導尿するなどの処置が必要となります。

Part **6**

術後患者さんの
機器・ルート別
観察・ケアのポイント

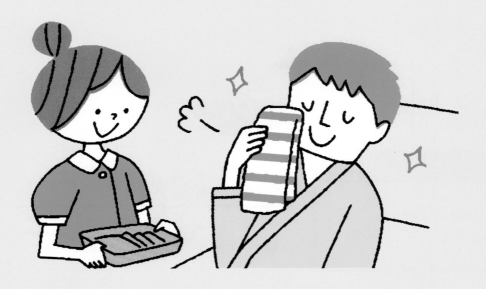

CONTENTS

❶ みてわかる 術後の患者さんの観察・ケアのポイント

術後の患者さんには多くのルート類や機器が装着されています。ここでは、術後の患者さんに装着されている機

酸素

- ●医師が指示したSpO₂*値を維持できるように酸素流量を調節する
- ●酸素を使用しなくてもその値が維持できるようになれば終了となる
- ●術後1日目には終了することが多い
- ●呼吸器合併症、低酸素血症の観察項目である

点滴（輸液ポンプ）

- ●術後徐々に輸液量が減っていく
- ●点滴刺入部やルート接続部からの感染に注意する
- ●感染予防の観点から、術後72〜96時間の間で点滴ルートは交換する

創部ドレーン（開放式、閉鎖式）

- ●出血や排液が少なくなれば抜去する
- ●術後2〜3日で抜去することが多い
- ●術後出血、術後感染、縫合不全の観察項目である

胃管

- ●出血や排液が少なくなれば抜去する
- ●術後2〜3日で抜去することが多い
- ●術後出血、術後感染、縫合不全の観察項目である

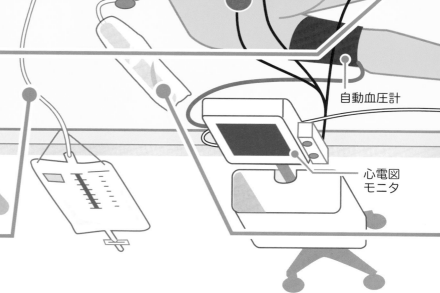

自動血圧計

心電図モニタ

*【SpO₂】saturation of percutaneous oxygen：経皮的酸素飽和度

器・ルート類とそれらに関する観察・ケアのポイントをイラストにまとめました。

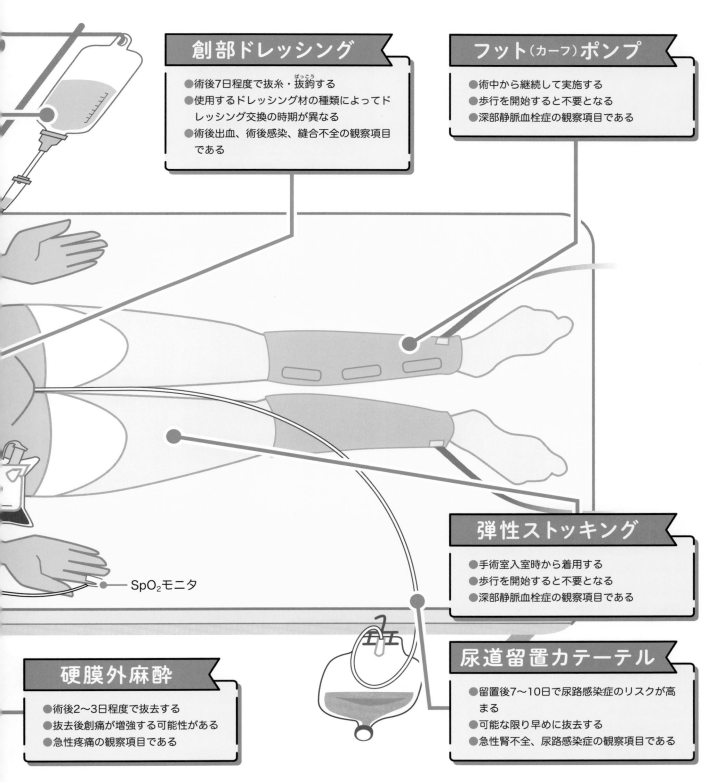

創部ドレッシング

- 術後7日程度で抜糸・抜鉤する
- 使用するドレッシング材の種類によってドレッシング交換の時期が異なる
- 術後出血、術後感染、縫合不全の観察項目である

フット(カーフ)ポンプ

- 術中から継続して実施する
- 歩行を開始すると不要となる
- 深部静脈血栓症の観察項目である

SpO₂モニタ

弾性ストッキング

- 手術室入室時から着用する
- 歩行を開始すると不要となる
- 深部静脈血栓症の観察項目である

硬膜外麻酔

- 術後2〜3日程度で抜去する
- 抜去後創痛が増強する可能性がある
- 急性疼痛の観察項目である

尿道留置カテーテル

- 留置後7〜10日で尿路感染症のリスクが高まる
- 可能な限り早めに抜去する
- 急性腎不全、尿路感染症の観察項目である

Part1 術前日
Part2 術直前
Part3 手術中
Part4 術直後
Part5 術後
Part6 機器・ルート別
Part7 基礎疾患別
Part8 疾患別

術後の患者さんでよく出合う機器・ルート別に気をつけたい観察・ケアのポイントを解説します。

点滴（輸液ポンプ）

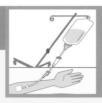

絶飲食の患者さんにとって、点滴は生命維持のために重要である。輸液・薬剤など指示された量を過不足なく投与する必要がある。また、水分出納を観察する。

観察のポイント

【術直後〜術後3日目】

①指示された流量であるかを観察する（**右図**）。

②点滴刺入部の痛みや発赤、腫脹、点滴の漏れの有無を観察する。また、静脈炎の有無を観察するために、点滴刺入部から中枢側の静脈に沿って痛みや発赤を観察する（**右図**）。

ケアのポイント

【術直後〜術後3日目】

①体動によって点滴が事故抜去されないように、ルート類は手に触れない位置に配置する。またルート類の閉塞や事故抜去、褥瘡の原因となるため、ルート類が身体の下に入らないようにする。

点滴流量と点滴残量の確認

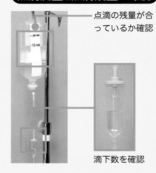

点滴の残量が合っているか確認

滴下数を確認

血管走行に沿った確認

刺入血管の走行に沿って発赤、痛み、しびれの有無の確認

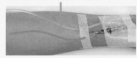

根拠

血管炎は静脈の走行に沿って症状が出現する。針の刺入部だけでなく、刺入部から静脈に沿って観察することが重要である。

酸素

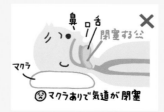

手術中は人工呼吸器による過換気状態のために、動脈血二酸化炭素分圧（$PaCO_2$*）が通常よりも減少する。これにより二酸化炭素による呼吸調節機構がうまくはたらかず、さらに麻酔薬の残存による呼吸抑制も影響して術直後は低換気と低酸素血症になりやすい。そのため、動脈血二酸化炭素分圧によって呼吸中枢が刺激され換気が回復するまでは、酸素投与が必要である。

観察のポイント

【術直後】

①全身麻酔による呼吸抑制を早期に発見するために舌根沈下の有無、SpO_2や呼吸回数、チアノーゼの有無を観察する。

②流量が指示どおりか、必要時には加湿ボトル内の滅菌蒸留水が規定量で満たされているかを観察する。

③チューブの屈曲や閉塞などがなく、酸素マスクや鼻カニューレに問題なく酸素が供給されているかを観察する。

【術直後〜術後3日目】

①酸素化が十分であるかSpO_2や呼吸回数、呼吸困難やチアノーゼの有無を確認する。

②上記「術直後」の観察ポイント②③を継続して行う。

ケアのポイント

【術直後】

①術直後は麻酔からの覚醒がまだ完全ではないため、自発呼吸が弱く口腔内や気道内の分泌物をうまく排出できない場合は、気道閉塞を防止するために吸引を行う。

②覚醒を促すために覚醒刺激を与える。

③舌根沈下がある場合には、枕を外した頸部後屈の姿勢（**下図**）で気道を確保する。

④術直後は酸素マスクによる酸素投与やベンチュリーマスクを用いた酸素投与を行う（**P.119上表**）。

頸部後屈

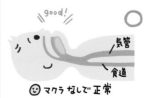

鼻 口 舌　閉塞する×

マクラ

😣マクラありで気道が閉塞

good!

気管
食道

😊マクラなしで正常

*【$PaCO_2$】partial pressure of arterial carbon dioxide

【術直後〜術後3日目】

- 横隔膜を積極的に動かして呼吸器合併症を予防する呼吸法が重要となる。
- セミファウラー位で膝の下に枕を入れて膝を曲げ、腹部を膨らませながら鼻から息を吸って吸気の最後に少し息を止める（息こらえ）。呼気時は口をすぼめて息を長く吐き出す（口すぼめ呼吸）。
- 患者さんの呼吸機能の回復に応じて、食事が可能な鼻カニューレに変える。

口すぼめ呼吸

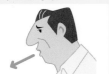

呼気時に口をすぼめて息を長く吐き出す

Part1 術前日
Part2 術直前
Part3 手術中
Part4 術直後
Part5 術後
Part6 機器・ルート別
Part7 基礎疾患別
Part8 疾患別

おもな酸素投与法とその特徴

鼻カニューレ

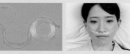

- 酸素流量：6L/分以下
- 酸素濃度範囲：24〜40%（患者さんの1回の換気量に依存）
- 装着中も会話や飲食が可能

酸素マスク

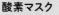

- 酸素流量：5〜10L/分
- 酸素濃度範囲：35〜50%（患者さんの1回の換気量に依存）
- 不快感や閉塞感を感じる場合がある
- 飲食の妨げになる

ベンチュリーマスク

ダイリューター

- 酸素濃度範囲：24、28、31、35、40、50%（ダイリューターによって設定）
- ダイリューターを変えることで、酸素濃度を設定できる
- 器具の音が大きい

心電図モニタ

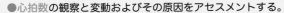

心電図モニタは循環動態の把握はもちろん、術後意識が十分に回復していない患者さんの生命徴候を継続して観察できる簡便な方法である。とくに術後は循環動態の変動によって、心筋への酸素供給と需要のバランスが崩れ、心筋虚血や不整脈が起こりやすい。

観察のポイント

【術直後〜術後3日目】

- 心拍数の観察と変動およびその原因をアセスメントする。
- 心電図モニタの異常波形の有無や出現頻度を観察する。

ケアのポイント

【術直後〜術後3日目】

- ペースト貼付部位の皮膚トラブル（発赤や皮膚剥離）を確認し、必要時には貼り替える。

- 不整脈が出現した場合には、血圧を測定して生命維持に必要な体内循環が維持できているかどうかを確認する。
- 心電図モニタを過信しすぎず、血圧測定などのバイタルサイン測定を適宜行うことが重要である。

自動血圧計

術直後は麻酔による循環動態への影響が出現しやすいため、高頻度に血圧測定を行う必要があり、これを自動化したものが自動血圧計である。

観察のポイント

【術直後〜術後3日目】

- 血圧の観察、およびその変動と原因をアセスメントする。
- 自動血圧計は血圧が低かったり不整脈があると正確に測定できないことがある。異常な値が出現したらその値を鵜呑みにせず、必ず手動で血圧測定を実施して自動血圧計の測定値が正確かどうかを確認する。
- 術直後は測定頻度を高く、時間が経過して循環動態の変動リスクが小さくなってきたら測定頻度を低くする。

- 血圧測定によって何度も腕を圧迫することによる痛みや発赤などの皮膚トラブルの出現の有無を観察する。

ケアのポイント

【術直後〜術後3日目】

- 同じ部位で測定し続けると皮膚トラブルを生じやすいため、定期的に測定部位を変えて皮膚トラブルを防止する。

SpO₂モニタ

手術後は5～10％の患者さんに無気肺や肺炎などの呼吸器合併症が起こるといわれており、この早期発見のためにSpO₂測定は欠かすことができない。

観察のポイント
【術直後～術後3日目】
- SpO₂の観察と変動およびその原因をアセスメントする。
- SpO₂の正常値は95～100％で、90％以下の場合は呼吸不全を疑う。

ケアのポイント
【術直後～術後3日目】
- 挟み込み式の場合、圧迫による皮膚トラブルの有無を確認する。
- 貼付式の場合には、センサ部の発熱による低温やけどの有無を確認する。
- 循環動態が不安定な場合には正確に測定できないので測定部位を変更したり、末梢循環不全がある場合には装着部位を温める。

SpO₂モニタの種類と測定法

挟み込み式 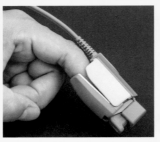　　貼付式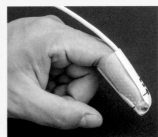

胃 管

術後は全身麻酔によって腸管運動が低下するため、胃内に貯留した胃液やガスによって嘔気や嘔吐が引き起こされる場合がある。これを予防するために鼻腔から胃管を留置する。

観察のポイント
【術直後～術後3日目】
- 排液量や排液の性状（色、におい、粘稠度など）を観察する。
- 胃管のチューブがあたる鼻腔には圧迫による痛みや発赤などの皮膚トラブルが起こることがあるため、皮膚の状態を観察する。
- 管の詰まりがないかどうか、流出量や管内の固化の有無を観察する。

ケアのポイント
【術直後～術後3日目】
- 胃管の排液用バッグは、胃への内容物の逆流を防ぐために胃よりも低い位置に置く。流出が悪い場合や詰まっている場合にはミルキングを行う。定期的に排液を廃棄する。

創部ドレーン

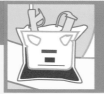

ドレーンは先端が大気に開放している開放式と、バッグなどにつながっている閉鎖式に分けられ、また留置する目的によって治療的ドレーン、予防的ドレーン、情報的ドレーンに分けられる（**P.121上表**）。

観察のポイント
【術直後からドレーン抜去まで】
- 排出物の性状（量や色、におい、粘稠度など）を観察する。
- 閉鎖式ドレーンの場合、指示どおりの陰圧がかかっているかを確認する。
- ドレーンの屈曲・閉塞、接続部の外れの有無を観察する。
- 固定位置のずれの有無や程度を確認して自然抜去の有無を観察する。
- 刺入部や固定部周囲の痛みや発赤などの皮膚トラブルの有無を観察する。

【術直後】
- 排液は血性または淡血性が正常である。

【術後1～3日目】
- 排液は徐々に赤みが減少して漿液性に変化する。
- 開放式ドレーンの場合、逆行性感染が出現しやすいので、発熱など炎症徴候の出現の有無を観察する。

ドレーンの種類と目的

治療的ドレーン
- 体内に貯留した液体や気体を排出するのに用いる
- 目的のものを速やかに排除することにより早期治癒を図る

予防的ドレーン
- 術後、血液や滲出液が貯留することが予想される場合にあらかじめドレーンを留置する

情報的ドレーン
- 術後の出血や消化液の漏れ、縫合不全などの合併症を早期に診断するために用いる

ケアのポイント

【術直後からドレーン抜去まで】
- 固定用のテープによる皮膚トラブルに注意する。
- 清拭の際にはテープを剥がして部位を変えて再度貼付する。貼付するときにはドレーンを引っ張らないように注意する。
- ドレーンに側孔がある場合、側孔が刺入部よりも外に出ていないか位置を確認する（側孔が刺入部よりも外に出ていると効果的に排液ができないため）。

創部ドレッシング

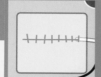

術直後の創部は保護のためにガーゼやドレッシング材で覆われている。

観察のポイント

【術直後～術後3日目】
- ガーゼの場合は、ガーゼの上層に血液や滲出液のしみだしがあるかやその性状（下図参照）・量を観察する。
- フィルムドレッシング材の場合は、創部の発赤や創の離開の有無を観察する。

性状の観察

血性	淡血性	淡々血性	漿液性

ケアのポイント

【術直後】
- ガーゼの場合は、ガーゼの上層の血液や滲出液のしみだしや性状・量を観察し、過剰な滲出液のしみだしがない場合には、創部の保護のためにガーゼを外したりめくったりしないようにする。
- 創部を直接観察するためにガーゼを外した場合は新しいガーゼに交換する。

【術後1～3日目】
- ガーゼの場合は、ガーゼを交換し、必要時創部の洗浄を行う。
- ドレッシング材の場合は指示があるまで剥がさない。

硬膜外麻酔

硬膜外麻酔は背部から硬膜と脊髄の間にある硬膜外腔に細いカテーテルを入れて麻酔薬を注入する麻酔である。おもに疼痛緩和の目的で使用される。

観察のポイント

- 硬膜外カテーテルによる疼痛コントロールが適切にされているか、痛みの程度を客観的指標（フェイススケールなど）で観察する。
- 薬剤の効果が強い場合には、血圧低下や徐脈、意識レベルの低下が出現することがあるのでバイタルサインと合わせて意識状態も観察する。
- 刺入部からの出血やカテーテルが抜けていないかなどの留置状況を観察する。
- 硬膜外カテーテルは背部にテープで固定されているので、テープの貼付部位の皮膚トラブル（かゆみや発赤、びらんなど）も観察する。

ケアのポイント

【術直後】
- 固定のためのテープは剥がれないようにしっかりと固定する。

硬膜外麻酔の注入部位

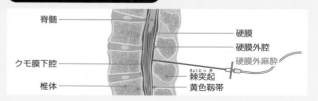

脊髄　硬膜　硬膜外腔　硬膜外麻酔　クモ膜下腔　棘突起　椎体　黄色靱帯

Part1 術前日
Part2 術直前
Part3 手術中
Part4 術直後
Part5 術後
Part6 機器・ルート別
Part7 基礎疾患別
Part8 疾患別

尿道留置カテーテル

術後すぐに離床してトイレに行くことはできない。排尿もベッド上で行わなければならないが、麻酔や疼痛の影響で尿器の使用も難しい。また、術直後は尿量を正確に把握する必要があるため、尿道留置カテーテルを留置する。

観察のポイント

【術直後～術後3日目】

- 水分出納把握のために、尿量を観察する。
- 成人の一般的な排尿量は1日約1,000～2,000mLで、1～1.5mL/kg体重/時である。術後は利尿期に入るまで、0.5mL/kg体重/時の尿量があることを確認する。
- 尿の性状（色や混濁の有無）（下図）を確認し、尿路感染症が起こっていないかを観察する。

尿の色調

正常

混濁尿

- 黄白色混濁尿
- 膿尿

- 乳び尿

血尿

- 顕微鏡的血尿

- 肉眼的血尿

ケアのポイント

【術直後～術後3日目】

- 尿道留置カテーテルの留置中は、1日1回は陰部洗浄を行い陰部やカテーテルの清潔を保持する。
- 尿道留置カテーテルが外尿道口に当たって圧迫されることで外尿道口に潰瘍が形成されることがある。外尿道口に過度な圧迫がかかっていないかを確認して、必要時カテーテルの固定位置を変える。
- 尿道留置カテーテルは留置期間が長くなればなるほど尿路感染症を起こしやすくなる。
- 患者さんの病状などをアセスメントして早期に抜去できるように援助する。

> 術後の乏尿期では尿量が減少します。これは術後の生体反応のひとつですが、だからといって尿が出ないまま放置しておくと、急性腎不全などの合併症につながります。最低限必要な尿量を把握し観察することが大切です

弾性ストッキング・フット（カーフ）ポンプ

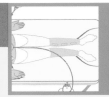

手術による静脈壁の損傷や出血、長時間の同一体位やベッド上の安静により下肢の深部静脈に血液がうっ滞し、血栓が形成される。血栓が血流にのって肺に運ばれると肺血栓塞栓症を引き起こし、突然死の原因となる。

観察のポイント

【術直後から離床時まで】

- 下肢周囲径の左右差や急激な増加の有無を確認する。
- 下肢の疼痛や発赤、ホーマンズ徴候（右図）の有無を観察する。
- 弾性ストッキングやフットポンプによる皮膚トラブルの有無を確認する。

ケアのポイント

【術前から離床まで】

- 下肢の自動的運動、足関節の背屈・底屈運動を行い、下肢の筋肉ポンプ作用により静脈還流を増加させる。疼痛が強く自動運動が困難な場合には、他動的に動かす。

ホーマンズ徴候

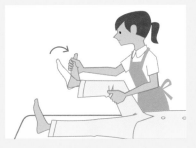

- 足首を背屈させ、腓腹部に痛みがあれば陽性で、深部静脈血栓症の可能性がある。

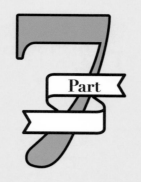

Part 7

基礎疾患からみる
周術期の
観察・ケアのポイント

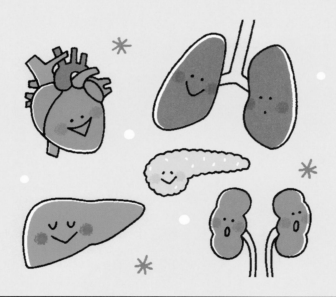

CONTENTS

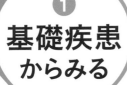

疾患別 の観察ポイントとケア

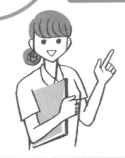
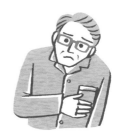

慢性心不全（CHF）

慢性心不全（Chronic Heart Failure）ってどんな病気？

さまざまな臓器や細胞が必要とする量の酸素を運ぶ血液を十分に送り出せないくらいに**心臓のポンプ機能が低下**してしまった状態のことをいいます。

慢性心不全の原因は？

心筋梗塞や心筋症で**心筋組織が直接的に障害を受けた場合**、弁膜症や高血圧症で**長期的に負荷が心筋組織**に加わる機能障害があった場合、頻脈や徐脈などの**リズム異常で循環動態の悪化を招いた場合**などに起こります。

慢性心不全の症状は？

心臓のポンプ機能は、心臓の右側（右心室、右心房）と心臓の左側（左心室、左心房）に分けることができます。慢性心不全の多くは**左右両方の機能が低下した状態**ですが、左右どちらの心機能が阻害されているのかによって出現する症状が異なります（**図1**）。

【図1　右心不全と左心不全の病態と症状】

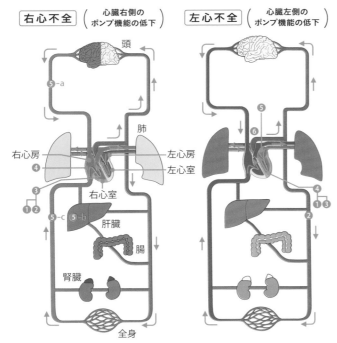

※灰色になっている部分がうっ血している。

→ 血液の流れ

右心不全の流れ

❶肺に血液を送り出す右心室のポンプ機能が低下する（1回の心拍で肺に送り出すことができる血液量＜1回心拍出量＞が低下する）

❷肺にたくさん血液を送り出すために心拍数が増加する（➡**動悸**）

❸右心室にうっ血が起こる（血流が停滞した状態）

❹右心房にもうっ血が起こる

❺-a頭部から右心房に戻ってこようとする血液もうっ血を起こす（➡**頸静脈怒張**）

❺-b各臓器から右心房に戻ってこようとする血液もうっ血を起こす（➡**肝腫大**）

❺-c全身の静脈から右心房に戻ろうとする血液もうっ血を起こす（➡**浮腫や体重増加**）

左心不全の流れ

❶全身に血液を送り出す左心室のポンプ機能が低下する（1回の心拍で全身に送り出すことができる血液量＜1回心拍出量＞が低下する）（➡**血圧低下**）

❷主要臓器に必要な血液が足りなくなる（➡**全身倦怠感、易疲労、四肢冷感、尿量減少**）

❸全身にたくさん血液を送り出すために心拍数が増加する（➡**動悸**）

❹左心室にうっ血が起こる（血流が停滞した状態）

❺左心房にもうっ血が起こる

❻肺から左心房に戻ってこようとする血液もうっ血し、肺もうっ血を起こす（➡**湿性ラ音、呼吸困難**）

慢性心不全の増悪を判定するための 定期的な検査は？

●胸部X線写真：慢性心不全が増悪すると肺うっ血が増強し胸水が貯留したり、心胸郭比（CTR：cardio-thoracic ratio）が大きくなるため、増悪がないかを確認するために行います。

●心エコー検査：心臓の収縮や拡張がきちんと行われているかを以前の検査と比較するために行います。

●血漿BNP*（脳性ナトリウム利尿ペプチド）：病状が安定しているときの値と比較して高値であれば増悪を

*【BNP】brain natriuretic peptide

疑います。

慢性心不全の治療は？

　心不全の度合いによってACE阻害薬（angiotensin converting enzyme inhibitor）やARB（angiotensin receptor blockers：アンジオテンシン受容体拮抗薬）、β遮断薬などで薬物療法を行います。また、臓器のうっ血を軽減するために利尿薬を使用することもあります。

基礎疾患の観察ポイントと看護ケアのポイント

観察ポイント

呼吸状態…慢性心不全の患者さんは、肺うっ血によって呼吸状態が悪化しやすいため、呼吸回数や呼吸困難の有無、SpO₂*などを観察します。

浮腫…浮腫は慢性心不全で起こりやすい体液の増加を知るよい指標です。浮腫は四肢末梢に出現しやすいので、四肢に浮腫はないか、浮腫がある場合はどの程度か、浮腫が増強していないかを継続して観察します。

水分出納…慢性心不全では体内に体液が貯留しやすいため、体に取り込まれた水分がきちんと体外に排出されているかを観察することが必要です。水分摂取量など体に入った水分の量と、尿などの体の外に出た水分量を比較します。尿量を測定していない場合は、体重や浮腫など代わりの指標で観察します。

看護ケアのポイント

塩分・水分制限…塩分の成分であるナトリウムには水分を血管の中に呼び込む性質があり、塩分を摂り過ぎると循環血液量が増加して心臓に負担がかかってしまいます。食事の塩分量を把握して、塩分を摂り過ぎ

ないようなケアが必要です。また、体液が過剰にならないよう、水分を必要以上に摂取しないことも重要です。

呼吸困難…慢性心不全の患者さんは、肺うっ血によって少しの運動でも呼吸困難を起こしやすい状態になっています。呼吸困難を起こした場合には起座呼吸（図2）など安楽な体位をすすめます。身体に負担にならず、かつADL*が低下しないような方法を選択してさまざまなケアを計画します。

【図2 起座呼吸】

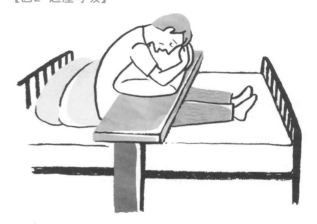

*【SpO₂】saturation of percutaneous oxygen：経皮的動脈血酸素飽和度
*【ADL】activities of daily living：日常生活動作

周術期の観察ポイントと看護ケアのポイント

手術に伴い患者さんは麻酔（ますすい）をします。麻酔薬を使うと血管は拡張し血圧が下がります。すると心臓はがんばろうとしますが、心不全のある患者さんでは心臓のポンプ作用がもともと弱いため十分な血液量を拍出できません。

観察ポイント

問診…日常の活動の程度、動悸、胸痛の有無、既往歴

理学所見…心音、心雑音、血圧測定

心電図…1分間に5個以上の**心室性期外収縮**が出ている場合は、術中・術後に心合併症の発生リスクが高いとされています（**図3**）。

術後の左心不全…**急性肺水腫による呼吸困難、喘鳴（ぜんめい）、チアノーゼ、胸部湿性ラ音、血圧低下、尿量減少**などがあれば術後の急性左心不全を疑います。

術後の右心不全…**全身うっ血、PO$_2$* の低下、心肥大、肺動脈楔入圧（せつにゅうあつ）の上昇**などがあれば、術後の急性左心不全に続いて右心不全を起こしている可能性があります。

【図3 心室性期外収縮の心電図波形】

心室性期外収縮の波形

QRS波は幅広くなる

本来のQRS波出現時期よりも早いタイミングでQRS波が現れる

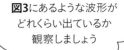

図3にあるような波形がどれくらい出ているか観察しましょう

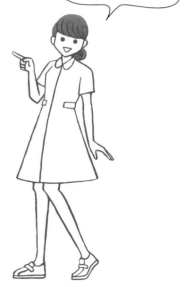

看護ケアのポイント

内服薬の確認と内服の指導…心不全のある患者さんはほかの疾患も同時に抱えていることが多いため、基礎疾患を聞き、**内服薬があれば把握する**必要があります。手術を迎えるまでの期間や手術当日などに、**内服薬の飲みかた、量や種類が変更される**こともありますので、その内容を患者さんにわかりやすく説明し、指示が守られているかどうか確認する必要があります。

ストレスの除去…ストレスがあると人間は心拍出量を増やして組織にたくさん酸素を送ろうとします。患者さんの脈を観察して患者さんが緊張しているようであれば、**声をかけたり、話を聞くなどして不安を取り除くケア**が必要です。

＊【PO₂】partial pressure of oxygen：酸素分圧

<引用・参考文献>
1. 門脇孝 他 総編集：カラー版 内科学. 西村書店, 東京, 2012：597-602.

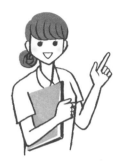
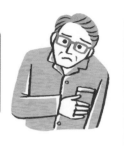

慢性閉塞性肺疾患（COPD）

慢性閉塞性肺疾患（Chronic Obstructive Pulmonary Disease）ってどんな病気？

慢性閉塞性肺疾患は、**タバコなどに含まれる有害物質を長期間吸入することによって起こる肺の炎症性疾患**のことをいいます（**図1**）。

慢性閉塞性肺疾患の原因は？

一番の原因は**喫煙**です。大気汚染や受動喫煙、職業上の粉じんや化学物質を長期間吸入することも原因となります。

慢性閉塞性肺疾患の症状は？

労作時呼吸困難（体動時に出現する呼吸困難）、**咳嗽**、**喀痰**が代表的な症状です。

【図1　COPDの病態】

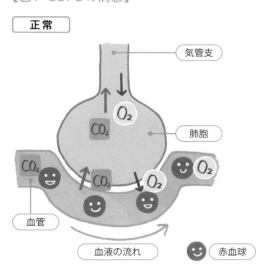

正常

気管支

O_2

CO_2

肺胞

CO_2

CO_2　O_2

血管

血液の流れ　　赤血球

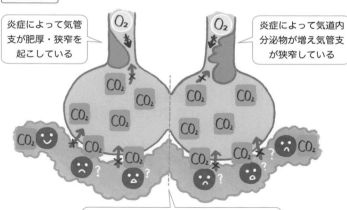

COPD

炎症によって気管支が肥厚・狭窄を起こしている

炎症によって気道内分泌物が増え気管支が狭窄している

O_2

CO_2　CO_2

CO_2

CO_2　CO_2

CO_2　CO_2

O_2

CO_2　CO_2　CO_2

肺胞壁が壊れて肺胞同士がつながってしまう

慢性閉塞性肺疾患の増悪を判定するための定期的な検査は？

● **胸部X線写真**：COPDで起こりやすい**肺合併症**（肺炎や**気胸**）の有無を調べるために行います。
● **WBC**＊（白血球数）、**CRP**＊（C反応性タンパク）：COPDで起こりやすい肺合併症（肺炎）の有無を調べるために行います。

慢性閉塞性肺疾患の治療は？

COPDは進行性の疾患であるため、治療ではなく進行を食い止めてQOL＊を改善することをめざします。まずは**禁煙**をすすめます。さらに、適切な運動をすることで呼吸困難を軽減する**呼吸リハビリテーション**を行います。症状に応じて気管支拡張薬などの**薬物療法**や、**酸素療法**を行うこともあります。

＊【WBC】white blood cell　＊【CRP】C-reactive protein　＊【QOL】quality of life：生命・生活の質

Part1 術前日
Part2 術直前
Part3 手術中
Part4 術直後
Part5 術後
Part6 機器・ルート別
Part7 基礎疾患別
Part8 疾患別

基礎疾患の観察ポイントと看護ケアのポイント

! 観察ポイント

呼吸状態…COPDは進行性で常に呼吸状態が不安定です。**呼吸回数**や**呼吸のリズム・深さ**、**SpO₂**、**呼吸困難の有無**、**痰の量や性状**、**咳の回数**などの呼吸状態を観察して、COPDの増悪の有無をアセスメントしましょう。また、**運動の前後にも呼吸状態を観察**して、運動強度やタイミング、方法が適切であったかをアセスメントしましょう。

栄養状態…COPDの患者さんは、呼吸筋を一生懸命動かして十分でない肺の機能を補おうとするので、健康な人よりもたくさんのエネルギーを呼吸で消費しています。しかし、呼吸困難は食欲不振を引き起こすので、呼吸で消費したエネルギーを十分に摂取できない場合があります。栄養状態の指標である**血清アルブミン**や**血清総タンパク**、**体重**や**食事摂取量**を観察して、必要なエネルギーが摂取できているかどうかをアセスメントしましょう。

! 看護ケアのポイント

呼吸器系の感染予防…COPDでとくに注意が必要なのは、肺炎などの呼吸器感染症を発症して呼吸状態がさらに悪化してしまうことです。日ごろから**うがい**や**手洗い**をしたり、人混みに行く場合には**マスクをする**などの対策を行います。

息切れの悪循環を起こさない…COPDによる慢性的な息切れ（呼吸困難）がある場合には、体を動かすことがおっくうになって筋力が低下し、食欲不振やさらなる息切れの悪化を引き起こします。これを防止するために、**日ごろから無理のない範囲で体を動かして体力をつける援助**を行います（**図2**）。また、COPDの息切れには**口すぼめ呼吸**が有効です（**P.129図5**）。口すぼめ呼吸を習得して息切れの悪循環を起こさない援助を行います。

【図2 COPDと運動の関係】

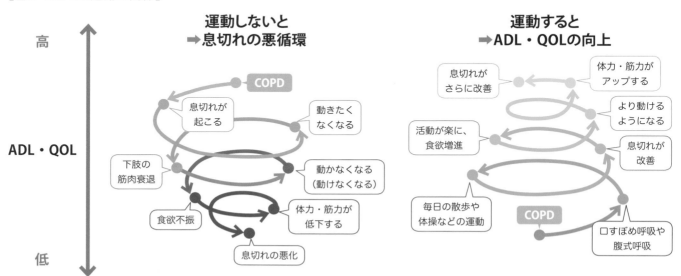

「独立行政法人環境再生保全機構　COPDの基礎知識とセルフマネジメント　セルフマネジメント④　運動療法」を参考に作成
http://www.erca.go.jp/yobou/zensoku/copd/about/10.html（2020/07/07閲覧）

周術期の観察ポイントと看護ケアのポイント

全身麻酔による手術の間は呼吸が停止するため、人工呼吸器による呼吸管理を必要とします。
肺は麻酔によって最も影響を受けやすい臓器で、術後は無気肺や肺炎などの合併症を起こすことがあります。

観察ポイント

肺気量分画 …術前には手術が受けられる肺機能であるかアセスメントする必要があります。**1秒率が70%未満**であると、気道が狭くなった状態の閉塞性肺機能障害といえます。1秒率とは、胸いっぱいに息を吸い込みいっきに吐き出した空気の量である「努力性肺活量」に対する1秒量の比率をいいます。

呼吸不全の重症度の分類による評価 …**ヒュー・ジョーンズ（Hugh-Jones）の呼吸困難分類**で重症度を把握し、術後合併症の発生リスクを予測し看護ケアに活かします（**表1**）。Ⅲ度以上の患者さんでは術前から注意が必要です。

看護ケアのポイント

禁煙 …喫煙は術後に呼吸器合併症を起こすリスクを高めます。術前だけでなく**普段から禁煙**をするように指導します。術後の呼吸器合併症の予防を目的として、術前から呼吸訓練を計画的に実施します。

呼吸訓練 …**インセンティブスパイロメトリー**（**図3**）**を使った呼吸訓練**や、**横隔膜呼吸**（腹式呼吸）（**図4**）、**口すぼめ呼吸**（**図5**）などを組み合わせて、1回に何セット、1日に何回というように計画します。

【表1 ヒュー・ジョーンズ（Hugh-Jones）の呼吸困難分類】

Ⅰ度	同年齢の健常者と同様の労作ができる。歩行、階段の昇降も健常者なみにできる
Ⅱ度	平地では同年齢の健常者と同様に歩行ができるが、坂、階段歩行は健常者なみにはできない
Ⅲ度	平地でさえ健常者なみに歩けないが自分のペースでなら 1.6km以上歩ける
Ⅳ度	休みながらでなければ 50m以上歩けない
Ⅴ度	会話、衣服の着脱にも息切れがする。息切れのため、外出ができない

【図3 流速タイプのインセンティブスパイロメトリー】
（トリフローⅡ）

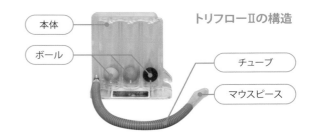

【図4 横隔膜呼吸（腹式呼吸）】

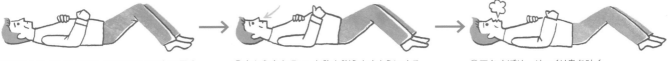

①横たわり、左手は胸に、右手はみぞおちに置く　②鼻から息を吸い、お腹を膨らますようにする　③口をすぼめ、ゆっくり息を吐く

【図5 口すぼめ呼吸】

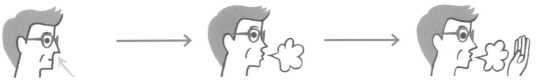

①軽く口を閉じて鼻から吸う　②口をすぼめた状態で息を吐き出す　③手のひらに息が感じられるように

<引用・参考文献>1．門脇孝 他 総編集：カラー版 内科学．西村書店，東京，2012：798-802．

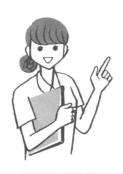

高血圧症（HTNまたはHT）

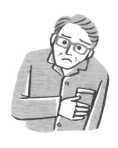

高血圧症(Hypertension)ってどんな病気？

　高血圧症とは、収縮期血圧と拡張期血圧のどちらか一方、あるいは両方が**140/90mmHgよりも大きい数字になる病気**です。高血圧症には**本態性高血圧症**と**二次性高血圧症**があります。

高血圧症の原因は？

高血圧症の原因は**表1**のとおりです。

【表1　高血圧症の原因】

〈総称〉原因	本態性高血圧症（高血圧症の90%）	二次性高血圧症（高血圧症の10%）		
	不明	〈腎実質性高血圧症〉●糖尿病腎症 ●慢性糸球体腎炎 ●多発性嚢胞腎	〈腎血管性高血圧症〉●腎動脈の狭窄	〈内分泌性高血圧症〉●原発性アルドステロン症 ●クッシング症候群 ●褐色細胞腫

高血圧症の症状は？

　無症状であることが多いですが、**頭痛、肩こり、全身倦怠感**などの症状が出現することがあります。高い血圧が引き起こす心血管疾患や腎疾患などの高血圧症合併症がある場合には、これらの症状が出現します。

高血圧症の増悪を判定するための定期的な検査は？

●血圧測定：**血圧の変動**をみることで増悪の有無を判定します。血圧はさまざまな要因で高くなったり低くなったりしますので、1回の血圧測定で増悪を判断してはいけません。日々の血圧測定のほかにも、**1日の生活サイクルのなかでどのような行動をしたときにどのように血圧が変動するのか**、さらに、**数日かそれ以上の期間の血圧を観察**して判断します。

高血圧症の治療は？

　高血圧症治療の基本は**生活改善**です。体重の適正化、アルコール摂取量の改善、有酸素運動の励行、減塩、禁煙やコレステロール摂取量の減量などをすすめて、**血圧を上昇させる要因を排除**します。生活改善でも血圧が改善しない場合には降圧薬を使用した薬物療法を行います。二次性高血圧症がある場合には、原因となっている原疾患の治療を行います。

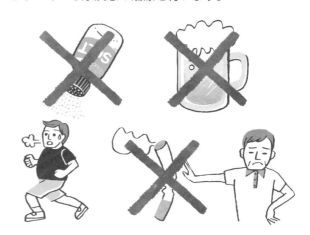

基礎疾患 の 観察ポイント と 看護ケアのポイント

観察ポイント

血圧 …日内(にちない)変動の影響を最小にするために、血圧測定は**毎日同じ時間に**測定します。また、測定する体位や測定部位(腕の左右の別)などの条件を統一して、条件の違いによる血圧への影響を最小にします。

塩分摂取量 …高齢になると塩味の感受性が低下するために、しょうゆや塩などを多く摂りがちです。食事内容や追加で使用している調味料などから**1日の塩分摂取量を把握**して、塩分摂取量が適切かどうかを判断します。

排便 …**排便の回数や量、間隔、便の固さ**などを観察します(理由は後述の「排便コントロール」を参照)。

看護ケアのポイント

内服確認 …降圧薬を内服している場合には、内服確認を行います。本人が内服したと思い込んでいたり、内服せずに薬を捨てていることもあるので、**直接内服している姿を確認**したり、**薬袋(薬の袋)に入っている薬の数に間違いがないか**どうかを確認することも重要です。

排便コントロール …排便時にいきむことを努責(または怒責(どせき))といいます。排便時の努責は血圧を急激に、しかも大きく上昇させます。急激な血圧上昇は、**虚血性心疾患や脳血管疾患の誘発因子**となるため、排便時にいきむことのないように排便コントロールのケアを行います。

周術期 の 観察ポイント と 看護ケアのポイント

高血圧症の状態のままで手術が行われると、術中・術後の急激な血圧変動、心筋虚血、腎不全、脳血管障害、術後の創部からの出血の増加などのリスクが高くなります。

観察ポイント

血圧値 …**普段の血圧の値**がどれくらいか把握します。降圧薬を内服している患者さんは、一般的な血圧の正常値からは逸脱していても、その患者さんの身体の状態を把握して医師が目標としている血圧の値があることがあります。

看護ケアのポイント

術前の不安の除去 …不安になると眠れなくなります。**眠れないと身体は交感神経が優位な状態となり、血圧も上昇**します。**患者さんの話を聞いたり、抱えている問題を解決する**ことによって不安やストレスを取り除き、十分に睡眠がとれる環境をつくります。睡眠薬を使用することも考慮します。

内服の指導 …降圧薬を内服している場合は、**何をどれくらい飲んでいるのか**把握します。降圧薬を飲み忘れると周術期で循環血行動態が変動する危険があります。全身麻酔による手術前は一般的に禁飲食ですが、**降圧薬は内服することが多いので必ず指示を確認**し、患者さんにわかりやすく説明する必要があります。また、普段からの内服もきちんとできているか確認し、できていなければ指導する必要があります。

術後高血圧症の原因の除去 …**術後の疼痛、点滴やドレーンなどにより体動が抑制されている不快感、不安、集中的な治療**による不眠などが血圧上昇の原因となるため、これらの要因を取り除く必要があります。

<引用・参考文献>1.「一般向け「高血圧治療ガイドライン」解説冊子 高血圧の話」(NPO法人日本高血圧学会、NPO法人日本高血圧協会、認定NPO法人ささえあい医療人権センターCOML 編集) http://www.jpnsh.jp/data/jsh2019_gen.pdf(2020/07/07アクセス)
2. 門脇孝 他 総編集:カラー版 内科学. 西村書店、東京、2012:700-708.

Part1 術前日
Part2 術直前
Part3 手術中
Part4 術直後
Part5 術後
Part6 機器・ルート別
Part7 基礎疾患別
Part8 疾患別

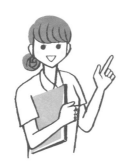

糖尿病（DM）

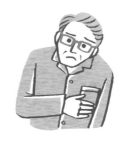

糖尿病（Diabetes Mellitus）ってどんな病気？

糖尿病は**インスリンが不足**しているか、**まったく分泌されていない**ことによって発症する、**慢性の高血糖**を特徴とする疾患です。糖尿病には**1型**糖尿病と**2型**糖尿病があります。

糖尿病の原因は？

1型糖尿病は、**膵臓のランゲルハンス島でインスリンを分泌しているβ細胞が破壊・消失**してしまい、インスリンが極端に減少するか、分泌できなくなるために起こります。インスリンの減少や分泌されないことで高血糖が起こります。

2型糖尿病は、**過食や運動不足などの生活習慣**によって起こります。インスリンが減少したり、インスリンのはたらきが悪くなること（**インスリン抵抗性**）で高血糖が起こります。

糖尿病の症状は？

糖尿病による症状はありませんが、糖尿病が引き起こす高血糖によってさまざまな症状が現れます。高血糖による症状には、**口渇**、**多飲**、**多尿**、空腹感、過食、体重減少、全身倦怠感、易疲労性、易感染性、瘙痒感などがあります。

糖尿病の増悪を判定するための定期的な検査は？

●血糖値：普段の血糖値と比較して、増減がないかどうかを観察します。高血糖状態が続く場合には糖尿病の悪化を疑います。

●HbA1c＊（ヘモグロビンエーワンシー）：HbA1cは**過去1～2か月の平均血糖レベル**の状態を反映します。合併症予防の観点からHbA1c 7.0％を目標に血糖をコントロールします。

●眼底検査：糖尿病の3大合併症である**糖尿病網膜症**の有無を検査します。

●尿検査：GFR＊（糸球体濾過量）や尿中アルブミン、尿タンパクを尿検査で検査し、糖尿病の3大合併症である**糖尿病腎症**の有無を確認します。

＊【HbA1c】hemoglobin A1c　＊【GFR】glomerular filtration rate

糖尿病の治療は？

糖尿病は完治しません。**食事療法、運動療法、薬物療法**を組み合わせて、高血糖を起こさないように**血糖をコントロール**することが治療の目標となります。

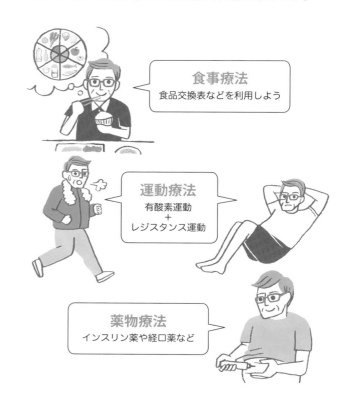

食事療法
食品交換表などを利用しよう

運動療法
有酸素運動
＋
レジスタンス運動

薬物療法
インスリン薬や経口薬など

基礎疾患の観察ポイントと看護ケアのポイント

観察ポイント

血糖値…血糖値は**決められた時間に測定**します。血糖値は常に変動するものですが、**なぜ変動したのかを把握することが重要**です。食事などの情報を含めて血糖値の変動について日々アセスメントします。

低血糖症状…薬物療法を行っている場合に起こる症状で、**冷汗**や**動悸**、**頻脈**、**手指の震え**や**顔面蒼白**が出現します。すぐに対処できるように準備（ブドウ糖を携行しておくなど）しておきましょう。

食事や水分の摂取状況…空腹感によって食べ過ぎてしまうことがあるため、**食事や間食、飲み物の内容や**摂取量、摂取時間、満腹感や満足感を確認して、食事療法が適切にできているかをアセスメントします。

看護ケアのポイント

運動…運動は治療の一環なので、**日々の生活で取り入れられるような運動をケアに含める**ことも考えます。

清潔…糖尿病の患者さんは感染を起こしやすい状態にあります（易感染性）。清潔行動が自立している場合でも、**更衣などのケアの際に直接皮膚の状態などを観察**して、清潔が維持できているかどうかを定期的にアセスメントします。

周術期の観察ポイントと看護ケアのポイント

　術後は外科的糖尿病といって、糖尿病の既往がない人でも一過性に血糖が上昇する生体反応が起こります。脳や損傷した組織の修復のためにエネルギーを必要とするからです。高血糖になると白血球のはたらきが低下（免疫能が低下）し、感染のリスクが高くなります。また、糖尿病の既往があると毛細血管の血流が悪くなっているため、細胞に十分な酸素や栄養が行かなくなり、術後の創の治りが悪くなります。よって糖尿病の既往のある患者さんは、術前から血糖値をコントロールする必要が出てきます。

観察ポイント

合併症の有無…糖尿病を長く患っている患者さんでは、**糖尿病腎症**、**糖尿病網膜症**、**糖尿病神経障害**などの、手術に影響を及ぼすほかの合併症をもっている場合が多いので、くわしく話を聞いたり、足の指先などをよく観察します。

糖尿病治療薬の確認…高血糖は**易感染**、**創傷治癒の遅延**、**組織の低酸素**をもたらす原因となります。**内服薬**か**インスリン療法**か確認します。何をどのくらい内服しているのか、何を何単位注射しているのか把握します。医師が目標とする血糖値を保つことができていないときは、すぐに報告します。

血糖値…血糖値を測定し、医師の指示に従って血糖値をコントロールします。

看護ケアのポイント

意識障害への対処…患者さんが術後に意識障害を起こしたときには、**糖尿病昏睡**を疑う必要があります。**血糖値**、**尿中ケトン体**、**アセトン臭の有無**を観察して糖尿病昏睡かどうか確認します。その後に意識障害に対する処置を行います。

低血糖への対処…術後は、食事が始まっても順調に摂取量が増えなかったり、高カロリー輸液が終了となったりするため、低血糖症状を起こすことがあります。**低血糖の症状が出たらすぐに知らせるように**患者さんに説明します。

術後感染の予防…術後の免疫能低下によって易感染状態であるので、**術後の創部・尿路・気道感染を起こさないように清潔に保つ**ための援助が必要です。

＜引用・参考文献＞1．和田攻 他 総編集：看護大事典 第2版．医学書院，東京，2010：2121-2123．　2．門脇孝 他 総編集：カラー版 内科学．西村書店，東京，2012：148-154．
3．和田攻 他 総編集：看護大事典 第2版．医学書院，東京，2010：2632．

Part1 術前日
Part2 術直前
Part3 手術中
Part4 術直後
Part5 術後
Part6 機器・ルート別
Part7 基礎疾患別
Part8 疾患別

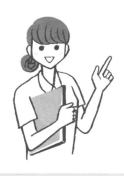

慢性腎不全(CRF)

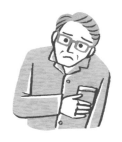

慢性腎不全(Chronic Renal Failure)ってどんな病気?

腎臓の機能が低下し、**生体の恒常性が維持できなくなった状態**をいいます。

慢性腎不全の原因は?

慢性腎不全は、腎臓の基本的な単位である**ネフロンが壊れてしまう**ことで起こります。糖尿病腎症や慢性糸球体腎炎、良性腎硬化症が原疾患として存在することが多くあります。

慢性腎不全の症状は?

慢性腎不全の症状は**表1**のとおりです。

慢性腎不全の増悪を判定するための定期的な検査は?

● 赤血球数(RBC*):貧血の進行度合いを検査します。
● 生化学検査:アルブミンや尿素窒素(BUN*)、クレアチニン(Cr*)、電解質(とくにカリウム)を検査し、腎機能障害の進行度合いを確認します。

慢性腎不全の治療は?

慢性腎不全は**病気の進行を遅らせることを目的**に、肥満の予防や禁煙、運動などの**生活管理**と食塩摂取制限と低タンパク食による**食事療法**、降圧薬や利尿薬による**薬物治療**を行います。

【表1 慢性腎不全の症状】

症状	原因
乏尿・無尿	腎臓の機能が低下し、尿を生成できなくなるため
浮腫	腎臓から尿となって排泄されるはずの水分が、体内にとどまってしまうため
高血圧症	血圧を上げてネフロンにたくさん血液を流すことで、残された少ないネフロンで健康なときと同じような腎臓のはたらきを維持しようとするため
貧血	腎臓で生成されるエリスロポエチンという赤血球の産生を促すホルモンが、腎臓の機能低下によって生成されなくなるため
低カルシウム血症	腸でのカルシウムの吸収を促したり、尿へのカルシウムの排泄を抑制するはたらきをもつ活性型ビタミンDが腎臓でつくられなくなるため

 知りたいなぜ **慢性腎臓病とは?**

慢性腎臓病(CKD:Chronic Kidney Disease)は慢性腎不全を含んだ概念で、慢性に経過するすべての腎臓病を指します。症状があまりなく慢性腎不全には至っていない腎臓病でも、心筋梗塞や脳卒中などの発症リスクが高いことが明らかになったために、慢性腎臓病として広く疾患を捉えるようになりました。国民の約8人に1人は慢性腎臓病であるとされ、新たな国民病ともいわれています。慢性腎臓病の初期では自覚症状がないことが多く、健康診断などの尿検査や血液検査で発見されます。慢性腎臓病が進行すると腎不全(急性腎不全や慢性腎不全)に移行し、さらに悪化すると透析療法(血液透析や腹膜透析)が必要になってしまうため、早期発見と早期治療が必要不可欠な病気です。

*【RBC】red blood cell *【BUN】blood urea nitrogen *【Cr】creatinine

基礎疾患 の 観察ポイント と 看護ケアのポイント

観察ポイント

体重…慢性腎不全が進行して腎臓の機能が低下すると尿の生成量が減少し、体内に水分が貯留します。**体重を毎日測定し、その増減を観察**することで体内への水分貯留の有無をアセスメントします。体重は日内変動があるので、毎日同じ時間に測定するようにします。

浮腫…体内への水分貯留による**浮腫や浮腫の増強**がないかを観察します。

食事の摂取量など…**減塩とタンパク制限が守られているか、食事や間食の内容や摂取量、摂取時間、満腹感や満足度**を確認して、食事療法が適切にできているかをアセスメントします。

看護ケアのポイント

食事へのケア…減塩とタンパク制限のある食事は、通常の食事に比べると決しておいしいものではありません。**ベッド以外の場所で食事を摂ったり、ベッド上であっても食事をしたくなるように環境を整えたり**して食欲を増進させるような工夫をしましょう。

浮腫…浮腫のある皮膚は傷つきやすく、また、循環が悪いために、**とくに下肢が冷たくなります**。下肢の浮腫がある場合には、保護と保温のために**靴下などの着用**をすすめます。

周術期 の 観察ポイント と 看護ケアのポイント

腎臓は生体の代謝終末産物を処理して排出するので、腎機能を評価することで患者さんが麻酔に耐えられるかどうかという指標になります。また、腎機能の低下があると術中・術後に高カリウム血症になるリスクが高まります。**高カリウム血症を放置しておくと心停止に至ることがあります。**

観察ポイント

生化学検査…腎機能をアセスメントするために、**尿素窒素（BUN）、クレアチニン（Cr）**の値をチェックします。

腎機能検査…同様に**糸球体濾過量（GFR）、クレアチニンクリアランス（CCr*）**の値もチェックします。

尿量…術後の尿量減少は**急性腎不全**の徴候と考えられるため、医師の指示する尿量が確保されているか観察します。

看護ケアのポイント

水分摂取量の管理…腎機能を保つためには、適量の水分を摂取する必要があります。**点滴が指示どおりの量や速度で投与されているか確認**します。点滴の指示がない場合は飲水量が維持されるように**患者さんに何をどれくらい飲むのか説明**し、**飲んだ量も確認**します。

尿道留置カテーテルの管理…術後は尿量を定期的に確認し、尿量が減少している場合は**カテーテルが屈曲していないか、患者さんの体の下敷きになっていないか**などを確認します。それらがない場合は、**下腹部の膨満や圧痛の有無、尿意の有無、尿中に浮遊物はないか**を確認します。これらがあればカテーテルが何らかの理由で閉塞している可能性があり、カテーテルを入れ替える必要があります。これらがすべてない場合は、腎機能を含む身体の異常が何か起こっている可能性があるので医師に報告します。

* **【CCr】**creatinine clearance

＜引用・参考文献＞1．和田攻 他 総編集：看護大事典 第2版．医学書院，東京，2010：2753-2755.
2．服鳥景子 著，伊東美佐江 他 監修，伊東克能 医学監修：まるごと！ 疾患別看護過程 腎不全．プチナース2014；14：別冊8.
3．門脇孝 他 総編集：カラー版 内科学．西村書店，東京，2012：1542-1546.

Part1 術前日
Part2 術直前
Part3 手術中
Part4 術直後
Part5 術後
Part6 機器・ルート別
Part7 基礎疾患別
Part8 疾患別

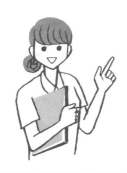
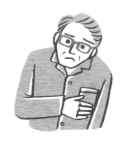

肝機能障害

肝機能障害ってどんな病気？

肝機能に関する血液生化学検査（AST*〈GOT*〉、ALT*〈GPT*〉、ALP*、γ-GT*、総ビリルビン、直接ビリルビン、総タンパク、アルブミン、総コレステロールなど）に異常を示す、すべての状態を指します。

肝機能障害の原因は？

上記の障害を引き起こす、すべての疾患や病態が原因となります。おもなものとして、**肝炎ウイルスへの感染**（ウイルス性肝機能障害）、**カロリーの過剰摂取**（脂肪肝）、**アルコールの過剰摂取**（アルコール性肝機能障害）、**毒性をもった食べ物の摂取や薬のアレルギー**（薬物性肝機能障害）などがあります。

肝機能障害の症状は？

肝機能障害の症状は**表1**のとおりです。

肝機能障害の増悪を判定するための定期的な検査は？

● **血液検査**：肝臓に関する血液生化学的検査（AST〈GOT〉、ALT〈GPT〉、ALP、γ-GT、総ビリルビン、直接ビリルビン、総タンパク、アルブミン、総コレステロールなど）を定期的に行います。

肝機能障害の治療は？

原疾患がある場合には**原疾患の治療**を行います。症状が出現した場合には、症状を抑えるために薬物療法などの**対症療法**を行います。

【表1　肝機能障害の症状】

症状	原因
意識障害	通常肝臓で分解されるはずの血中アンモニアが分解されずに血中濃度が上昇すると、意識障害が出現する。意識レベルの低下や見当識障害、羽ばたき振戦、昏睡などがみられる
黄疸 （皮膚や眼球結膜の黄染）	通常ビリルビンは、肝臓から胆汁として腸を経由して体外に排出される。 肝臓の機能が低下すると肝臓から胆汁として排出されなくなり、体内に貯留する。 体内で過剰になったビリルビンは皮膚や眼球結膜に沈着して黄色みがかったような色になる
クモ状血管腫、腹水・浮腫・腹壁皮下の血管怒張	肝臓に障害が起こると、消化管から肝臓に血液を送る門脈の血流が阻害されてしまい、門脈圧が亢進する。行き場を失った消化管からの血液は、腹部表面に逃げ道（側副路）をつくる。これがクモ状血管腫や腹壁皮下の静脈怒張（メデューサの頭）である。 また、行き場を失った血管から漏れ出した水分が腹部に貯留したり、通常肝臓で合成されるアルブミンが合成されないことにより、腹水や浮腫が出現する
女性化乳房	通常肝臓で分解されるエストロゲン（女性ホルモン）が分解されずに血中濃度が上昇すると、女性化乳房が出現する

＊【AST】aspartate aminotransferase：アスパラギン酸アミノトランスフェラーゼ　＊【GOT】glutamic oxaloacetic transaminase：グルタミン酸オキサロ酢酸トランスアミナーゼ
＊【ALT】alanine aminotransferase：アラニンアミノトランスフェラーゼ　＊【GPT】glutamic-pyruvic transaminase：グルタミン酸ピルビン酸トランスアミナーゼ
＊【ALP】alkaline phosphatase：アルカリフォスファターゼ　＊【γ-GT】γ-glutamyl transpeptidase：γ-グルタミルトランスペプチダーゼ

基礎疾患の観察ポイントと看護ケアのポイント

観察ポイント

意識レベル…肝機能障害による意識障害が起こっていないかどうかを日々観察してアセスメントします。

腹水・浮腫…肝機能障害による腹水や浮腫がある場合には、**増強がないかどうか**を毎日観察してアセスメントします。

黄疸…肝機能障害の程度をアセスメントするために、**眼球結膜や皮膚で黄疸の程度を観察**します。軽度の黄疸は蛍光灯などの人工光では観察しにくいため、自然光のもとで観察します。

看護ケアのポイント

排便コントロール…便秘になると便で排出されるはずのアンモニアが体内に貯留し、意識障害を引き起こします。**食物繊維を含む食事を摂取する、臥床時間を減らして腸蠕動運動を活発にする**などの援助を行います。

瘙痒感…黄疸がある場合には瘙痒感が出現します。瘙痒感が強い箇所には清拭や**冷罨法**などのケアを行います。

浮腫…浮腫のある皮膚は傷つきやすく、また、循環が悪いために**下肢が冷たくなります**。下肢の浮腫がある場合には、保護と保温のために**靴下などの着用**をすすめます。

周術期の観察ポイントと看護ケアのポイント

肝臓のおもなはたらきは合成、解毒、排泄です。これらの機能が低下していると麻酔からの覚醒が遅れたり、栄養状態が悪化すると術後の感染や創傷治癒の遅れを引き起こしたりします。また、出血が止まらなくなることもあります。

観察ポイント

ウイルス検査…肝機能をアセスメントするために、以下の項目をチェックします。A・B・C型肝炎の有無を確認します。HAV*、HBV*、HCV*の基準値はすべて**陰性**です。

血清酵素活性検査…肝機能障害の有無を把握するために以下の項目をチェックします。**AST**〈GOT〉、**ALT**〈GPT〉の数値が100U/L以上で慢性活動性肝炎の疑いがあるときは手術を延期することがあります。肝臓のタンパク合成能は、**コリンエステラーゼ**（ChE*）の値をチェックします。

術後肝機能障害…肝機能障害のある患者さんは、手術がきっかけとなってさらに肝機能が悪くなることが

あります。術後も引き続き、左記の肝機能をアセスメントする項目を注意深く観察する必要があります。

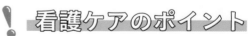

看護ケアのポイント

食事環境の改善…術前は検査などで食事ができないことも多いため、**食事が摂れる工夫**をする必要があります。検査後に遅れて食事を摂るときには、大部屋の患者さんでは食堂に案内することや、それができない場合はカーテンやスクリーンを使用するなどの工夫をします。また、食事中に同室の患者さんの処置をすることはできるだけ避けるようにしましょう。食事を温め直して提供することも大切です。

*【HAV】hepatitis A virus：A型肝炎ウイルス　*【HBV】hepatitis B virus：B型肝炎ウイルス　*【HCV】hepatitis C virus：C型肝炎ウイルス　*【ChE】cholinesterase

<引用・参考文献>1. 和田攻 他 総編集：看護大事典 第2版. 医学書院, 東京, 2010：576.

Part1 術前日
Part2 術直前
Part3 手術中
Part4 術直後
Part5 術後
Part6 機器・ルート別
Part7 基礎疾患別
Part8 疾患別

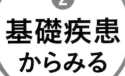

❷ 基礎疾患からみる 治療別 の観察ポイントとケア

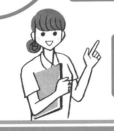

人工透析を受けている患者さん

治療 の観察ポイントと看護ケアのポイント

シャント管理

人工透析では多くの血流量を必要とするために、前腕部などに動脈と静脈を吻合したシャントを造設します（**図1**）。シャントは人工透析を受ける患者さんの命綱です。正常なシャントを手指で触れると、**血流の振動や拍動を感じる**ことができ（**スリル**）、シャントに聴診器をあてると**ザーザーという血流の音（シャント音）**を聴取することができます。スリルとシャント音は毎日（人工透析実施日には透析の前後）観察します（**図2**）。

また、シャントに強い圧迫を加えるとシャントが閉塞してしまうので、**血圧測定はシャントのない側で行い**、手提げ袋のような荷物をシャントのある腕にかけて持ったり、腕枕をしないようにします。

水分出納

人工透析を受けている患者さんは、尿による体内の水分排出ができないか、極端に少ない状態です。**人工透析によって人工的に排出している水分量がどのくらいなのか**、**食事を含めた水分摂取量がどのくらいなのか**を情報収集して、**水分出納を毎日観察**します。

【図1 シャントのしくみ】

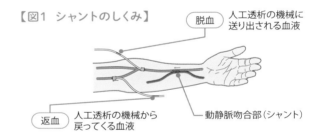

周術期 の観察ポイントと看護ケアのポイント

透析を行うと循環動態が不安定になるので、**術前の透析は手術前日に行うことが一般的**です。透析の予定を確認し、スケジュールを間違えないように患者さんに伝えることが必要です。透析をしている患者さんは**血中のカリウムの値が高くなる**ことがあるので、血液検査の結果にも注意を払う必要があります。

また、透析をしている患者さんはシャントをつくっていますが、**術後の体位や血圧の変動によってシャントの血流低下や閉塞の危険**があるので、**シャント音とスリルを頻回に確認**する必要があります。

【図2 シャントの聴診法】

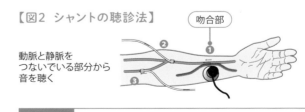

動脈と静脈をつないでいる部分から音を聴く

正常なシャント音	●心臓の拍動に合わせてザーザーという音が聴取できる ●前回聴取したシャント音と比較して音の大きさが変わらない
異常なシャント音	●まったく音がしない ●高い音でキューキュー、ピーピーなどの狭窄音が聴取される ●前回聴取したシャント音と比較して音が小さい

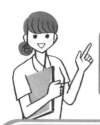

ワルファリン（ワルファリンカリウム）内服中の患者さん

（商品名：ワーファリン、ワルファリンK）

！ 治療の観察ポイントと看護ケアのポイント

食事

ワルファリン内服中に、**納豆やクロレラなどのビタミンKを多く含む食品**は絶対に食べてはいけません。ビタミンKは**ワルファリンの効果を抑える**はたらきがあり、薬の効果が十分に得られなくなってしまいます。

採血やけがなどの止血

ワルファリンには**血液を固まりにくくする作用**があります。採血後やけがなどで止血が必要な場合には、**通常よりも長い時間圧迫止血**をします。また、外見上出血がなくても内出血を起こしている可能性がありますので、表面上の止血が確認できた後も**継続的に内出血の有無**（腫脹や圧痛、紫斑など）を観察します。

！ 周術期の観察ポイントと看護ケアのポイント

ワルファリンカリウムは抗血栓薬で、血液をサラサラにする薬です。**心筋梗塞や脳塞栓症の既往**のある患者さんがおもに内服しています。

ワルファリンカリウムを内服している患者さんが手術を受けると、血液がサラサラなので出血が止まらなくなるリスクが高くなります。よって、**手術の数日前までには内服を中止する必要**がありますが、既往を考えるとまったく薬を中止することもできませんので、術前はワルファリンカリウムより血中の半減期の短いヘパリンに変更するなどの指示が出ます。

まずは患者さんの既往歴を聞き、**内服薬を確認**することが大切です。そして医師から内服薬変更の指示が出たら、それを患者さんにわかりやすく説明し、指示が守られているかどうか確認する必要があります。

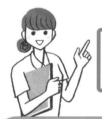

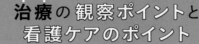

ステロイド剤（副腎皮質ホルモン剤）内服中の患者さん

！ 治療の観察ポイントと看護ケアのポイント

易感染状態

ステロイド剤には、身体の免疫機能（抵抗力）を抑える作用があります。免疫機能が低下していると感染症にかかりやすくなります。患者さんには日常的にうがい・手洗いを行い、マスクの着用や人混みを避けるなどの対策が必要です。

転倒防止

ステロイド剤には骨をつくるはたらきを阻害し、骨が血液に溶けるのを促進する作用があります。この作用による骨粗鬆症はステロイド性骨粗鬆症とよばれ、転倒などによる骨折のリスクが高い状態です。転倒などを起こさないように**ベッド周辺の環境整備を行い、歩きやすくつまずきにくい靴を履く**などの工夫をします。

白血球数

ステロイド剤を内服している患者さんは、ステロイド剤の副作用で**白血球数が増加**します。血液検査の結果をみる際に注意しましょう。

Part1 術前日
Part2 術直前
Part3 手術中
Part4 術直後
Part5 術後
Part6 機器・ルート別
Part7 基礎疾患別
Part8 疾患別

! 周術期の観察ポイントと看護ケアのポイント

前述のとおりステロイド剤を長期に内服している患者さんは、易感染状態にあります。また、ステロイドは血糖値を正常に保つためのブドウ糖処理能力（耐糖能）を低下させ血糖値を上昇させる作用もありますので、ステロイド剤を内服している患者さんの術後は、**感染のリスク、縫合不全や創部離開などの創傷治癒の遅延**といったリスクが伴います。

ステロイド剤の内服量と内服期間を確認します。過去に内服していたという患者さんもいますので、現在内服薬としてステロイドがなかったとしても、どれく

らい前にどれくらいの期間内服していたのかを確認する必要があります。現在内服がなくても近い過去に長期にわたってステロイド剤を内服していた場合は、副腎皮質の機能が低下していることもあります。このような患者さんでは、手術中に特定の薬物は効かなくなるなどの問題が生じます。

術前は、医師の指示に従って患者さんが内服、または内服の中止ができるように説明や確認をする必要があります。また、術後は術後感染症を起こさないように創部を清潔に保ち、術後感染、縫合不全、創部離開などを早期に発見するために、**発熱や頻脈などのバイタルサインの変化**や**血液検査データ**にも注意を払わなくてはなりません。

インスリン皮下注射中の患者さん

! 治療の観察ポイントと看護ケアのポイント

低血糖症状

低血糖症状はインスリン皮下注射をしている患者さんでよくみられる症状です。インスリンによって血糖が低下しすぎることで、**冷汗や動悸、手指の震え、顔面蒼白**が出現します。症状が出現したらすぐに血糖値を上昇させることが重要です。ただちに**ブドウ糖やブドウ糖を含むジュースなどを摂取**します。経口摂取できない場合にはブドウ糖液の注射などを行います。

患者さんと病室や病棟から離れている際に低血糖症状が起こった場合に、看護学生としてどのように対処するのか（病棟ナースステーションの内線番号や担当看護師直通のPHS番号を控えておくなど）をきちんと確認しておきます。低血糖症状は**いつでもどこでも出現する症状**なので、いつでもどこでもすぐに対処できるように準備しておくことが重要です。

! 周術期の観察ポイントと看護ケアのポイント

手術侵襲はサイトカイン、カテコールアミン、グルカゴン、糖質コルチコイドの分泌を増加させ、これらがグリコーゲン分解、糖新生を促し高血糖の状態をつくります。これは外科的糖尿病とよばれています。糖尿病が既往にある患者さんの術後には、**さらに高血糖となることが予測される**ので術前から継続して血糖値をコントロールする必要があります。

そのためにも、**患者さんのインスリンの種類、注射単位、空腹時の血糖値を把握し、医師の指示による目標値に血糖値がコントロールされるように援助**する必要があります。また、インスリンの打ち忘れや注射量の間違いがないように確認します。併せて食事療法を受けている場合は、自分本位な食事をしないように説明することも大切です。

血液検査

	検査項目	基準値	どういうときに行う検査か
血球数算定	白血球数（WBC）	●成人：4,000〜8,000/μL ●小児：5,000〜13,000/μL ●幼児：5,000〜18,000/μL ●新生児：9,000〜30,000/μL	●発熱のあるとき ●血液疾患を疑うとき ●抗がん剤治療後のとき ●ルーチン検査のとき
	白血球分画	●好中球：40〜60% ●リンパ球：30〜45% ●好酸球：3〜5% ●単球：3〜6% ●好塩基球：0〜2%	●白血球数の増加、減少が認められたとき
	赤血球数（RBC）	●男性：430〜570×10^4/μL ●女性：380〜500×10^4/μL	●息切れなどから貧血を疑うとき ●貧血の治療中のとき ●急性出血があるとき ●ルーチン検査のとき
	ヘマトクリット（Ht）	●男性：39〜52% ●女性：34〜44%	
	ヘモグロビン（Hb）	●男性：13.5〜17.5g/dL ●女性：11.5〜15.0g/dL	
	血小板（PLT）	●15〜34×10^4/μL	●出血傾向があるとき ●術前検査のとき ●抗がん剤治療後のとき ●ルーチン検査のとき

（P.142へつづく）

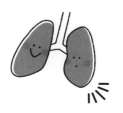

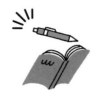

Part1 術前日
Part2 術直前
Part3 手術中
Part4 術直後
Part5 術後
Part6 機器・ルート別
Part7 基礎疾患別
Part8 疾患別

検査項目	基準値	どういうときに行う検査か
出血時間	●1〜3分（Duke法） ●1〜8分（Ivy法）	●血小板の数やその止血機能などの異常を調べるとき ●手術時の異常出血を予測するとき
プロトロンビン時間（PT）	●9〜15秒 ●活性：70〜100%	●出血傾向があるとき ●ワルファリン投与中のとき
活性化部分トロンボプラスチン時間（APTT）	●25〜45秒	●急性肝炎のとき ●術前検査のとき
トロンボテスト（TT）	●70〜130%	●ワルファリンの効果をモニターするとき
ヘパプラスチンテスト（HPT）	●70〜130%	●ビタミンK 欠乏状態を評価するとき ●肝疾患を評価するとき ●播種性血管内凝固症候群（DIC）を評価するとき ●凝固因子欠乏症を評価するとき
フィブリノーゲン（Fg）	●155〜415mg/dL	●播種性血管内凝固症候群（DIC）を疑うとき ●播種性血管内凝固症候群（DIC）の治療中のとき
フィブリン・フィブリノゲン分解産物（FDP）	●5μg/mL未満	
D-ダイマー	●1.0μg/mL（LPIA） ●0.5μg/mL（ELISA）	●深部静脈血栓を疑うとき ●播種性血管内凝固症候群（DIC）を疑うとき
アンチトロンビンⅢ（ATⅢ）	●81〜123%	●肝機能障害を疑うとき ●播種性血管内凝固症候群（DIC）を疑うとき
トロンビン・アンチトロンビンⅢ複合体（TAT）	●3.2ng/mL以下	●播種性血管内凝固症候群（DIC）を疑うとき

凝固・線溶系

<引用・参考文献>
1　西崎祐史，渡邊千登世 編：ケアに生かす検査値ガイド　第2版．照林社，東京，2018.
2　浅野嘉延：アセスメントができるようになる！　検査値まるわかりガイド．照林社，東京，2020.
＊検査基準値は、文献や測定法、学校・施設によっても異なります。こちらの数値を活用する際には、あくまでも参考となる値としてご利用ください。

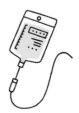

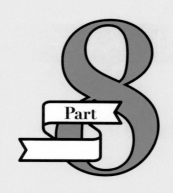

Part 8

実習でよく出合う
疾患別 周術期看護
のポイント

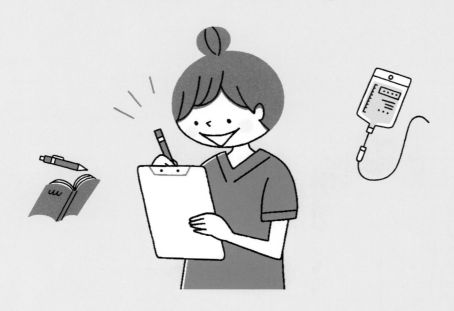

CONTENTS

① 肺がんの手術

肺がんの手術の分類

肺全摘術

腫瘍がある部位を右肺、左肺単位で切除する

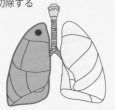

肺葉切除術

腫瘍がある部位を肺葉単位で切除する

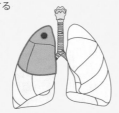

縮小手術（区域切除）

腫瘍がある部位を肺区域単位で切除する

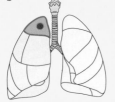

縮小手術（楔状切除）

腫瘍がある肺区域の、腫瘍部分のみを切除する

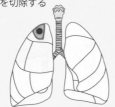

ドレーンはどこに留置される？

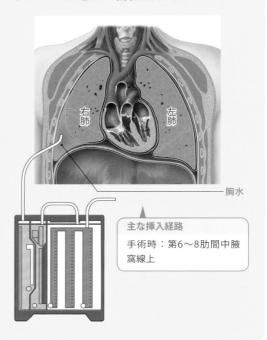

右肺　左肺

胸水

主な挿入経路

手術時：第6～8肋間中腋窩線上

肺がん手術の種類と方法

【図1 肺がん手術の切開部位】

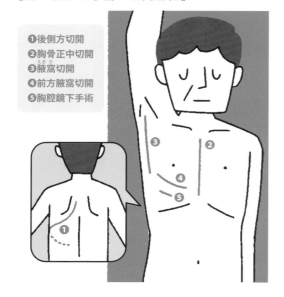

❶後側方切開
❷胸骨正中切開
❸腋窩切開
❹前方腋窩切開
❺胸腔鏡下手術

が んの進行の程度（病期：**ステージ**）によって、腫瘍を取り除くための手術が選択されます。取り除く部位によって**上図**のような手術を行います。

　肺の腫瘍を切除するためには、皮膚を切開することが必要です（**図1**）。大きく胸を切り開く手術を**開胸手術**、胸腔鏡と呼ばれるカメラを使用する手術を**胸腔鏡下手術**（**VATS***）といいます。VATSは開胸手術と比較して**手術の傷が小さく**、**入院期間が短い**などのメリットがあります。

　開胸手術もVATSも**全身麻酔**で行います。

近年は、開胸手術よりも
侵襲の小さい胸腔鏡を用いた
手術がより多く行われています

*【VATS】video-assisted thoracic surgery：ビデオ補助胸腔鏡手術

肺がんの術後の看護

肺がんの手術は、がんの進行度や病変部位がどこにあるかによって術式が決まります。「開胸手術か胸腔鏡手術か」「肺の切除範囲」「術前の患者さんの身体の状態」によって、侵襲の程度や術後の回復過程が大きく異なります。

術後看護の特徴

肺がんの術後看護では、以下のような特徴があります。

<術後24時間以内>
▶術後24時間は術後出血が起こりやすい

<術後1日目～>
▶術後1～2日目ごろ、「急性疼痛による早期離床の遅延」「深呼吸・咳嗽の抑制などによる無気肺、肺炎」などの合併症のリスクが高まる
▶食事が開始されると、乳び胸（胸管から脂肪分を含んだリンパ球が漏れ、胸腔に貯留した状態）が起こることがある

<術後2日目～>
▶術後2～3日目までに胸腔ドレーンからの排液とエアリークがほとんどなくなり、残存肺の再膨張がはかられる
▶エアリークがなくなってきたら、残存肺の再膨張を促すために深呼吸や呼吸訓練を開始する

<胸腔ドレーン抜去後>
▶胸腔ドレーンが抜去され、換気不全が改善されると日常生活を徐々に拡大させ、退院後の生活についてイメージしていくようになる

胸腔ドレーンの管理

ここでは、いずれの手術にも共通する胸腔ドレーンの管理を説明します。ドレーンの挿入部位については、P.144を参照してください。

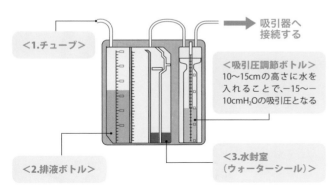

<1.チューブ>
吸引器へ接続する
<吸引圧調節ボトル>
10～15cmの高さに水を入れることで、−15～−10cmH₂Oの吸引圧となる
<2.排液ボトル>
<3.水封室（ウォーターシール）>

胸腔ドレーンの目的
●低圧持続吸引では$-15～-10cmH_2O$程度の陰圧を胸腔内にかけ、胸腔内に溜まった血液や滲出液、空気を体外に排出し、残存肺の再膨張を促す。
●**エアリークの有無や程度、排液の量や性状**を観察することができ、異常の早期発見につなげることができる。

観察
❶呼吸性移動の有無（上図1、3を観察）
●患者さんの呼吸に合わせて**チューブ内の排液や3の水封室の水面が移動するかどうか**観察する。
●移動がない場合、**ドレーンの閉塞**が考えられる。
●ドレーンが**屈曲**していないか、患者さんの**体の下に入ってし**まっていないか、またミルキングを行いチューブ内の閉塞を除去するなどし、それでも呼吸性移動がないときは、すぐに医師に報告する。

❷排液の量と性状（左図2を観察）
●血性、淡血性、漿液性、膿性、乳びなどの**性状を観察**し記録する。
●術後の排液は一般的に血性、淡血性と徐々に色が薄くなり量も減少していく。血性の排液が**100mL/時以上**みられる場合は術後出血を疑い、バイタルサインの測定と同時に医師に報告する。

❸エアリークの有無（左図3を観察）
●エアリークとは、**胸腔内から空気が漏れていること**をいう。術後のエアリークは、手術したことによって起こり、通常は術後数日で止まる。
●エアリーク（水封室の水のなかに気泡）がみられたら、まずは**ドレーンの接続部が外れていないか確認する**。
●患者さんに深呼吸、発声、咳嗽をしてもらい、どの時点でエアリークが起こるのか観察し記録する。

❹皮下気腫の有無
●手術中に胸腔内にドレーンを留置する時点で、すでに多少の皮下気腫が発生していることがあるため、**皮下気腫があること自体は問題ではない**。
●皮下気腫は自然に吸収されるが、広がるときには何らかの問題が起こっている可能性があるため、**皮下気腫の範囲をマーキング**して記録に残し**変化を観察**する。

<参考文献>
1. 林みよ子 監修, 小川朋子 著：肺がん. 別冊 経過がわかる！疾患別看護過程. プチナース 2019；28(8).

Part1 術前日
Part2 術直前
Part3 手術中
Part4 術直後
Part5 術後
Part6 機器・ルート別
Part7 基礎疾患別
Part8 疾患別

❷ 食道がんの手術

食道がん手術の種類と方法

食道の腫瘍を取り除く方法には、頸部や胸部、腹部を切り開く手術のほかに、腹部に傷をつくることなく食道がんの治療ができる方法もあります。それが、内視鏡を用いて腫瘍を取り除く**内視鏡的治療**（内視鏡的粘膜切除術：EMR*、内視鏡的粘膜下層剥離術：ESD*）です（**表1**、**図1**）。

外科的手術の適応の場合、手術で消化管を切除してしまうと、患者さんは食事を摂ることができなくなってしまいます。そこで、開腹手術のあとには**食道の再建術**を行います。

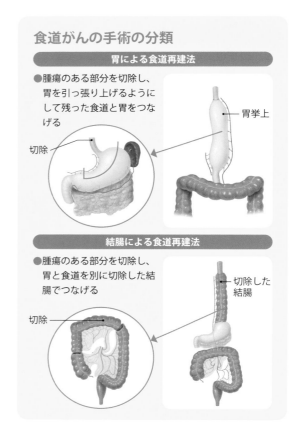

食道がんの手術の分類

胃による食道再建法

● 腫瘍のある部分を切除し、胃を引っ張り上げるようにして残った食道と胃をつなげる

胃挙上

切除

結腸による食道再建法

● 腫瘍のある部分を切除し、胃と食道を別に切除した結腸でつなげる

切除した結腸

切除

【表1　食道がんの手術や治療法の違いと特徴】

	手術	内視鏡的治療
特徴	● 手術でがんを含めた食道と胃の一部を取り除く方法 ● 同時にリンパ節を含む周囲の組織も切除する ● 全身麻酔で行う	● 内視鏡を使用してがんとその周囲の細胞を取り除く方法
メリット	● 比較的大きいがんでも取り除くことができる	● 全身麻酔を使用しないため覚醒した状態で治療ができる
デメリット	● 食道を切除することで消化管の一部がなくなってしまうので、消化管の再建が必要（**右図**参照）	● 手術に比べて切除できるがんの大きさが小さい

【図1　内視鏡的治療（EMR、ESD）】

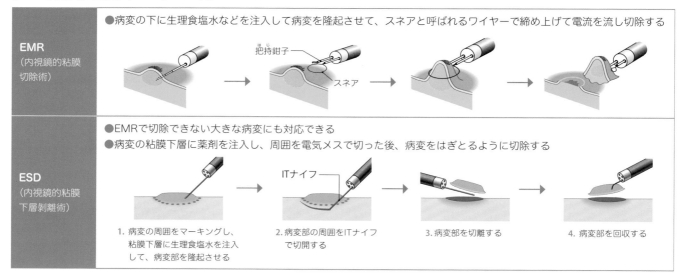

EMR
（内視鏡的粘膜切除術）

● 病変の下に生理食塩水などを注入して病変を隆起させて、スネアと呼ばれるワイヤーで締め上げて電流を流し切除する

把持鉗子

スネア

ESD
（内視鏡的粘膜下層剥離術）

● EMRで切除できない大きな病変にも対応できる
● 病変の粘膜下層に薬剤を注入し、周囲を電気メスで切った後、病変をはぎとるように切除する

ITナイフ

1. 病変の周囲をマーキングし、粘膜下層に生理食塩水を注入して、病変部を隆起させる

2. 病変部の周囲をITナイフで切開する

3. 病変部を切離する

4. 病変部を回収する

＊【EMR】endoscopic mucosal resection
＊【ESD】endoscopic submucosal dissection

食道がんの術後の看護

食道がんの手術は、肺や気管、脊椎、および心臓血管系の臓器に囲まれた縦隔深部という解剖学的に制約がある部位の手術であることから、手術は**難易度が高く長時間**に及びます。

また手術は頸部、胸部、腹部にまたがる範囲で行われ、開胸により肺の虚脱があることなど、**術後合併症が起こりやすく侵襲の大きい手術**として知られています。

術後看護の特徴

食道がんの術後看護では以下のような特徴があります。

<術後24時間以内>
▶術直後は、気管挿管チューブ、胃管が挿入されていることがある。頸部と腹部に吻合部ドレーンが挿入されており、胸腔ドレーンが挿入されて低圧持続吸引がされている
▶術当日から24時間以内は術後出血が起こりやすい

<術後数日>
▶手術操作によって反回神経が障害されると反回神経麻痺が起こり、嗄声や嚥下障害、両側の神経麻痺であれば呼吸困難が起こるため、術後の抜管から注意が必要である
▶咳嗽反射が弱くなり自力で排痰できなくなることから、術後数日以内に無気肺や肺炎が起こることがある

<術後3～4日目ごろ>
▶虚脱した肺が拡張しエアリークがなくなり、排液量200mL以下をめやすに胸腔ドレーンが抜去される[1]

<術後1週間程度>
▶手術後1週間は縫合不全の徴候や症状に注意する必要がある。また、このころから経口摂取が開始となる
▶経口摂取が開始となることで誤嚥性肺炎を起こすことがあるため、注意が必要である。頸部と腹部の吻合部ドレーンも、経口摂取が開始となって排液の量と性状に変化がなければ抜去される

<リハビリテーションのポイント>
▶1日数回に分けて少量ずつ食事を摂る方法や食後の注意事項などを習得していく
▶咽頭を合併切除している場合には、食道発声や口唇の動きでコミュニケーションがとれるような訓練をしていく

術後肺炎、無気肺の予防

原因

- 食道がんの患者さんの多くは長期にわたって**喫煙している人が多く、術前から呼吸障害がある**ことが多い。
- 食道がんによる通過障害から**術前から低栄養状態**である。
- 食道がんの手術では胸部と上腹部の切開が行われるため、術後の呼吸運動を抑制する。また肺を虚脱させるため**無気肺が起こりやすい**。
- 気管や気管支の周囲のリンパ節を切除することにより気管や気管支への血流が低下し、それが要因となって**痰を出しにくい状態**が発生する。
- 生理的な咳嗽反射が術後一次的に消失するため、**有効な咳ができない**。
- 反回神経麻痺が起こると声門の閉鎖障害を起こし、有効な咳ができない。加えて誤嚥も引き起こす。

看護のポイント

- 術前から呼吸訓練を行い、口腔内の清潔を保つために1日3回の食後の歯磨きのほかに数回の**口腔ケア**を実施する。
- 術前から栄養管理と、糖尿病の既往がある患者さんには**血糖コントロールを徹底**する。

- 術後は痰の排出を促すが、縫合不全を起こさないように不用意に**強い咳嗽をしない**ように説明する。
- 肺の聴診を行い痰が貯留している箇所を想定し、体位ドレナージを行い、自己排痰が困難であれば吸引器を使用して痰を除去する。
- 無気肺があれば、聴診での呼吸音は減弱、あるいは消失する。
- 術前から行っている**呼吸訓練や深呼吸を促す**。
- 疼痛をコントロールし**早期離床**を促す。

術式によっては創部が複数できるので、疼痛コントロールが重要になります

<引用文献>
1. 竹林克士，坪佐恭宏，島田理子，他：胸部食道癌切除後の胸腔ドレーン排液量の検討. 日外科系連会誌 2016；41（4）：553-558.
https://www.jstage.jst.go.jp/article/jjcs/41/4/41_553/_pdf(2020/07/07アクセス)

胃がんの手術の分類と再建法

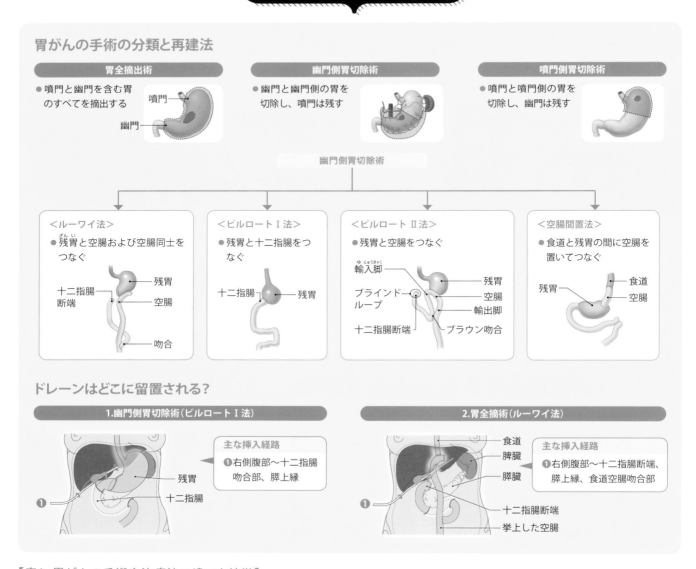

胃全摘出術
- 噴門と幽門を含む胃のすべてを摘出する
  - 噴門
  - 幽門

幽門側胃切除術
- 幽門と幽門側の胃を切除し、噴門は残す

噴門側胃切除術
- 噴門と噴門側の胃を切除し、幽門は残す

幽門側胃切除術

<ルーワイ法>
- 残胃と空腸および空腸同士をつなぐ
  - 十二指腸断端
  - 残胃
  - 空腸
  - 吻合

<ビルロートⅠ法>
- 残胃と十二指腸をつなぐ
  - 十二指腸
  - 残胃

<ビルロートⅡ法>
- 残胃と空腸をつなぐ
  - 輸入脚
  - ブラインドループ
  - 十二指腸断端
  - 残胃
  - 空腸
  - 輸出脚
  - ブラウン吻合

<空腸間置法>
- 食道と残胃の間に空腸を置いてつなぐ
  - 残胃
  - 食道
  - 空腸

ドレーンはどこに留置される?

1.幽門側胃切除術(ビルロートⅠ法)
- 残胃
- 十二指腸

主な挿入経路
❶右側腹部〜十二指腸吻合部、膵上縁

2.胃全摘術(ルーワイ法)
- 食道
- 脾臓
- 膵臓
- 十二指腸断端
- 挙上した空腸

主な挿入経路
❶右側腹部〜十二指腸断端、膵上縁、食道空腸吻合部

【表1　胃がんの手術や治療法の違いと特徴】

	開腹手術	腹腔鏡下手術	内視鏡的治療
特徴	●手術でがんと胃の一部や全部を取り除く方法 ●全身麻酔で行う	●腹腔鏡を使用してがんと胃の一部や全部を取り除く方法 ●全身麻酔で行う	●内視鏡を使用してがんとその周囲の細胞を取り除く方法
メリット	●比較的大きいがんでも取り除くことができる	●開腹手術に比べて創が小さい ●開腹手術に比べて術後の疼痛が小さい ●開腹手術に比べて入院期間が短い	●全身麻酔を使用しないため覚醒した状態で治療ができる ●開腹手術に比べて手術時間が短い(約20〜30分) ●開腹手術に比べて入院期間が短い(約1週間) ●がんの切除後も胃が残るため、食事への影響が少ない
デメリット	●腹腔鏡手術に比べて傷が大きい(約20cm)	●一般的にステージⅠのがんに行われるため適応範囲が狭い	●開腹手術に比べて切除できるがんの大きさが小さい

胃がん手術の種類と方法

胃 がん手術は、取り除く部位や大きさによってP.148 **上図**のように分けることができます。

胃の腫瘍を取り除くための方法には、大きく腹部を切り開く**開腹手術**、腹部に何か所か小さな切開をして腹腔鏡と呼ばれるカメラを挿入する**腹腔鏡下手術**があります。さらに、腹部に創をつくることなく胃がんの治療ができる方法として、内視鏡を用いて腫瘍を取り除く**内視鏡的治療**（EMR、ESD）があります（P.148**表1**、P.146**図1**も参照）。

手術等で胃を切除してしまうと、患者さんはそのままでは食事を摂ることができなくなってしまいます。そこで、病変部を切除した後は、必ず**消化管の再建術**が行われます。それがルーワイ法やビルロートⅠ、Ⅱ法などです。

胃がんの術後の看護

胃 がんの手術は、**がんの進行度や病変部位がどこにあるか**によって切除範囲や切除後の再建方法が選択されます。また進行がんでは、**膵尾や脾臓の切除**も行われます。

いずれの手術にも共通して出現する合併症と、切除範囲や再建方法の違いによって出現する合併症があるため、**どこをどう切ってつないだのか**を熟知する必要があります。

術後看護の特徴

胃がんの術後看護では以下のような特徴があります。

＜術後24時間以内＞
▶術後24時間は術後出血が起こりやすい

＜術後1日目〜＞
▶術後1〜2日目ごろ、胃管からの排液がコーヒー残渣様となり、量も減少し抜去される
▶上腹部に創部があることにより、創痛による咳嗽、深呼吸の抑制などによる無気肺のリスクが高まる

＜術後3日目〜＞
▶術後3〜4日目ごろに排ガスがみられ腸蠕動が回復すると経口摂取が開始される。経口摂取が開始されると、特に胃全摘や幽門側胃切除をした患者さんでは**ダンピング症候群**が起こることがある。ダンピング症候群には、**食後20〜30分以内に起こる早期ダンピング症候群**（動悸、めまい、冷汗など）と、**食後2〜3時間で起こる後期ダンピング症候群**（頭痛、倦怠感、冷汗など）とがある。腹腔内ドレーンは排液の性状と量に変化がなければ、この時期に抜去される
▶術後4〜10日目までは、消化管吻合部の**縫合不全**の徴候や症状に注意する必要がある

＜術後5日目〜＞
▶術後5〜14日目までは腹腔内膿瘍が起こることがあり、また膵尾や脾臓を切除している場合には膵液瘻が起こりやすくなる
▶術後6〜14日目までは、迷走神経切除による胆嚢運動の低下から急性胆嚢炎を起こすことがある
▶経口摂取開始4〜5日（術後7〜9日目）ごろに吻合部の浮腫による狭窄から吻合部通過障害が起こることがある

＜ビルロートⅡ法実施患者の注意点＞
▶輸入脚に停滞していた胆汁や膵液が一気に胃に流れ込む輸入脚症候群が起こることがあり、嘔気や胆汁性の嘔吐がみられる

＜胃全摘や噴門側胃切除患者の注意点＞
▶逆流性食道炎が起こりやすくなるため、1日数回に分けて少量ずつ食事を摂る方法や術後の注意事項などを習得し、日常生活に取り入れていく準備をしていく

＜それ以降長期に渡るもの＞
▶カルシウム吸収障害による骨粗鬆症や、ビタミンB$_{12}$吸収障害による貧血が起こることがある

縫合不全の早期発見

縫合不全の原因と症状、その観察

● 縫合不全とは生理的な創の癒合が何らかの原因で障害され、**手術創の一部または全部が離開**してしまう状態をいう。
● 全身的な原因には、術前からの**栄養状態の低下**、糖尿病の既往などの代謝障害、局所的な原因としては、血行障害、感染などがある。
● 発熱、頻脈、創部の発赤・腫脹、創痛、腹痛、気分不快、白血球の増加、CRP*の上昇などがみられる。
● バイタルサインを測定し、発熱や頻脈が起こっていないか、腹痛や気分不快を問い、創部の状態を観察する。
● ドレーンからの排液の量や色、性状、においを観察する。
● 血液データから感染徴候がないか確認する。

縫合不全予防のための看護のポイント

● 術前から栄養状態を管理する。とくに術前は検査等で絶食となることが多いため、**効率よく栄養が摂れるよう**援助する。
● 糖尿病の既往がある場合には術前から**血糖のコントロール**を厳重に行う。

＊【CRP】C-reactive protein：C反応性タンパク

Part1 術前日
Part2 術直前
Part3 手術中
Part4 術直後
Part5 術後
Part6 機器・ルート別
Part7 基礎疾患別
Part8 疾患別

④ 膵がんの手術

膵がんの手術の分類 ＊グレー部分が切除箇所

膵頭十二指腸切除術（PD＊）

- 膵頭部に腫瘍がある場合に選択される
- 膵頭部だけでなく、転移が疑われる周囲の臓器（十二指腸、胆管、胆嚢）も取り除く
- 切除した消化管の再建も行う

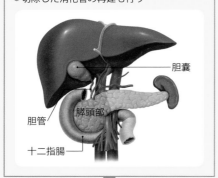

胆嚢

胆管

膵頭部

十二指腸

膵体尾部切除術

- 膵体尾部に腫瘍がある場合に選択される
- 膵臓の体部と尾部、脾臓を取り除く

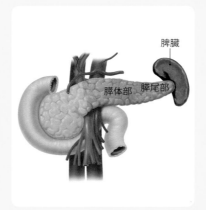

脾臓

膵体部　膵尾部

膵全摘術

- 膵全体に腫瘍がある場合に選択される
- 膵臓をすべて取り除くので、手術後は代謝や消化に障害が生じやすい

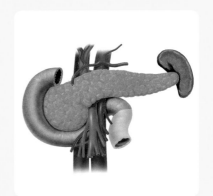

膵頭十二指腸切除術（PD）における代表的な消化管再建法

チャイルド（Child）法

- 膵、胆管、胃の順に小腸とつなぐ

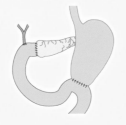

ウィップル（Whipple）法

- 胆管、膵、胃の順に小腸とつなぐ

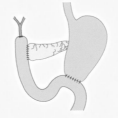

キャトル（Cattell）法

- 食物が切除前と同じような経路をたどる方法

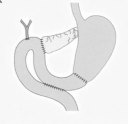

＊【PD】pancreatic oduodenectomy

ドレーンはどこに留置される？

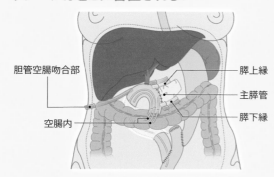

胆管空腸吻合部

膵上縁

主膵管

空腸内

膵下縁

─── 膵がん手術の種類と方法 ───

膵 がん手術は、部位や大きさによって**上図**のように分けることができます。いずれの手術も**開腹手術**で、**全身麻酔下**で行います。

　膵がん手術で多く実施される膵頭十二指腸切除術では、切除した**消化管の再建**が必要で、再建法には**上図**のような方法があります。

膵がんの術後の看護

Part1 術前日
Part2 術直前
Part3 手術中
Part4 術直後
Part5 術後
Part6 機器・ルート別
Part7 基礎疾患別
Part8 疾患別

 頭十二指腸切除術では、複数の臓器を合併して切除します。そのため非常に複雑で侵襲の大きい手術であり、またさまざまな**術後合併症**を起こすリスクがあります。

術後看護の特徴

膵がんの術後看護では以下のような特徴があります。

＜術後24時間以内＞
▶ 術直後は、主膵管内に挿入する膵管ドレーン、膵上縁、膵下縁、胆管空腸吻合部（腹腔内）にドレーンが留置されている。また栄養管理のために空腸内に腸瘻チューブが留置されている
▶ 術後24時間は術後出血、とくに吻合部出血が起こりやすい。また術後数日〜数週間後にも膵液瘻により動脈が破れ腹腔内出血を起こすリスクがある

＜術後3日目〜＞
▶ 術後3〜5日目ごろには排ガスがあり、腸蠕動が回復すると飲水が始まる
▶ 術後3〜6日目には創感染のリスクが高まる

＜術後6日目〜＞
▶ 術後6〜10日目ごろ食事が開始される。食事が開始されると腸瘻チューブが抜去される

＜術後7日目〜＞
▶ 術後7日目ごろ胆汁瘻、膵液瘻がみられなくなるとドレーンが抜去される。また、縫合不全の徴候や症状に注意する必要がある

＜術後早期〜数週間以内＞
▶ 膵液瘻、腹腔内膿瘍、敗血症、胆管炎、胃内容排泄遅延などの術後合併症が起こることがある

＜術後数年間＞
▶ 術後数年間は、インスリンの分泌量の減少から糖尿病に注意する。また膵液の分泌が減少することによる脂肪肝に注意する

膵液瘻の早期発見

膵液瘻とは

● 膵腸吻合部の**縫合不全**が起こることによって、膵臓が分泌する消化液である膵液が吻合部より漏れる**膵液瘻**が生じる。
● 漏れた膵液が消化液や胆汁と混じることにより、または細菌感染により活性化されることで自己消化を起こして**周囲組織の障害**を引き起こす。組織融解による血管破綻を起こすと腹腔内出血を起こし、**感染性膵液**では腹腔内膿瘍や敗血症を引き起こす[1]。

ドレーンの管理

● 腹腔内ドレーンの排液の性状を観察する（**表1**）。
● 膵液瘻を確認するために排液の**アミラーゼ値**を測定する。
● 腹腔内出血を早期に発見するため、また腹腔内膿瘍を形成しないためにも有効にドレナージができるよう**ドレーンの屈曲や閉塞がないか**常に確認する。
● 膵管ドレーンからの排液が停滞した場合はドレーンの屈曲や閉塞がないか確認し、なければ膵液瘻を疑う。
● 膵管ドレーンからの排液は、正常では無色透明である。排液が白濁している場合は不完全外瘻が疑われる。**不完全外瘻**とは膵液が完全にドレナージされ体外に排出されず、吻合部を通過して一部消化管に流出していることをいう。

患者さんの症状

● 膵液瘻から腹腔内膿瘍を起こすと**激しい腹痛**を訴える。嘔気や嘔吐、呼吸が浅くなることがある。
● バイタルサインを測定し、発熱や頻脈が起こっていないか確認する。

【表1　注意したい腹腔内ドレーン排液の性状】
● 排液の性状に異常を発見した際には、すみやかに近くの看護師に報告を行う。

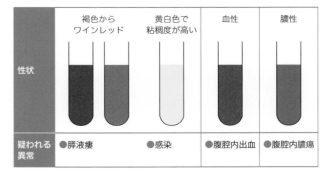

性状	褐色からワインレッド	黄白色で粘稠度が高い	血性	膿性
疑われる異常	● 膵液瘻	● 感染	● 腹腔内出血	● 腹腔内膿瘍

＜引用文献＞
1. 山上裕機：安全な膵頭十二指腸切除術. 2010年（平成22年）度前期日本消化器外科学会教育集会 2010：1-12.
https://www.jsgs.or.jp/cgi-html/edudb/pdf/20100001.pdf（2020/07/07アクセス）

大腸がんの外科的手術の分類

結腸右半切除術

● 結腸の右半分と周囲のリンパ節を取り除く

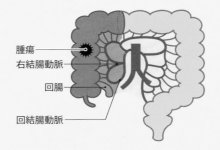

腫瘍
右結腸動脈
回腸
回結腸動脈

横行結腸切除術

● 横行結腸と周囲のリンパ管を取り除く

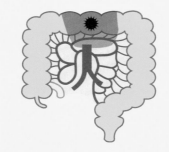

結腸左半切除術

● 結腸の左半分と周囲のリンパ節を取り除く

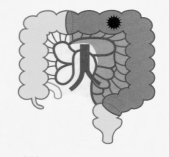

S状結腸切除術

● S状結腸と周囲のリンパ節を取り除く

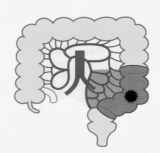

肛門括約筋温存手術

● 肛門括約筋を残すようにして、腫瘍と周辺のリンパ節を取り除く

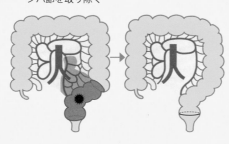

腹会陰式直腸切断術（マイルズ手術）

● 肛門と腫瘍および周囲のリンパ節を取り除く

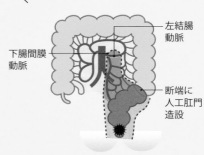

左結腸動脈
下腸間膜動脈
断端に人工肛門造設

ドレーンはどこに留置される？　＊ここでは直腸がんの場合を取り上げる

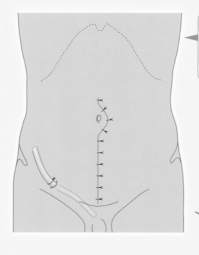

挿入経路（経腹壁経路）

❶腹壁〜吻合部前面、吻合部後面、直腸肛門側断端、ダグラス窩など

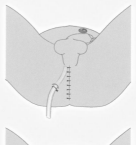

挿入経路（経会陰経路）

❶会陰部〜小骨盤腔
● マイルズ手術のとき留置される

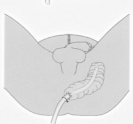

挿入経路（経肛門経路）

❶肛門〜腸管再建部
● 肛門括約筋温存手術のとき留置される

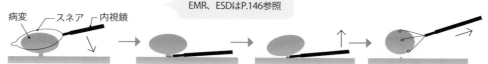

大腸がん手術は、取り除く部位や大きさによって**P.152**図の通り分けることができます。早期がんで比較的がんが小さい場合には**内視鏡的治療**が、進行がんや転移が

ある場合は**外科的手術**が選択されます（**表1、図1**）。

外科的手術ではがんだけを切除するのではなく、転移の可能性のある領域の**リンパ節を含めて病変を取り除きます**。

【表1　大腸がんの手術や治療の種類と特徴】

	内視鏡的治療（ポリペクトミー、EMR、ESD）	外科的手術（開腹手術、腹腔鏡下手術）
特徴	●早期がんのうち転移がなく比較的小さながんでは内視鏡的治療を行う ●内視鏡的治療は全身麻酔をせず覚醒下でも実施できる	●内視鏡的治療では取り除けない進行がんや転移がある場合には外科的手術を行う ●外科的手術は全身麻酔で行う
メリット	●開腹手術と比較して身体侵襲が小さい ●比較的短い期間でも治療できる（日帰り〜1泊2日程度）	●腹腔鏡下手術は開腹手術と比較して傷が小さく、入院日数が短い

【図1　ポリペクトミー（内視鏡的ポリープ切除術）】

●きのこのように隆起した形の病変に対して行う
●病変の根元をスネアと呼ばれるワイヤーで縛り付けて電流を流し切除する

病変　スネア　内視鏡

EMR、ESDはP.146参照

大腸がんの手術は、**がんの進行度や病変部位がどこにあるか**によって切除範囲や術式が決まります。上部直腸がんやS状結腸がんでは、**肛門括約筋を温存する術式**が選

択されますが、下部直腸がんでは**人工肛門**が造設されることがあります。大腸がんの手術はいずれの手術においても排便障害への看護が社会復帰にむけて重要となります。

術後看護の特徴

大腸がんの術後看護では以下のような特徴があります。ここではとくに、腹会陰式直腸切除術の看護についてまとめました。

＜術後24時間以内＞
▶術中から出血量が多く、術後出血も起こりやすい。術後出血を起こすとショックになるリスクがある
＜術後2日目〜＞
▶会陰部の死腔に滲出液（しんしゅつえき）がたまりやすく感染を起こす原因となるが、ドレナージが適切に行われていれば術後2〜3日で会陰部のドレーンは抜去される
＜術後3日目〜＞
▶術後3〜4日目ごろに排ガスがみられ腸蠕動が回復すると、経口摂取が開始される
▶術後3〜7日目ごろは、直腸周囲にある排尿に関する神経が損傷されることにより、術後の排尿障害が起こる。そのため術後の尿道留置カテーテルは蓄尿機能、排尿機能の様子を見ながら抜去される

＜術後4日目〜＞
▶術後4〜5日目ごろは、ストーマの浮腫が著明で傷つきやすい状態である
＜術後7日目〜＞
▶術後7日程度ごろ、ストーマ造設部の離開、ストーマの陥没が起こることがある
＜社会復帰に向けて＞
▶ボディーイメージの変化を受け入れ社会復帰に向けストーマのセルフケアや、下痢・便秘を予防する食事の摂りかたや食品の選びかたなどを学んでいく
＜その他のポイント＞
▶後腹膜の損傷範囲が広いため、術後早期にイレウスを起こしやすい
▶腹会陰式直腸切除術では腹部正中創、会陰部創、ストーマ縫合部に創ができるため術後の創痛が強く早期離床を妨げることもある

術後創感染の予防

局所的な原因

●大腸には**細菌が多い**ため、術前の腸内容物の除去がしっかり

できていないことによって術後の**創感染**を引き起こす原因となる。
●不十分な術後ドレナージは、感染の原因となる。

術前処置

- 手術前日にはシャワー浴を行い皮膚の常在菌をできるだけ少なくし、臍垢も除去しておく。
- **水分を多めに摂取**し、下剤の内服を行う。
- 手術の**3日前から低残渣食**とする。
- 手術当日の朝に**浣腸**を行う。

ドレーンの管理

- 腹会陰式直腸切断術では会陰部に創ができ、そこには直腸や肛門を摘出した後の死腔ができる。この死腔には**滲出液がたまりやすく**、排出されず貯留し続ければ感染を引き起こすため、**排液がされているか**確認する。
- ドレーンからの**排液の有無、性状、量**を観察し記録する。感染徴候がなければ、術後5日目ごろには抜去される。
- ドレーンの挿入部の痛み、皮膚の発赤、腫脹、熱感がみられるときは、炎症や感染を疑う。
- 排液がない場合は、ドレーンの閉塞や屈曲がないか確認し、ミルキングなども実施する。
- ドレーン挿入部を汚染しないように注意し、またドレーンの排液バッグ内を廃棄する際は**清潔操作**で実施する。
- ドレーンの排液バッグをドレーンの挿入部より高い位置に持ち上げることで逆行性感染を引き起こすため、**挿入部より高い位置には絶対に持ち上げない**。

ストーマ造設患者の看護

ストーマ造設に対する理解

- ストーマを造設する患者さんの**精神的な衝撃**は計り知れないものである。がんであるということだけでも衝撃を受けているうえに、ストーマを造設するという衝撃が加わることから、強い不安や恐怖に襲われることになる。
- **ストーマのある生活**をイメージできるように援助することが大切である。**ストーマを造設して社会生活を送っている人からの話を聞く**ことはよりイメージしやすく、患者さんへの安心材料となる。
- 一生涯をともにするストーマをじょうずにコントロールできるよう、ストーマリハビリテーション講習会や、公益社団法人日本オストミー協会の存在などを知らせておくことも大切である。

ストーマサイト-マーキング

- ストーマサイト-マーキングとは、術前にストーマを造るべき位置を体表面に選定して印をつけることである。
- ストーマの位置は患者さんにとって**自己管理がしやすい位置**であり、かつその人の日常生活行動を妨げない位置であることが重要である。
- ストーマサイト-マーキングの基準は、**クリーブランドクリニックの基準(図2)**が一般的に用いられている[1]。
- 同基準にあてはまらない体型の人もいることから、下記のような新しいマーキングの基準も考案されている[1]。
1. 腹直筋を貫通させる
2. あらゆる体位(仰臥位、座位、立位、前屈位)で、しわ、瘢痕、骨突起、臍を避ける
3. 座位で患者自身が見ることができる位置
4. ストーマ周囲平面の確保ができる

ボディイメージの変化

- 術後にストーマの造設を確認し、外観の変化から不安や悲嘆、自尊心の低下が起こり、**抑うつ状態**となる場合もある。
- 患者さんの精神面を理解し、強制せず時間をかけて**ストーマのセルフケア**ができるように援助していく必要がある。

ストーマのセルフケア

- ストーマのセルフケアについて、患者さんが学習することは以下の6つである。
1. 排便のパターンを学習する。
2. ストーマ装具の取り扱いかた、装着方法を学習する。
3. ストーマ周囲の皮膚を清潔に保つ方法を学習する。
4. ストーマ装具内に溜まったガスや便の排出方法を学習する。
5. 入浴のしかたを学習する。
6. 社会資源の活用方法を学習する。

【図2　クリーブランドクリニックの基準】

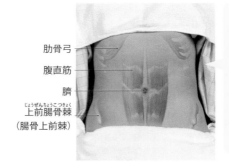

肋骨弓
腹直筋
臍
上前腸骨棘
(腸骨上前棘)

❶臍部より低い位置
❷腹部脂肪層の一番高い位置
❸腹直筋を貫く位置
❹皮膚のくぼみ・しわ・瘢痕・上前腸骨棘の近くを避けた位置
❺本人が見ることができるセルフケアのしやすい位置

<引用文献>
1. 北島政樹、江川幸二：系統看護学講座　別巻　臨床外科看護各論第9版. 医学書院, 東京, 2019：346-347.

❻乳がんの手術

乳がんの手術の分類

乳房温存手術

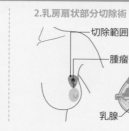

1.乳房円状部分切除術

切除範囲 — 鎖骨
腫瘍 — 小胸筋
— 大胸筋
— 肋骨
乳腺

2.乳房扇状部分切除術

切除範囲 — 鎖骨
— 小胸筋
腫瘍 — 大胸筋
— 肋骨
乳腺

乳房切除術

● 乳房をすべて切除する手術

＊センチネルリンパ節生検を行って、リンパ節転移の可能性がある場合には腋窩リンパ節郭清術が行われる

ドレーンはどこに留置される？

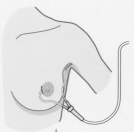

挿入経路

❶ 中腋窩線近傍〜乳腺欠損部
❷ (リンパ節郭清時)中腋窩線近傍〜腋窩静脈下方

├─ 乳がん手術の種類と方法 ─┤

乳 がん手術は、取り除く部位や大きさによって**上図**に分けることができます。また、腋窩リンパ節に転移している可能性がある場合は、**腋窩リンパ節郭清術**も行います。乳がん手術は**全身麻酔**で行います。

├─ 乳がんの術後の看護 ─┤

近 年、乳がんの手術は美容面や生活の質を重視する考えから乳房温存手術が選択されることが多くなりましたが、病態によっては**乳房切除術を余儀なくされる**こともあります。

乳房の喪失は**ボディイメージの変化**や**自尊心の低下**をまねき、精神的な苦痛は大きいです。

術後看護の特徴

乳がんの術後看護では以下のような特徴があります。

▶術直後は、創部ドレーン、尿道留置カテーテルが留置されている
▶術当日から24時間以内は**術後出血**が起こりやすい
▶術後1日目に尿道留置カテーテルは抜去され歩行が可能となるほか、経口摂取が可能となる
▶術後数日は強い創痛と創部の保護による圧迫で呼吸、咳嗽がしにくい状態にあ

り呼吸器合併症のリスクが高まる。ドレーンは排液が20〜50mL/日程度で抜去
▶社会生活の適応に向けて、退院後の生活をイメージできるようになる
＜リハビリテーションについて＞
▶手術当日から患側の肘、手指の屈伸運動が開始される
▶その後、徐々に患側肩関節の動きや日常生活行動を拡大していく

リンパ浮腫の予防

ここでは腋窩リンパ節郭清術も行った場合に起こるリンパ浮腫について取り上げます。

●手術で**腋窩のリンパ節**が広範囲に切除されることによって起こる。
●リンパ液を貯留させないよう、**腋窩に留置されているドレーンの閉塞や屈曲**に注意を払う。
●臥床時には患側上肢の下にクッションなどを入れ**心臓の高さ**

より上に挙上する。
●患側上肢を**末梢から中枢**に向かってマッサージする。
●患側上肢のリハビリテーションは術後早期から開始されるが、過度な運動はリンパ液の貯留の原因となるため運動量を調節する。

Part1 術前日
Part2 術直前
Part3 手術中
Part4 術直後
Part5 術後
Part6 機器・ルート別
Part7 基礎疾患別
Part8 疾患別

❼ 前立腺がんの手術

前立腺がんの手術部位と吻合部位

手術前

膀胱

外尿道括約筋
前立腺
射精管
精囊
摘出範囲

手術後

膀胱尿道吻合部

【表1 前立腺がんの手術の違いと特徴】

	開腹手術 （恥骨後式 前立腺全摘除術）	腹腔鏡下手術 （腹腔鏡下前立腺 全摘除術：LRP*）	ロボット支援 前立腺全摘除術 （RALP*）
特徴	●下腹部を切開する手術法 ●全身麻酔と硬膜外麻酔で行う	●腹腔鏡を使用する手術法 ●全身麻酔で行う	●腹腔鏡を手術支援ロボット（da Vinci：ダヴィンチ）に装着して行う手術法 ●術中は視野を確保するため約30度の低頭位・砕石位で実施する
メリット		●開腹手術に比べて傷が小さい ●開腹手術に比べて体への負担が小さい ●開腹手術に比べて入院期間が短い	●術者が腹腔鏡に触れないため手の震え等が生じず、正確な操作ができる ●開腹手術に比べて傷が小さい ●開腹手術に比べて体への負担が小さい ●開腹手術に比べて入院期間が短い

前立腺がん手術の種類と方法

前立腺がんでは、前立腺だけでなくがんが浸潤しやすい精囊と前立腺を貫く尿道および射精管を摘出する、**前立腺全摘除術**が行われます。

前立腺全摘除術は、腹部を切り開いて手術を行う**開腹手術**、腹部に何か所か小さな切開をして腹腔鏡と呼ばれるカメラを挿入して手術を行う**腹腔鏡下手術**で実施します。また、腹腔鏡下で手術支援ロボットを用いる**ロボット支援前立腺全摘除術**があります（**表1**）。

前立腺がんの術後の看護

前立腺がんの手術は、ロボットによる手術が行われるようになり従来の開腹手術より**創が小さく出血量も少ない**ことから低侵襲な手術です。また視野が拡大することにより、正確な吻合や**筋肉や神経の損傷も少なくなる**ことから、術後の尿失禁や勃起障害の回復も期待できるようになりました。

術後看護の特徴

前立腺がんの術後看護では以下のような特徴があります。

▶前立腺は血流が豊富なため、術後24時間以内は術後出血が起こりやすい
▶術後2～3日目ごろに創部のドレーンが抜去される
▶術後3日目ごろに術後感染の徴候が現れる
▶術後3～4日目ごろに創痛を感じ、また強い尿意を感じる
▶一般的な手術では尿道留置カテーテルは手術の翌日か2～3日中には抜去されるが、前立腺全摘除術では一度切断した膀胱と尿道をつなぐため、創部の安静のために術後7日ほどカテーテルを留置する
▶尿道留置カテーテル抜去後に腹圧性尿失禁を起こす。また、膀胱と尿道の縫合部が硬結や狭窄することによる尿閉が起こる。尿道膀胱造影後、問題がなければ7～9日で尿道留置カテーテルは抜去される
▶まれに、術中から直腸損傷、尿管損傷などの合併症が起こることがある
▶退院後に勃起障害、射精障害、尿道狭窄などの合併症がみられる

尿失禁への看護

●術後しばらくは尿意を感じなくなったり、腹圧がかかったときに尿失禁が起こったりすることがある。通常は数か月で改善する。
●術前から骨盤底筋運動について説明し、早期から実施し、退院後も継続するように指導する。
●尿失禁を気にすることから水分摂取を控えてしまうことがあるが、尿路感染予防のためにも水分摂取を心がけるよう指導する。
●尿失禁があるため、陰部の清潔に努めるよう説明する。

*【LRP】laparoscopic radical prostatectomy
*【RALP】Robot-assisted laparoscopic radical prostatectomy

⑧大腿骨頸部／転子部骨折の手術

大腿骨頸部骨折の手術の分類

骨接合術（内固定）		
ハンソンピン®	キャンセラススクリュー（CCS*）	スライディングヒップスクリュー（SHS*）

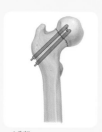

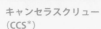
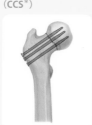

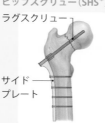
ラグスクリュー
サイドプレート

- 鉤爪が回旋を防ぐ
- 2本で固定

- 3本で固定

- 安定性は高い

人工骨頭置換術

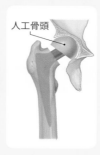
人工骨頭

- 骨頭のみを人工物に置き換える

人工股関節全置換術（THA*）

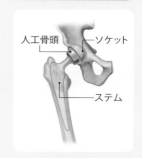
人工骨頭　ソケット
ステム

- 骨盤側の骨も同時に人工物に置き換える

大腿骨転子部骨折での手術の種類

骨接合術（内固定）	
スライディングヒップスクリュー（SHS）	髄内釘

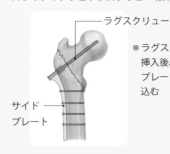
ラグスクリュー
サイドプレート

- ラグスクリュー挿入後、サイドプレートを打ち込む

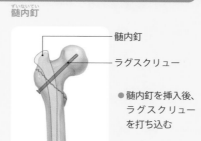
髄内釘
ラグスクリュー

- 髄内釘を挿入後、ラグスクリューを打ち込む

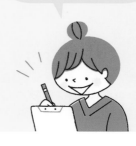

> 人工物を入れた手術では長い年月が経過すると入れ替え手術が必要となることがあります

＊【CCS】cannulated cancellous screw　＊【SHS】sliding hip screw　＊【THA】total hip arthroplasty

---

大腿骨頸部／転子部骨折の手術の種類と方法

大腿骨頸部／転子部骨折では、年齢や転位の程度で**上図**の手術が行われます。
いずれの手術も**全身麻酔**で行われます。

人工股関節全置換術の看護

高齢者が歩行できなくなることは、引きこもりや寝たきりにつながり**生活の質が低下**するリスクがあります。

人工股関節全置換術は疾患や外傷等で損傷した股関節を人工の股関節に取り替える手術で、高齢者の骨折だけでなく、変形性股関節症や関節リウマチなどの患者さんのQOLを高めることもあり、実習ではよく受け持つ術式です。**術後の早期離床**が可能であるため、特に高齢者では術後の長期安静による**筋力の低下や肺炎、褥瘡、認知機能低下を予防できる**という利点があります。

人工股関節全置換術の術後看護では以下のような特徴があります。

▶術直後は、尿道留置カテーテル、創部ドレーンが挿入されている
▶術当日から24時間以内は術後出血が起こりやすい
▶術後1日程度で創部ドレーンと尿道留置カテーテルが抜去される
▶リハビリテーションとして術後1日目から車椅子へ移乗したり、状態によっては立位になることもできる

＜その他のポイント＞
▶術後ベッド上では、外転枕と呼ばれる三角形の枕を両足の間に挟み、関節の脱臼を予防する
▶下肢の運動ができないうちは、深部静脈血栓症予防のためにフットポンプや弾性ストッキングを装着する

人工股関節全置換術を行った下肢の脱臼を避けるために、脱臼のリスクが高まる動作を熟知しておく必要があります（**図1**）。

【図1 人工股関節全置換術での手術アプローチの種類と禁忌の動き】

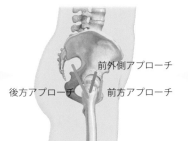

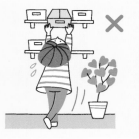

＜後方アプローチ＞
●股関節の屈曲、内転、内旋方向への動きは禁忌である。

禁忌の動きの例：
和式トイレでの排泄

前外側アプローチ
後方アプローチ　前方アプローチ

＜前方アプローチ＞
●股関節の伸展、内転、外旋方向への動きは禁忌である

禁忌の動きの例：
高いところのものを取ろうとする動き

ワンポイント

術前に行うアセスメントの意味と看護への活かしかた

　手術を受けると、その術式により出現する術後合併症があります。さらにいえば、全身麻酔をかけるだけでも出現する合併症があり、手術を受けることは多くのリスクを伴うということを忘れてはなりません。

　そのため、いうまでもなく手術を受ける患者さんの術前のアセスメントは重要です。ここでは、術式に関係なく全身麻酔をかけることによって起こると予測される合併症を防ぐために行われる、術前のアセスメントの意味と看護への活かしかたを説明します。

アセスメント項目	アセスメントが必要な理由	看護にこう活かす！
循環器	●静脈麻酔薬や筋弛緩薬による循環抑制があるため ●輸液や輸血の過剰投与により心臓への負担がかかり血圧が上昇するため ●酸素不足による心虚血から不整脈が起こることがあるため ●心疾患のある患者さんは、血行動態に障害を生じやすく術中、術後に生命の危機に陥る危険性が高いため	●心機能に問題がある患者さんには、術前より薬物療法や日常生活指導などにより、術中、術後の合併症予防に努めなくてはならない
呼吸器	●肺は麻酔によってもっとも影響を受けやすい臓器であるため ●筋弛緩薬や吸入麻酔薬の投与による呼吸筋の麻痺、気道の分泌物、気管支けいれんによる気道閉塞、分泌物による末梢気管支閉塞による無気肺などの合併症を起こしやすいため	●呼吸器、呼吸機能に異常がみられた場合は、術後呼吸器合併症の予防を意識した術前からの呼吸訓練計画を早期に立案・実施する
栄養	●低タンパク血症はショック状態になりやすく、身体、創傷の回復過程の遅延などが生じやすくなるため ●低アルブミン血症では種々の薬理作用が増強するため	●術前の早期から栄養状態の改善に努める ●特に消化管の手術では、栄養が摂れるような工夫をしなくてはならない
肝機能	●肝臓での合成、解毒、排泄機能が低下していると麻酔からの覚醒が遅れるため ●肝不全の危険があると出血が止まらなくなる恐れがあるため	●術後の覚醒、出血に特に注意を払う
凝固系	●出血傾向であると術中の出血量の増加や術後出血を起こしやすくなるため ●脊髄クモ膜下麻酔や硬膜外麻酔で血腫をつくる危険があるため ●凝固しやすいと深部静脈血栓症を起こしやすくなり、深部静脈血栓症から肺血栓塞栓症の発症のリスクが高くなるため	●術後の出血、脊髄クモ膜下麻酔、硬膜外麻酔の刺入部からの出血に注意を払う ●深部静脈血栓症を予防するケアを強化する
腎機能	●腎臓は生体の代謝終末産物を排出するはたらきがあるため、生体が麻酔の侵襲に耐えられるかの指標を得ることができるため ●腎機能低下があると、術中・術後に高カリウム血症のリスクが高くなるため ●腎機能低下があると体液量が増加するため	●術後のin-outバランスに注意を払い、急性腎不全や電解質異常の早期発見に努める

資料 ③

検査基準値一覧②

血液生化学検査①

	検査項目	基準値	どういうときに行う検査か
タンパク関連・含窒素成分	総タンパク（TP）	●6.7〜8.3g/dL	●栄養状態を評価するとき、浮腫のあるとき、肝・腎障害を評価するとき、貧血と骨病変があるとき、ルーチン検査のとき
	血清アルブミン（Alb）	●3.8〜5.3g/dL	
	血清尿素窒素（UN、BUN）	●8〜20mg/dL	●乏尿や浮腫などから腎機能低下を疑うとき、腎臓疾患の治療中のとき、ルーチン検査のとき
	血清尿酸（UA）	●男性：3.8〜7.0mg/dL ●女性：2.5〜7.0mg/dL	●関節炎などから痛風を疑ったとき、高尿酸血症や痛風の治療中のとき、抗がん剤治療後のとき、ルーチン検査のとき
	血清クレアチニン（Cr）	●男性：0.61〜1.04mg/dL ●女性：0.47〜0.79mg/dL	●乏尿や浮腫などから腎機能低下を疑うとき、腎臓疾患の治療中のとき、ルーチン検査のとき
	血清ビリルビン	●総ビリルビン：0.2〜1.0mg/dL ●直接ビリルビン：0.0〜0.3mg/dL ●間接ビリルビン：0.1〜0.8mg/dL	●黄疸があるとき、重症肝障害があるとき
	アンモニア（NH$_3$）	●40〜80μg/dL	●重症肝障害の人が意識障害を呈したとき
電解質・金属	血清ナトリウム（Na）	●137〜145mEq/L	●症状から脱水を疑ったとき、肺がんや脳疾患のとき
	血清カリウム（K）	●3.5〜5.0mEq/L	●腎不全のとき、高血圧のとき、ルーチン検査のとき
	血清カルシウム（Ca）	●8.4〜10.4mg/L	●悪性腫瘍や多発性骨髄腫のとき、骨の異常があるとき、慢性腎不全のとき、ルーチン検査のとき
	血清鉄（Fe）	●男性：50〜200μg/dL ●女性：40〜180μg/dL	●眼瞼結膜蒼白、ふらつき、労作時呼吸困難など、貧血を疑うとき
	血清クロール（Cl）	●98〜108mEq/L	●酸塩基平衡異常の診断を行うとき
	血清マグネシウム（Mg）	●1.7〜2.6mg/dL	●中心静脈栄養や腎不全患者に酸化マグネシウムを含む緩下薬が長期処方されているとき

Part1 術前日

Part2 術直前

Part3 手術中

Part4 術直後

Part5 術後

Part6 機器・ルート別

Part7 基礎疾患別

Part8 疾患別

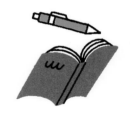

血液生化学検査②

	検査項目	基準値	どういうときに行う検査か
糖質	血糖（BS、GLU）	●70〜109mg/dL	●口渇感や尿糖から糖尿病を疑ったとき、糖尿病の治療中に意識障害を起こしたとき、特定健診のとき、ルーチン検査のとき
	糖化ヘモグロビン（HbA1c）	●6.5%（NGSP）	●糖尿病を疑ったとき、糖尿病の治療中のとき
脂質	総コレステロール（TC）	●120〜219mg/dL	●特定健診のとき、動脈硬化を疑うとき、脂質異常症で治療中のとき、ルーチン検査のとき
	HDL-コレステロール	●40〜65mg/dL	
	LDL-コレステロール	●65〜139mg/dL	
	トリグリセリド（TG）	●30〜149mg/dL	●特定健診のとき、脂質異常症で治療中のとき、ルーチン検査のとき
酵素	AST（GOT）	●10〜40U/L	●全身倦怠感や黄疸などから肝臓疾患を疑うとき、肝臓疾患の治療中のとき、心筋梗塞の発作のとき、ルーチン検査のとき
	ALT（GPT）	●5〜45U/L	
	γGT	●男性：10〜50U/L ●女性：9〜32U/L	●肝障害で飲酒歴のあるとき、アルコール性肝障害で治療中のとき、服薬中のとき、黄疸のあるとき、ルーチン検査のとき
	乳酸脱水素酵素（LDH）	●120〜245U/L	●ルーチン検査のとき、リンパ節腫脹や血球異常のあるとき、悪性リンパ腫の治療中のとき、心筋梗塞の発作のとき
	ALP（アルカリフォスファターゼ）	●80〜260U/L	●黄疸のあるとき、骨症状のあるとき、生殖器系の腫瘍を疑うとき、異常妊娠を疑うとき
	クレアチンキナーゼ（CK）	●男性：57〜197U/L ●女性：32〜180U/L	●胸痛があるとき、心臓を含む筋疾患を疑うとき
	クレアチンキナーゼ-MB（CK-MB）	●定性：1〜4% ●定量：15〜25U/L	●心筋梗塞など心筋細胞の障害が起こる疾患を疑うとき
	アミラーゼ（AMY）／アイソザイム	●アミラーゼ：66〜200U/L ●アイソザイムP型：30〜95U/L ●アイソザイムS型：40〜70%	●腹痛のあるとき
	リパーゼ	●5〜35U/L	●急性膵炎、慢性膵炎急性増悪、膵がんなどを疑うとき
	コリンエステラーゼ（ChE）	●214〜466U/L	●肝機能障害の程度を判断するとき
	トリプシン	●100〜550ng/mL	●膵炎、膵がんなどの膵臓疾患を疑うとき
	心筋トロポニンT	●0.10ng/mL以下（ECLIA）	●急性心筋梗塞を疑うとき
その他	血液ガス／酸塩基平衡	●PO_2：80〜100Torr ●PCO_2：35〜45Torr ●pH：7.36〜7.44 ●HCO_3^-：22〜26mEq/L ●BE：−2〜＋2mEq/L ●SaO_2：93〜98%	●呼吸不全などの呼吸の問題、糖尿病ケトアシドーシスなど代謝の問題を疑うとき

尿検査

検査項目	基準値	どういうときに行う検査か
尿量	●1,000〜2,000mL/日	●脱水・心不全・敗血症等を疑うとき、腎機能（濃縮力など）を把握したいとき
尿比重	●1.015〜1.025	●脱水状態の評価または腎の希釈・濃縮力の評価をしたいとき
尿pH	●4.5〜7.5	●体内の酸塩基平衡をある程度把握したいとき
尿タンパク	●定性：陰性（−） ●定量：150mg/日未満（蓄尿）	●尿量減少や浮腫などがあるとき、残尿感や下腹部痛などがあるとき、口渇感などがあるとき、ルーチン検査のとき
尿糖	●定性：陰性（−） ●定量：100mg/日以下（蓄尿）	
尿潜血	●定性：陰性（−）	
ケトン体	●定性：陰性（−）	

免疫血清検査

	検査項目	基準値	どういうときに行う検査か
血漿タンパク	CRP（C反応性タンパク）	●0.30mg/dL未満	●発熱があるとき、感染症があるとき、膠原病のとき
感染症	A型肝炎ウイルス	●陰性（−）	●A型肝炎ウイルスの感染の有無を調べるとき
	B型肝炎ウイルス	●HBs抗原：陰性（−） ●HBs抗体：陰性（−） ●HBe抗原：陰性（−） ●HBe抗体：陰性（−） ●HBV-DNA：30cpm未満（RA法）	●B型肝炎ウイルスの感染の有無を調べるとき、入院時、手術前などのスクリーニング検査、肝炎を鑑別するとき
	C型肝炎ウイルス	●HCV抗体定性：陰性（−） ●HCV-RNA定性：陰性（−） ●HCV-RNA定量：検出なし ●HCVウイルス型：いずれの型も検出なし	●入院時、手術前などのスクリーニング検査、肝炎・肝硬変を鑑別するとき
	HIV検査	●スクリーニング検査：陰性（−） ●確認検査：陰性（−）	●HIV感染の有無を調べるとき
	HTLV検査	●スクリーニング検査：陰性（−） ●確認検査：陰性（−）	●HTLV感染を疑うとき

＜引用・参考文献＞
1　西﨑祐史, 渡邊千登世 編：ケアに生かす検査値ガイド　第2版. 照林社, 東京, 2018.
2　浅野嘉延：アセスメントができるようになる！　検査値まるわかりガイド. 照林社, 東京, 2020.
＊検査基準値は、文献や測定法、学校・施設によっても異なります。こちらの数値を活用する際には、あくまでも参考となる値としてご利用ください。

Part1 術前日
Part2 術直前
Part3 手術中
Part4 術直後
Part5 術後
Part6 機器・ルート別
Part7 基礎疾患別
Part8 疾患別

呼吸機能検査

呼吸機能検査の基準値

パーセント肺活量（%VC）	●80%以上
1秒率（FEV$_1$/FVC）	●70%以上
パーセント最大中間呼気流量（%MMF）	●65%以上
パーセント最大換気量（%MVV）	●80%以上
50%肺気量位での呼気流量（$\dot{V}_{50}$）	●3.5以上
25%肺気量位での呼気流量（$\dot{V}_{25}$）	●1.0以上
$\dot{V}_{50/25}$	●3以下
気管支拡張効果判定基準	●12%以上（FEV$_1$改善率）かつ200mL以上（改善量） （硫酸サルブタモール吸入前後）

換気障害の分類

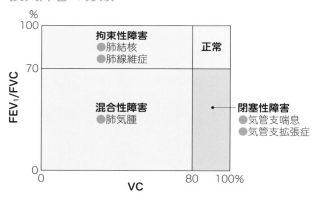

フローボリューム曲線

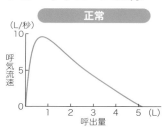

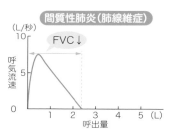

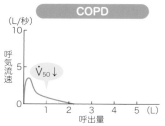

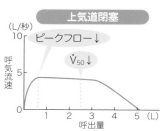

索引

急性期実習に使える！
周術期看護ぜんぶガイド

| 2020年9月30日　第1版第1刷発行 | 著　者 | 北島　泰子 |
| 2023年11月7日　第1版第6刷発行 | | 中村　充浩 |

発行者　有賀　洋文
発行所　株式会社 照林社
〒112-0002
東京都文京区小石川2丁目3-23
電　話　03-3815-4921（編集）
　　　　03-5689-7377（営業）
https://www.shorinsha.co.jp/
印刷所　大日本印刷株式会社